放置すると肝がん、心筋梗塞や脳卒中の危険性も!

肝臓の黄色信号、脂肪肝の基礎知識と対策

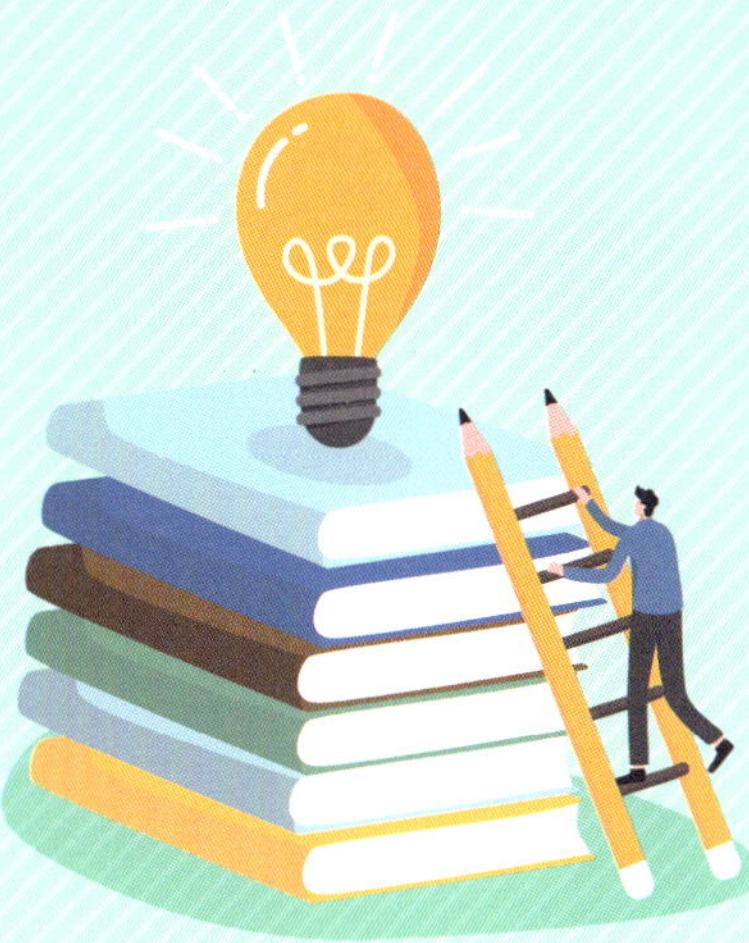

脂肪肝は肝臓に中性脂肪が
たまった状態をいいます。
いま、日本人の3人に1人が脂肪肝だと
いわれていますが、診断されても
病気ではないからと、放置している人が
少なくありません。
し[illegible]肪肝を放置すれば、肝炎を
発[illegible]
肝[illegible]
肝[illegible]による
[illegible]でした。
ところが近年、[illegible]
肝疾患から発症する割合が増加しています。
その増加原因のひとつが、脂肪肝です。
脂肪肝が、肝炎、肝硬変へと
進行するのはなぜか?
進行を防ぐにはどうしたらよいかなど、
最新情報をご紹介します。

脂肪肝がもたらす怖い病気とは？

肝臓だけでなく、心臓や脳も危ない

"ただの"脂肪肝も、炎症が生じると肝硬変へと進行する

肝細胞に中性脂肪がたまって脂肪肝と診断されても、肝臓が処理できる範囲であれば問題はありません。

しかし、中性脂肪が過剰にたまると、脂肪を分解するために働き過ぎた肝細胞は疲弊して炎症を起こします。中性脂肪がたまって風船状にふくらんだ肝細胞に圧迫されて、炎症を起こす肝細胞もあります。こうした炎症が肝臓に蔓延した状態が「脂肪肝炎」です。

炎症を起こした肝細胞は壊死と再生を繰り返して最後は線維に変わります。肝細胞と毛細血管の間にも線維が生じ、結節ができて肝臓全体が硬くなります。これが「肝硬変」です。

現在の医学では、肝臓の線維化を回復させる方法はありません。肝硬変になると、肝臓の機能は大きく低下します。機能の大半が失われる肝不全になると命にかかわる副作用が生じ、肝がんが発症する危険性が高まります。

図1　日本における肝がんの原因の年次推移
（1991-2015年）

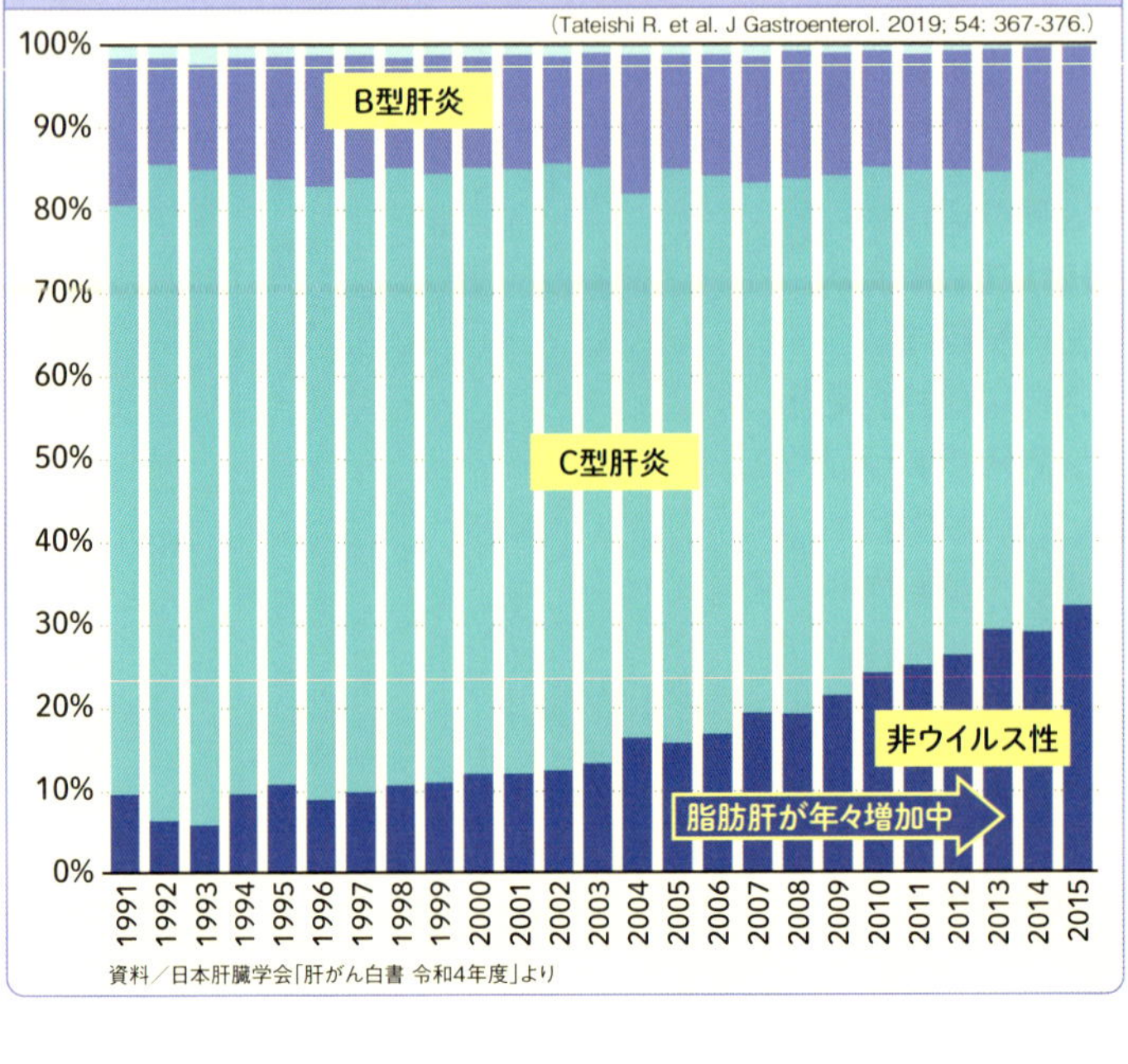

資料／日本肝臓学会「肝がん白書 令和4年度」より

脂肪肝は、動脈硬化を促進し、相互作用で悪化する

動脈硬化のリスクとされるコレステロールは、細胞膜などの成分として必要な脂質です。肝臓で合成され、ＬＤＬコレステロールとして全身に運ばれ、余剰分がＨＤＬコレステロールとして肝臓に戻り、胆汁酸に変換されます。

肝臓に中性脂肪がたまると、肝臓からいっしょに運び出されるＬＤＬコレステロールも増え、脂質異常症を招きます。動脈壁にＬＤＬコレステロールが入り込んでたまると動脈硬化が始まります。動脈壁が厚く硬くなり、血管壁に炎症が起きて血栓が生じます。こうなると、狭心症や心筋梗塞などの心血管疾患、脳出血や脳梗塞などの脳血管疾患を招く危険が増します。

耐糖能症や糖尿病を合併していれば、動脈硬化と相互作用で悪化し、脂肪肝もさらに悪化することは必至。脂肪肝はそんな負のスパイラルの源なのです。

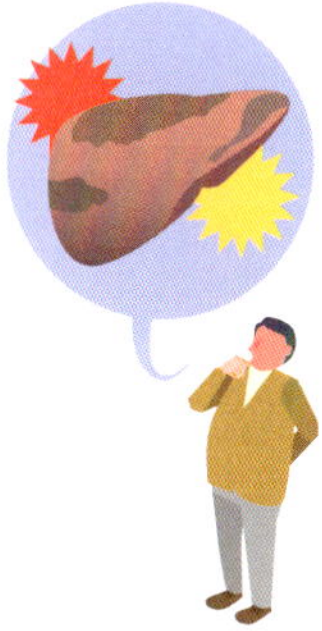

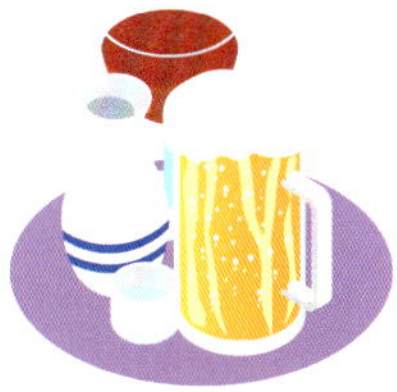

図2 脂肪性肝疾患の進行図

概ね正常 ▶ 脂肪肝 ▶ 脂肪肝炎 ▶ 肝硬変

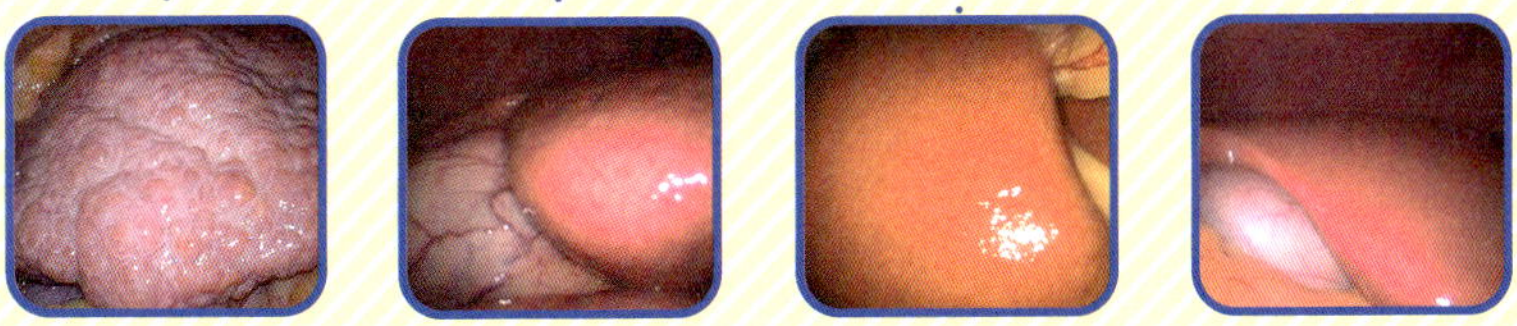

写真提供／武蔵野赤十字病院

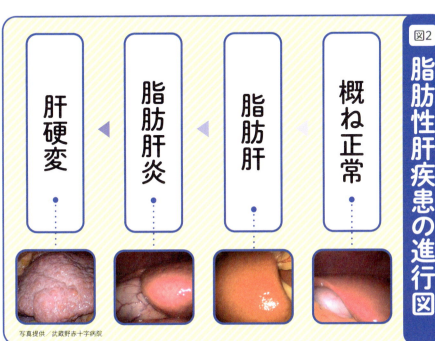

脂肪肝になるのはなぜ？

アルコール、肥満、運動不足が三大リスク

アルコールによる脂肪肝はいまも増加中

アルコールの過剰摂取は、脂肪肝の代表的なリスクです。

肝臓は栄養素の分解・合成を行いますが、それ以上に最優先に処理するのは毒物。アルコールはその1つです。そのため、飲酒量が多いと、後回しにされた糖質や脂質は中性脂肪として肝細胞にたまります。酒に含まれる糖質も中性脂肪に合成されるので、肝脂肪はさらに増えます。過剰飲酒（77ページ参照）を続けていると90％がアルコール性脂肪肝になるといわれています。

アルコール性脂肪肝は悪化すればアルコール性肝炎、肝硬変へ進行し、肝がんを発症する危険があります。

若者のアルコール離れがいわれる昨今でも、アルコール性肝障害は増加しています（本文79ページ図⑱参照）。

図3は、令和元年の国民健康・栄養調査の結果です。過度な飲酒が多いのは、男性は40歳代、女性は50歳代。女性はここ10年、増加しています。

女性は、男性より少量のアルコールで影響を受けるうえ（76、176ページ参照）、50歳代は、更年期により脂質異常症のリスクが高まる時期。脂肪肝のリスクも高くなるこの世代こそ節酒が必要です。

〝ただの〟脂肪肝の最大の原因は、肥満

過剰飲酒歴がない〝ただの〟脂肪肝の原因は肥満です。食事からとった糖質や脂肪は肝臓で中性脂肪やグリコーゲンに合成され、エネルギー源として体組織に運ばれます。そこで消費されなかった分は再び肝臓に戻され、中性脂肪として蓄積されます。

人間ドック受診者で脂肪肝と診断された年齢層は、男性は40歳代、女性は60歳代が最多でした（79ページ図⑲参照）。一方、国民健康・栄養調査によれば、肥満者の割合が多いのも、男性は40歳代、女性は60歳代（図4参照）。まさに、肥満は脂肪肝の元凶なのです。

図3 **生活習慣病のリスクを高める量を飲酒している者の割合**（20歳以上、性・年齢階級別）

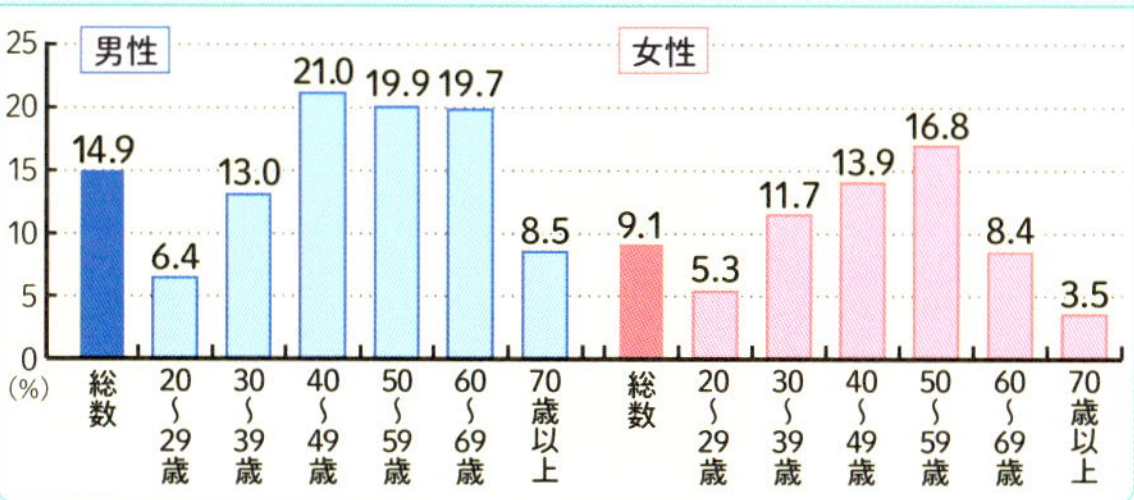

※BMI：Body Mass Index（体格指数）（kg／m²）＝体重（kg）／身長（m²）

図4 **肥満者（BMI※≧25 kg/m²）の割合**（20歳以上、性・年齢階級別）

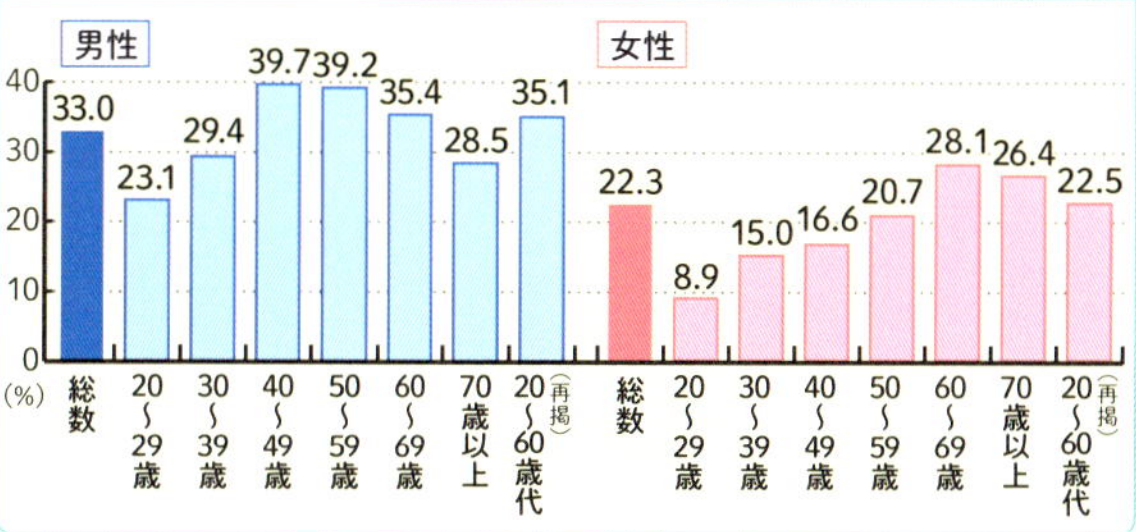

図3、4の資料／厚生労働省『令和元年国民健康・栄養調査』

栄養不足や筋肉不足も脂肪肝のリスクになる

やせ型なのに脂肪肝になる場合もあります。欧米諸国にくらべてアジア諸国に多いと報告されています。

やせ型で脂肪肝になる代表的な例は、極端なダイエットで低体重になった場合、食が細く活動量の少ない高齢者などです。共通点は、栄養不足と筋肉量の減少です。

栄養、とくにたんぱく質が不足すると、肝臓は中性脂肪を体組織に送り込めません。脂質はたんぱく質と結合しなければ、血液中を移動できないからです。たんぱく質が不足すると筋肉がやせます。筋肉は、「第二の肝臓」と呼ばれ、たんぱく質の代謝やグリコーゲンの貯蔵など、肝機能の補佐役。筋肉が減ると肝臓の負担が増し、処理できない糖や脂質が滞り、脂肪肝のリスクが増します。

栄養不足や筋肉不足は活動量の低下を招き、身体機能が低下するサルコペニアと呼ばれる状態に陥ります。その結果、さらに筋肉が減り、脂肪肝が進行します。

肥満とサルコペニアが合併すれば、さらに高リスク

肥満とサルコペニアが合併したサルコペニア肥満も、脂肪肝の一因です。脂質や糖質中心の食事によってたんぱく質が不足し、運動不足によって筋肉がやせ、身体機能が低下した状態です。肥満に伴なう耐糖能症や脂質異常症などの生活習慣病が重複すれば、さらにリスクが倍増。肝炎から肝硬変へと進行する危険性が高くなります。

このタイプは比較的若い世代に見られます。高齢者のサルコペニアにくらべれば、身体機能の改善は容易です。ぜひ〝ただの〟脂肪肝のうちに、食事療法と運動療法（第5章参照）を心がけて改善しましょう。

大敵は、メタボリックシンドローム

脂肪肝が悪化する原因は？

10～20％に肝炎が発症し、発がん率が跳ね上がる！

過剰飲酒歴のない“ただの”脂肪肝は、非アルコール性（または単純性）脂肪肝、略称NAFLと呼ばれ、NAFLが悪化して肝炎を発症した状態を、非アルコール性脂肪肝炎、略称NASHといいます。

NAFLからNASHや肝硬変などの肝障害を起こす疾患の総称は非アルコール性脂肪性肝疾患、略称NAFLDです。NASHから肝硬変に進行すると、比較的早く、肝がんになるとされています。最新の調査によると、肝がんの発症率は、それぞれ1000人あたり、NAFLD全体では0・44人、NASH5・29人、NASH肝硬変は最大22・6人。NASHをターニングポイントに、発がん率が大きく上昇します。

図5に示したように、NAFLDのうち、NASHを発症するのは10～20％、さらに肝硬変に進行するのはNASHの5～20％とされています。

肝炎を引き起こす黒幕は過剰にたまった内臓脂肪

NAFLDからNASHを発症する原因は、メタボリックシンドローム。診断基準（表1参照）に示したように、内臓脂肪の蓄積に加えて、脂質異常、高血圧、高血糖のいずれか2つ以上を伴う代謝異常症候群です。合併症のうち、最もリスクが高いのは高血糖です。

表1 メタボリックシンドロームの診断基準

内臓脂肪の蓄積
ウエスト周囲径　男子≧85cm
女子≧90cm
（内臓脂肪面積　男女とも≧100cm²に相当）

＋ 以下のいずれか2項目以上

脂質異常	高トリグリセリド血症　≧150mg/dl かつ／または 低HDLコレステロール血症＜40mg/dl
高血圧	最高（収縮期）血圧　≧130mmHg かつ／または 最低（拡張期）血圧　≧85mmHg
高血糖	空腹時高血糖　≧110mg/dl

表2 NASHの発症が疑われるリスク

血液検査
・ALT値、AST値の高値
・ALT／AST比が1以下
・血小板が低値

＋

メタボリックシンドロームまたは糖尿病・脂質異常・高血圧などの重複合併

というのは、内臓脂肪からは、インスリンの感受性を低下させる悪玉ホルモンが分泌されるからです。そのため肝臓の糖代謝が滞り、脂質代謝が促されて中性脂肪が増産されます。過剰な脂質代謝は大量の活性酸素を発生させ、炎症が起きます。これを酸化ストレスといい、その影響でさらにインスリン抵抗性が高まるという悪循環が生じ、肝炎が進行し、NASHが始まります。

図5 **NAFLD**（非アルコール性脂肪性肝疾患）**の予後**

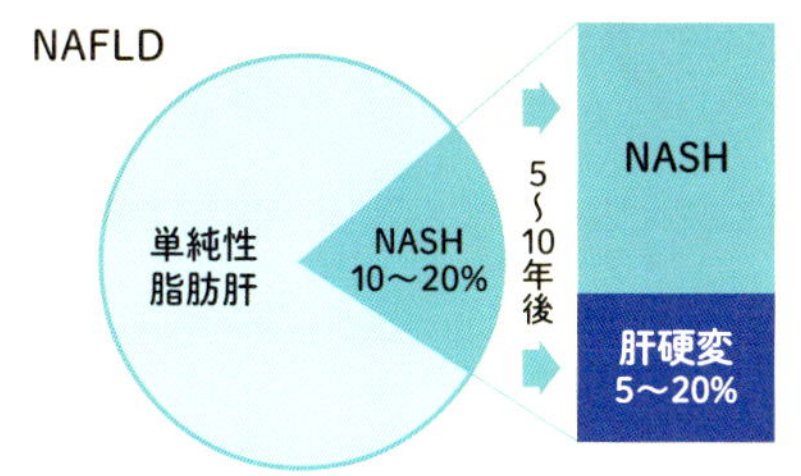

出典:日本肝臓学会「NASH/NAFLDの診療ガイドライン2010要約版」

NASHから肝臓の線維化が進んで肝硬変に至るリスクも、肥満、それもBMI27以上の高度肥満と、糖尿病や耐糖能異常の合併だと報告されています。

NASHの発症を促す遺伝子型も見つかっています。この遺伝子を持つ日本人は約20%と、欧米人にくらべて多いのです。日本人は、欧米人より肥満度が低いのにNAFLDの罹患率はあまり変わりません。その背景として遺伝の影響も考えられます。

表3 **NASHの検査**

血液検査
- ・線維化マーカー（ヒアルロン酸、プロコラーゲンIIIペプチド、M2BPGiなど）:高値
- ・血小板数:20万／㎣未満
- ・スコアリングシステム※:

線維化の存在の疑いあり

画像検査
- ・超音波エラストグラフィ または MRエラストグラフィ、またはフィブロスキャン:

肝硬変の疑いがある

肝生検

※スコアリングシステムは、肝臓の線維化を表す目安。詳しくは(8)ページ参照

NASHの検査は、負担のない超音波画像検査が主流

健康診断や人間ドックで脂肪肝と診断されたら、一度は肝臓病専門医を受診して二次検査を受けましょう。とくにNASHのリスク(表2)がある場合は必須です。

二次検査は血液検査(表3参照)です。肝臓の線維化が疑われた場合は、続いてエラストグラフィという、超音波やMRIによる画像検査を行います。

エラストグラフィは、皮膚の上から肝臓に振動を与え、振動が伝わる速さを計測して肝臓の硬さを検査します。特殊なプローブを使うフィブロスキャンと呼ばれる方式もあり、肝臓の硬さや脂肪量を数値化して示します。いずれも肝がんの発見にも役立ち、保険適用されています。

さらに肝生検を行うかどうかは医師との相談です。肝硬変や肝がんの疑いがあれば、肝生検が必要となります。

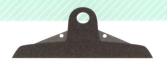

脂肪肝のセルフチェック

自覚症状&肝機能検査の結果で簡単チェック

肝臓は“眠れる臓器”と呼ばれるように、障害が起きても症状が現れにくいのが特徴です。脂肪肝が進んで肝機能が低下してくると、なんらかの自覚症状が現れることがあります。そんな小さな変化を見逃さないためのサインを紹介します。

すでに脂肪肝と診断された方におすすめしたいのは、NASHの診断に使われるスコアリングシステムの1つ、「FIB-4index」の計算式です。

肝臓の線維化を表す目安です。肝機能検査を受けたらチェックしてみましょう。

肝機能低下のサイン

- □ だるい、疲れやすい
- □ 食欲がない
- □ 酒が急に弱くなった
- □ 足がむくむ
- □ 体がかゆい

- □ 便が白っぽい
- □ 尿が黄褐色
- □ 爪が白くなる
- □ 手のひらが赤くなる
- □ 出血しやすい

□の枠内は2つ以上あれば受診のサイン

肝臓の線維化を簡単チェック

肝機能検査のAST(またはGOT)とALT(GPT)、血小板数を使います。

ASTとALTは肝臓でアミノ酸の代謝にかかわる働きをしており、これらが高値だと肝細胞が破壊されていることを意味します。血小板数は肝臓の線維化が進行することで低下します。この計算結果だけで診断はできませんが、目安にはなります。1.3以上の場合はぜひ受診しましょう。

FIB-4 indexの計算式

〔AST(IU/L)×年齢(歳)〕/〔血小板数(10^9/L)※×√ALT(IU/L)〕

※健康診断などの血液検査では、血小板数の単位は「万/μl」(地域により、「10^3万/μl」「10^2万/μl」など異なることも)なので、上記の計算式では(10^9/L)の単位に換算する必要がある。「万/μl」であれば、「0.1万/μl」。√はスマホの計算アプリなどで算出できる。こうした手間が省けるよう、医療者が使う下記の入力フォームを日本肝臓学会、武蔵野赤十字病院などの肝臓病専門医のいる病院がホームページで公開している。血小板数の単位が「万/μl」であれば、この表に数字を入れるだけで自動的に計算結果が得られる。

肝臓の線維化の進行度の目安

1.3未満 ➜ 異常なし
1.3以上 ➜ 精密検査を推奨
2.67以上 ➜ 肝硬変の可能性が高い

あなたのFIB-4 indexは

年齢	歳
AST	IU/L
ALT	IU/L
血小板数	万/μl

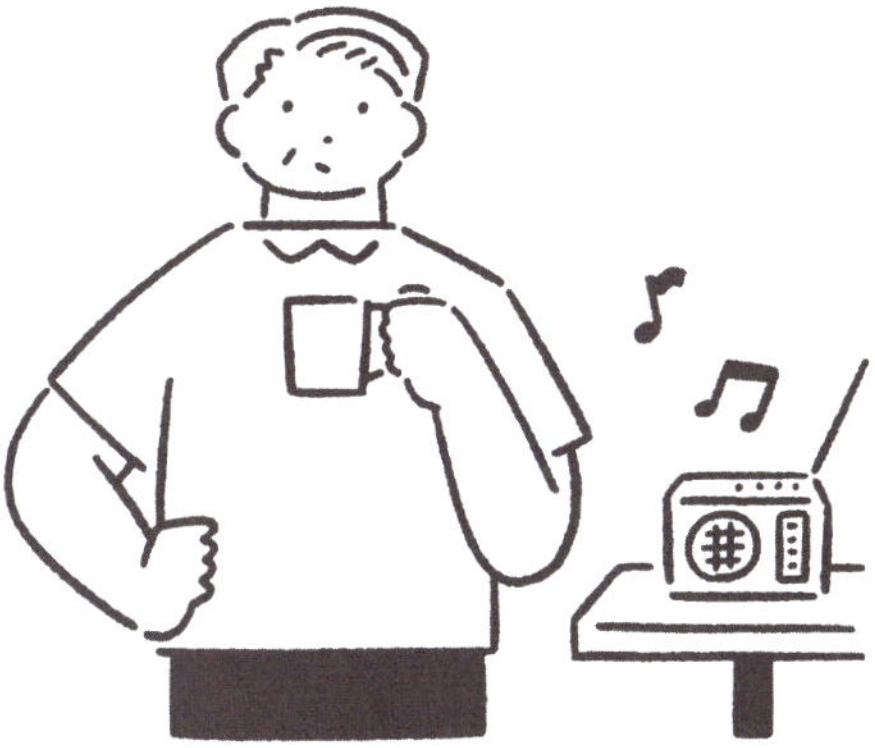

名医が教える

よくわかる

最新医学

脂肪肝

と肝臓の病気

日本人の３人に１人が脂肪肝だといわれています

肝炎、肝硬変、肝がんに至る可能性のある脂肪肝

その進行を防ぎ、治療のための最新情報のすべて

泉 並木

武蔵野赤十字病院 名誉院長

医学博士

NAMIKI IZUMI

M.D., HONORARY DIRECTOR

Japanese Red Cross Musashino Hospital

主婦の友社

はじめに

「肝心要《かんじんかなめ》」という言葉が示すように、肝臓は私たちが生きていくうえで欠かせない重要な臓器です。食事からとる栄養素をすべて集めて必要な物質を産生して全身に再分配し、最終産物を処理し、薬物を解毒する肝臓は、まさに「生化学コンビナート」です。
「生化学コンビナート」の稼働停止は許されません。そこで肝臓は不測の事態が生じても稼働率を落とさないよう予備能力を貯え、驚異的な再生力を備えています。その能力の高さゆえに私たちは、肝臓の異常になかなか気づくことができません。健康診断などで肝機能の数値が悪くなっても、自覚症状がないうちは軽視しがちです。しかし、検査値の赤信号は、肝臓に異常が起きているサインです。今は症状がなくてもいつかは肝硬変、肝がんへと進行する可能性があります。そのことをしっかり認識してください。

肝がんの最大の原因はウイルス性肝炎ですが、最多を占めるC型肝炎の患者数は近年、大きく減少してきています。これは感染予防の徹底に加えて、効果的な新薬の登場により、根治治療が可能になったことも大きく貢献しています。B型肝炎ウイルスは感染力が強く、根治しにくい状況が続いていますが、こちらも治療法の進歩により、遠くない将来に「治る病気」になることを期待しています。

一方、近年、増加しているのが生活習慣病としての肝臓病です。過剰飲酒による脂肪肝だけでなく、食べすぎや高血糖症による脂肪肝でも、一部がＮＡＦＬＤ（非アルコール性脂肪性肝疾患）からＮＡＳＨ（非アルコール性脂肪肝炎）と呼ばれる肝炎を発症して、肝硬変に至り、さらに肝がんに進行する例が増えているのです。やがて、このタイプが中心になるのではないかと危惧されています。

肝がんの治療においても、分子標的薬や免疫チェックポイント阻害薬の新薬が次々と登場しています。ウイルス性肝炎による肝がんは、治療後の再発率が高いことが課題ですが、再発を防ぐ治療法も盛んに研究されています。

本書では、肝臓の役割、検査値の読み方、肝臓病の実態を紹介し、それぞれの治療法はできるだけ新しい情報を紹介するよう努めました。治療の効果を上げるために欠かせないのは、肝臓をいたわり、再生力を助ける食生活や日常生活です。これらについてもできるだけ具体的に解説しています。

本書が、肝臓と肝臓病の理解に役立ち、みなさんが意欲を持って治療に取り組むための一助となることを願っております。

令和６年８月

武蔵野赤十字病院 名誉院長　　泉　並木

名医が教える 脂肪肝と肝臓の病気

第3章 肝臓の病気

第4章

肝臓病の治療

第5章

肝臓病の予防と治療のための生活

装丁／川村哲司（atmosphere ltd.）
カバーイラスト／山本啓太
口絵デザイン／弾デザイン事務所
本文イラスト／山田円　堀込和佳　清水冨美江
図表デザイン・レイアウト／ローヤル企画
校正／内藤久美子
編集協力／中島さなえ
編集担当／嘉本富士夫（主婦の友社）

第1章

肝臓を知る

肝臓は、２５００億もの肝細胞が集まった、腹腔内最大の臓器です。代謝、解毒、胆汁分泌といった重要な働きをはじめ、わかっているだけでも５００もの役割を担っているといわれます。それはまさに体の中の化学工場といったところです。

肝臓のしくみと働き

肝臓は、上腹部右寄りにある重さ1・2～1・5kgほどもある大きな臓器です。多数の肝細胞が六角形状に集まり、積み重なった構造をしています。

肝臓は、肝細胞が集まった、腹腔内で最大の臓器

肝臓は上腹部右、肋骨に守られた位置にあります。腹腔内で最大の臓器で、重さは体重の50分の1ほど。成人男性では、およそ1・2～1・5kgになります。

解剖学的には、大きく右葉と左葉に分かれますが、右葉と左葉の重さの比は1対5ほどです。機能的な視点からは、門脈の枝分かれに沿った形で8つの部分に分けることができます。

肝臓には肝動脈と門脈という2つの血管によって血液が流れ込み、肝静脈で流れ出ていきます。肝動脈は心臓からの血液により肝臓に酸素を配給し、門脈は消化管で栄養をたっぷり吸収した血液を肝臓に運び込みます。肝臓には、門脈から80％、肝動脈から20％の割合で血液が供給されます。

肝臓内で肝動脈と門脈は枝分かれして細かくなり、〈肝小葉〉という、肝細胞が六角柱の形で板状に積み重なった構造の中に入り込みます。肝小葉には約50万個の肝細胞が集まり、肝臓にはこの肝小葉が50万個ほどあります。つまり肝臓には、2500億もの肝細胞があるのです。

肝臓内で枝分かれしてこまかくなった肝動脈と門脈は、肝小葉の中で〈類洞〉と呼ばれる毛細血管網を作り、肝細胞に酸素や栄養を届けます。

肝小葉の中心には〈中心静脈〉があ

Q 肝臓は再生力が強いといいますが、どのくらいの切除なら元の大きさに戻るのですか？

A 肝臓はとても高い再生能力を持っています。手術などで60～70％ほど切除してしまっても、半年後にはほぼ元の大きさに戻り、機能もすっかり回復します。

また、肝臓は、予備の細胞もたくさん持っていて、予備能力も大きく、かなり余裕を持って働いているといえます。そのために、病気で肝臓の機能が低下しても、なかなかその影響や自覚症状が現れにくく、不調に気づいたときにはかなり病気が進んでいる、ということになることも少なくないのです。肝臓が「沈黙の臓器」と呼ばれるのもそのためです。

り、中心静脈は集まって一本の肝静脈となります。肝小葉で中心静脈に入った血液は、肝静脈に集まり肝臓から出ていきます。

また肝臓には〈胆管〉があり、肝臓内では門脈や肝動脈と並ぶように走っています。

胆管は、肝臓で作られた胆汁を胆のうに運ぶ役割を担っています。肝臓で分泌された胆汁は、胆のうに一時的に貯められて濃縮され、総胆管を経て十二指腸に流れます。

肝臓の働きは500以上もあるとされますが、その働きは多岐にわたってとても複雑で、肝臓が人体内の化学工場とたとえられるほどです。その中で最も重要な機能が〈栄養の代謝〉、〈解毒〉、〈胆汁の分泌〉の3つです。

肝臓のしくみ

消化管から吸収された栄養は、門脈から肝小葉の類洞に流れ込みます。

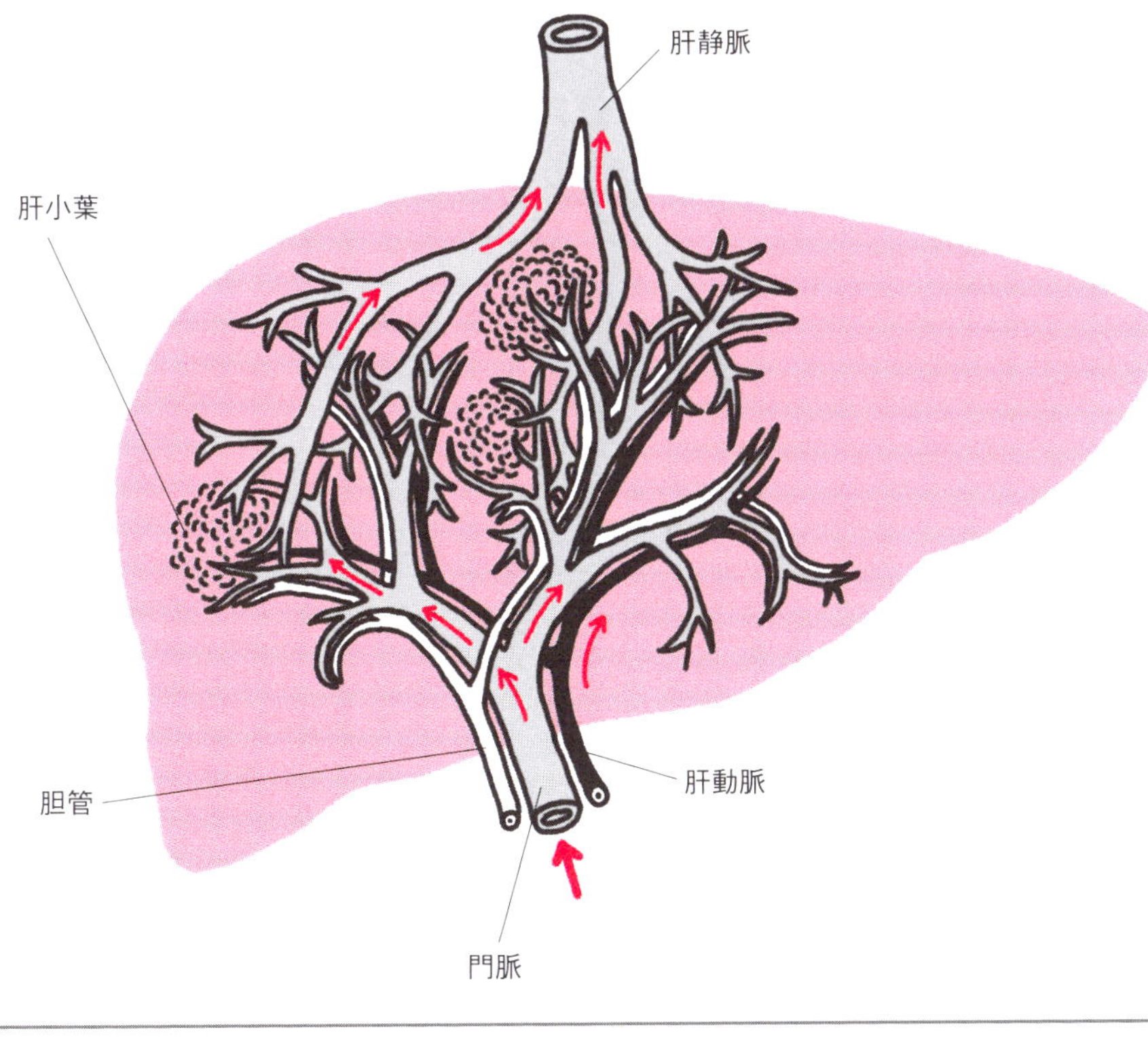

肝臓の働き①

栄養の代謝

肝臓は体内にある化学工場ともいえる臓器です。摂取した栄養を体内で利用できるように作りかえたり、再合成したりします。

摂取した栄養素を、利用しやすい形に作りかえる

私たちは、食べ物として摂取した栄養素を、多くの場合そのままの形では利用することができません。摂取された食べ物は胃や腸で消化・吸収されたのちに肝臓に運ばれ、化学反応によって生命を維持するために必要な物質に作りかえられるのです。

この一連の機能を〈代謝〉といいます。肝臓は3大栄養素である糖質、脂質、たんぱく質をはじめ、さまざまな物質の代謝を行う化学工場の中心といえます。

エネルギー源となる糖質（炭水化物）を例に見ましょう。口から摂取した炭水化物は消化されて、吸収しやすいグルコース（ブドウ糖）に分解されて小腸から血液中に入ります。このグルコースはエネルギーとして利用されますが、肝臓に運ばれた余分なグルコースはグリコーゲンという物質に代謝されて貯蔵されます。血液中のグルコースが減ると（血糖値が下がると）、肝臓に貯蔵してあるグリコーゲンがグルコースに変えられて血液中に送り出され、エネルギーとして利用されます。

食物中の糖質や脂質、たんぱく質をはじめ、さまざまな物質は、消化・吸収されたあとに肝臓に運ばれ、生命を維持していくために必要な物質に作りかえられたり再合成されたりしているのです。

Q 肝細胞の数は、どのくらいあるのですか？

A 肝臓は、栄養の代謝や胆汁の分泌、解毒など肝臓の主要な役割を担う〈肝実質細胞〉と、それ以外の〈非実質細胞〉とで構成されています。この肝実質細胞が肝細胞と呼ばれるもので、その数はおよそ2500億個。肝臓全体のおよそ70％が肝細胞（肝実質細胞）、30％が非実質細胞で構成されています。

非実質細胞には、クッパー細胞、肝星細胞、胆管上皮細胞、中皮細胞などいくつかの細胞が含まれます。

肝星細胞はビタミンAの貯蔵とコラーゲン線維の産生を行い、肝線維化や肝硬変との関係が注目されています。

■ 糖質、たんぱく質、脂質の代謝

<table>
<tr><td rowspan="3">糖質</td><td>多糖類</td><td rowspan="3">⇒</td><td rowspan="3">消化器内で消化酵素により最終的にブドウ糖に変えられる</td><td rowspan="3">⇒</td><td rowspan="3">小腸で吸収され、肝臓に運ばれグリコーゲンに合成される</td><td rowspan="3">⇒</td><td>エネルギーとして利用</td></tr>
<tr><td>単糖類</td><td rowspan="2">余ったグリコーゲンは中性脂肪として肝臓に蓄えられる</td></tr>
<tr><td>二糖類</td></tr>
<tr><td>たんぱく質</td><td>食物中のたんぱく質</td><td>⇒</td><td>消化によりアミノ酸に分解されて小腸で吸収</td><td>⇒</td><td>肝臓でアミノ酸を組み換えて、血液の成分や筋肉などの組織になるたんぱく質を合成</td><td>⇒</td><td>体じゅうに運ばれて筋肉、臓器などの材料として利用される</td></tr>
<tr><td rowspan="3">脂質</td><td>リン脂質</td><td rowspan="2">⇒</td><td colspan="3" rowspan="2">そのまま小腸から吸収</td><td rowspan="3">⇒</td><td rowspan="3">肝臓でコレステロール、中性脂肪、リン脂質などに代謝され、血液中に放出され、細胞膜などの材料として利用される</td></tr>
<tr><td>コレステロール</td></tr>
<tr><td>中性脂肪</td><td>⇒</td><td>胆汁によって乳化され、消化酵素リパーゼによって脂肪酸とグリセロールに分解されて小腸から吸収</td><td>⇒</td><td>小腸壁で
中性脂肪に戻る</td></tr>
</table>

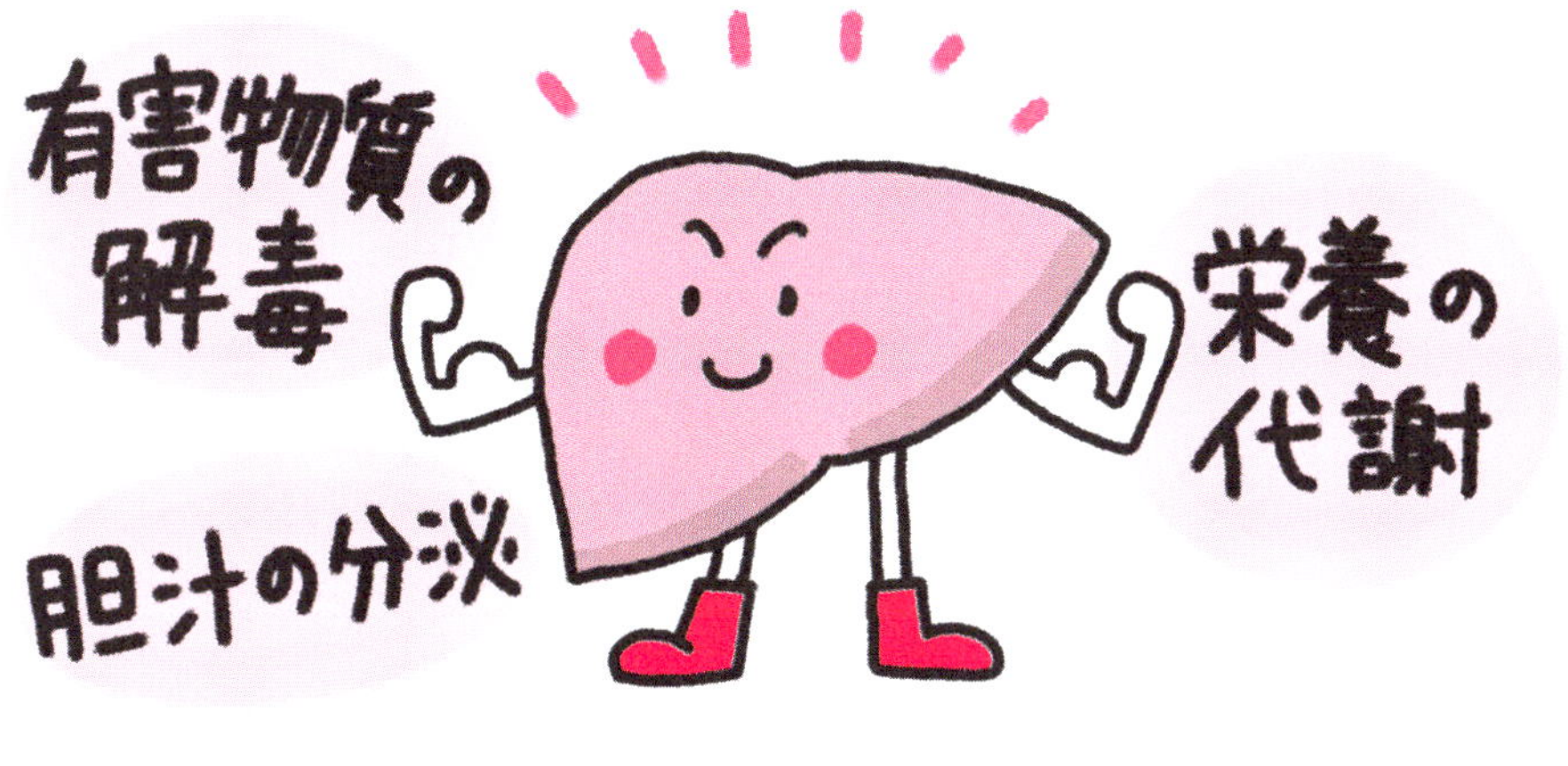

有害物質の解毒

肝臓は、アルコールや薬など摂取された体に有害な物質を解毒します。さらに体内でできた有毒な物質を無害化する機能も持っています。

血液中に入った有害な物質を無毒化し、体外に排出する

肝臓の役割の大きなもののひとつに解毒があります。文字どおり、血液中に入り込んだ有害な物質を分解し、体に無害な物質に変える機能です。無害化された物質は尿や胆汁の中に排出され、体外に出ていきます。

たんぱく質は筋肉や内臓を作るために必要な栄養分です。食事によって摂取されたたんぱく質は、消化によりアミノ酸に分解され、小腸で吸収されます。吸収されたアミノ酸は肝臓でさまざまなたんぱく質として再合成され、体の至る所で利用されます。

小腸で吸収されずに残ったアミノ酸もあり、大腸で大腸菌により分解されアンモニアが発生します。このアンモニアは吸収されて血液中に溶け込みますが、体にとってはとても有害な物質で、アンモニアが脳に回ると、肝硬変の末期や劇症肝炎の合併症として問題となる〈肝性脳症〉を引き起こします。

肝臓では、このアンモニアを分解して無害な尿素という物質に変えることが常に行われています。尿素は腎臓を経て尿の成分として体外に排出されます。

飲酒によって摂取されたアルコールも多くは肝臓で分解されます。血中のアルコールは、肝臓の中でアルコール脱水素酵素（ＡＤＨ）によって酸化されて、アセトアルデヒドという物質に変わります。アセトアルデヒドは、アルコールより毒性の強い物質ですが、速やかにアセトアルデヒド脱水素酵素という物質により酢酸となり、さらに水と二酸化炭素に分解・無害化されて血液中に送り出され、体外に排出されます。

アセトアルデヒドは脳に影響を及ぼし、悪酔い、二日酔いの原因となります。飲酒した翌朝に酔いが残る場合があるのは、アルコールの摂取量が多いため、肝臓による解毒が追いつかず、アセトアルデヒドがすべて分解しきれずに残っているということです。

治療で薬を飲んだときに、服用後一定時間でその効果が消失します。これも肝臓の解毒作用によるものです。

肝臓によるアルコールの分解

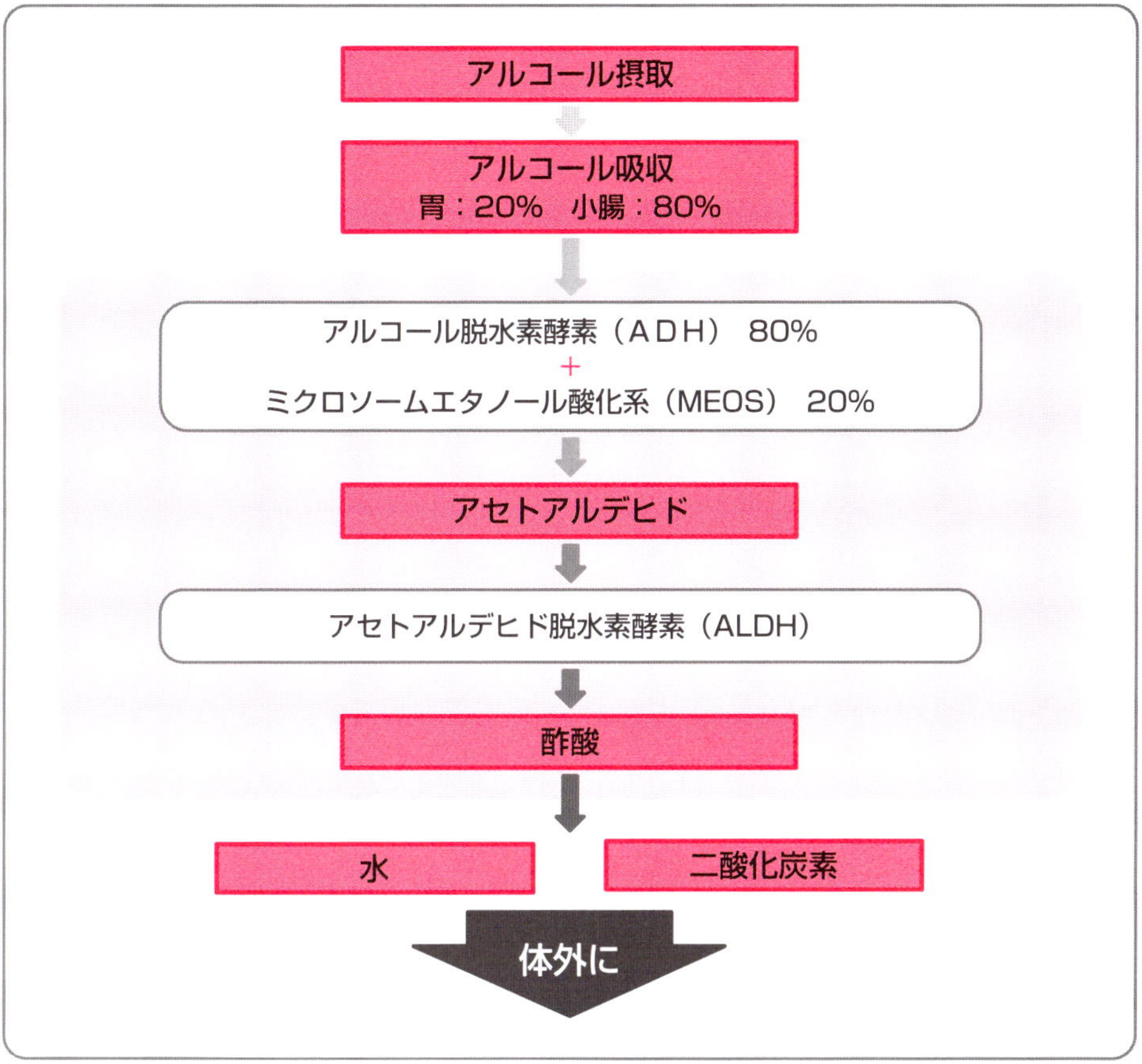

Q 二日酔いに迎え酒は効果がありますか？

A 本文にもあるように、二日酔いは、アルコールの摂取量が多いため、アルコールが分解されてできたアセトアルデヒドが解毒しきれず血液中に残り、脳に影響を及ぼしている状態です。

そのような状況でさらにアルコールを体内に入れれば、肝臓にさらなる負担がかかり、状況が好転するどころか、体調は悪くなります。

二日酔いで迎え酒をして気分がよくなったような気がするのは、迎え酒として飲んだアルコールの影響で、脳がマヒして不快感を感じにくくなっただけです。

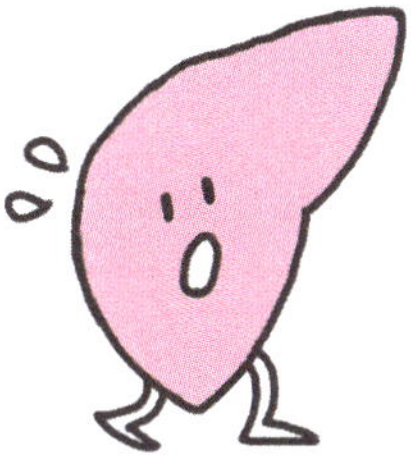

胆汁の分泌

肝臓が作る胆汁は、消化酵素の働きを助ける役目を持ちます。さらに、胆汁は、不要になった物質の排泄という機能も持っています。

胆汁は、脂質の消化・吸収の手助けをする界面活性剤

肝臓の大切な役割のひとつとして、胆汁の分泌があります。

胆汁は、食物の中に含まれる脂肪が消化・吸収される際に、重要な働きをします。

胆汁は、コレステロールを酸化した胆汁酸と、胆汁色素であるビリルビンなどがまざったもので、黄褐色をしたアルカリ性の液体です。

ビリルビンは、古くなり脾臓《ひぞう》で破壊された赤血球の一部で、肝臓で水に溶けやすい形に変化して胆汁にまざります。

胆汁は肝細胞で絶えず作られていて、肝臓内の細い管（肝内胆管）を経て、だんだんと太い胆管に集まり、肝臓から出て胆のうに一時蓄えられます。

胆のうでは胆汁が濃縮され、食物として摂取された脂肪が刺激となって胆のうが収縮して胆汁が押し出され、途中膵臓《すいぞう》から分泌される膵液といっしょに十二指腸から腸内に排出されます。

胆汁には消化酵素は含まれていません。胆汁に含まれる胆汁酸には界面活性剤としての働きがあり、小腸で脂質を乳化して、膵液に含まれる消化酵素であるリパーゼの働きを助けます。

腸に排出された胆汁酸のほとんどは、再び腸で吸収されて、肝臓に戻ります。

Q 胆のうにはどんな役割がありますか。

A 胆のうには、肝臓で作られた胆汁を一時蓄える働きがあります。胆のうに蓄えられている間に、胆汁は濃縮され、8倍ほどの濃度になります。

胆のうの病気のひとつに胆石があります。

胆汁には排泄物としてコレステロールが含まれますが、胆汁が胆のうで蓄積・濃縮されている間に、なんらかの原因でコレステロールの結晶に成長してしまうことがあります。これが胆石です。胆石の原因はいくつかありますが、多くはこの胆汁中のコレステロールです。

胆汁の分泌は、不要物質の廃棄という意味合いもある

脂質の消化・吸収を助けるだけでなく、胆汁には、排泄物としての役割もあります。

血液中の水溶性の物質は尿として体外に排出されますが、水に溶けない脂溶性の物質などは肝臓で胆汁という形にして腸に排出することで、便といっしょに体外に出ていきます。便の色は排出された胆汁の色です。

胆汁は肝臓で常に少しずつ作られていますが、その量は一日およそ500～800㎖です。

その胆汁がなんらかの原因で腸に排出されなくなると、便の黄色みが薄れて白っぽくなったり、血液中のビリルビンの量が増えて白目や顔の皮膚などが黄色っぽくなる、いわゆる黄疸《おうだん》症状が出ます。

胆汁を作る

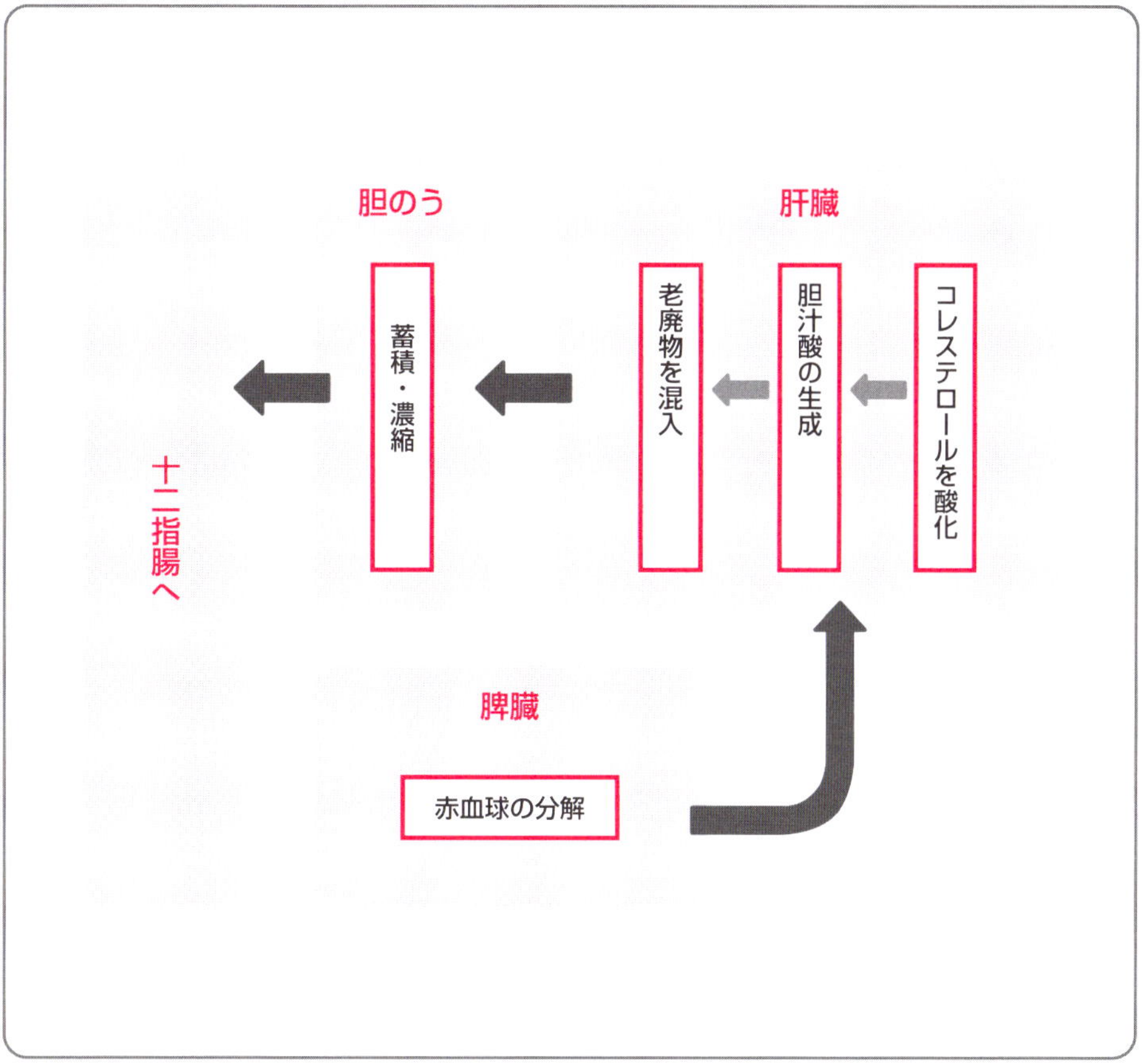

COLUMN

プロメテウスに与えられた罰──肝臓の再生

ギリシア神話に登場する神の一人にプロメテウスという神がいます。

プロメテウスは泥と水から人間を創った技術神で、人間を庇護したとされます。もともとオリンポスの神ではなく、主神ゼウスとは仲がよくありませんでした。

主神ゼウスが、傲慢になった人間から火を取り上げようとすると、それに対抗し、プロメテウスは鍛冶場から火を盗んで地上に持ってゆき、人間に渡しました。

プロメテウスのその行為に怒ったゼウスは、プロメテウスをカウカソス山の頂に鎖でつなぎ止めてしまいます。プロメテウスは生きながら毎日大鷲に肝臓をついばまれるという責め苦を強いられたのです。

ところがプロメテウスの肝臓は、大鷲に食べられた分だけ夜中のうちに再生し、翌日には元どおりになってしまいます。するとまた大鷲についばまれ、といったことが連日繰り返されました。その苦痛は通りかかったヘラクレスが大鷲を退治するまで続いたとされています。

これはあくまで神話の中での話ですが、実際、肝臓はたぐいまれな再生能力を持った臓器です。健康な肝臓では60~70%を切除しても元に戻ります。

ギリシア神話の時代に、肝臓の驚異的な再生能力が知られていたかどうかわかりませんが、肝臓が持つ驚異的な再生能力を実験的にはじめて証明したのは、1931年のHigginsとAndersonによる、ラットの部分肝切除からの再生実験とされています。

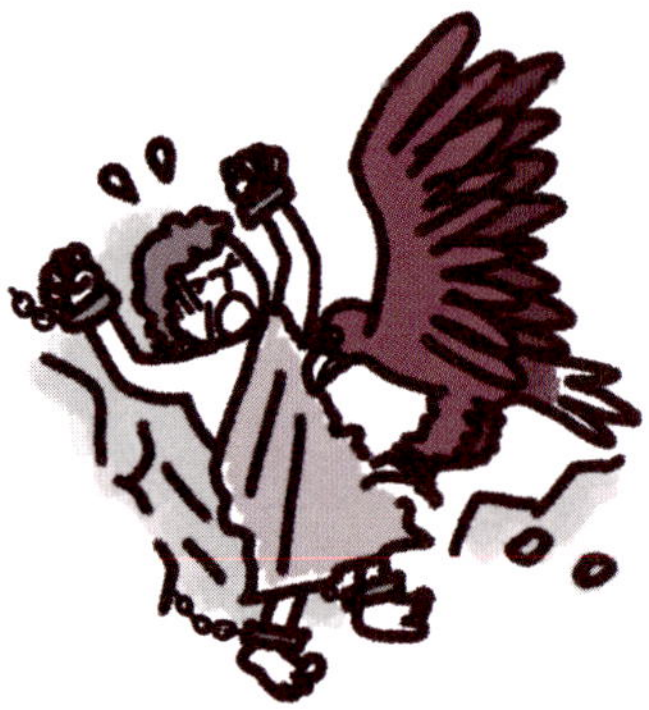

第2章

肝臓をチェックするための検査・診断

肝臓は、「沈黙の臓器」といわれるほど、少々具合が悪くなっても自覚症状がほとんど現れません。健康診断などの血液検査で肝機能の異常を指摘されたら、それは肝臓からのSOS。検査や診断の意味を知ることはとても大切なことです。

「沈黙の臓器」肝臓からのサイン

肝臓は予備能と再生力があるために、病気になっても自覚症状はなかなか現れません。そんな肝臓がサインを送ってきたときは、見逃さないことがたいせつです。

肝臓の機能が低下しても初期には症状が現れにくい

肝臓の3大機能は栄養の代謝、有害物質の解毒、胆汁の分泌とされ、その働きは2500億個もの肝細胞が担っています。しかし、すべての肝細胞がフル稼働しているわけではありません。

肝臓の機能が低下すると、アンモニアなどの有害物質を解毒することができず、命が危険にさらされてしまいます。そこで肝臓は、部分的に肝細胞が壊れるなどの不測の事態に備えて、代替できる予備能力を備えているのです。

その再生力は驚異的で、70%を切り取っても再生して元の機能を回復できるほどです。

そのような並はずれた予備能と再生力を持っていることに加え、肝臓には神経が通っていません。そのため、肝臓がなんらかの病気で多少機能が低下しても、自覚症状として現れないことが少なくないのです。

つまり、体調の悪化を感じたときには、すでに肝臓の病気がかなり進んでいることもまれではありません。肝臓が「沈黙の臓器」と呼ばれる所以です。

注意したい体調の変化や尿の色

自覚症状の現れにくい肝臓病ですが、脂肪肝や慢性肝炎では、全身の倦怠感を自覚することがあります。また、急性肝炎では、食欲不振や吐きけといった胃の病気を思わせるような症状が出たり、微熱が続くなど風邪に似た症状が出たりすることがあります。体調が悪いときには、自己判断しないことがたいせつです。

また、慢性肝炎では尿が褐変するなどの症状が現れることがあります。

尿の中にはウロビリノーゲンという物質が少量含まれています。ウロビリノーゲンは褐色の物質で、ビリルビン(胆汁色素)が腸に排出され、腸内細菌によって分解されたものです。多くは便といっしょに体外に出ますが、一部は腸管から再吸収されて肝臓で再びビリルビンとなり、胆汁中に排出されて腎臓を経て尿として排泄されます。

慢性肝炎によって肝障害が起きる

と、尿中のウロビリノーゲンの量が増えるために尿の色がウーロン茶のような濃い褐色になります。ただ、日中は水分を摂取するため尿量が増えて色が薄くなるので、気づかないことが少なくありません。最もわかりやすいのは朝一番の尿です。

黄疸は進行した肝臓病のレッドサイン

黄疸《おうだん》は肝臓病の代表的な症状とされていますが、実際にはこの症状だけで肝臓病に気づくことはありません。

黄疸とは、なんらかの原因でビリルビンが血液中に増加し、皮膚や粘膜などに沈着した状態です。血液中のビリルビンが増加するのは、肝炎や肝硬変など肝臓の病気がある場合や、胆汁が排出される経路のどこかに閉塞などがあり、胆汁がうまく流れていかない状態のときです。

通常、皮膚の変色よりも先に、眼球結膜（白目の部分）が黄色くなるので、黄疸があるかどうかは、眼球結膜で判断します。

しかし、ごく初期の肝臓の病気で黄疸が出ることはそう多くはありません。黄疸が出ていることで初めて肝臓病に気づくというようなケースは少ないといえます。

黄疸が現れるのは、急性肝炎、あるいは慢性肝炎が進行して肝機能が大きく低下した状態のサインです。急性肝炎なら発熱や吐きけなど、他の身体症状を伴います。慢性肝炎なら、黄疸が出る前に健康診断などで肝機能の低下を指摘されているはずです。

なお、みかんなどカロテノイド色素を多く含む食品を多量に摂取すると、手のひらや足の裏などが黄色くなることがあります。これは柑皮症《かんぴ》といい、この場合には白目は黄色くなりません。また、健康には影響がありません。

肝機能低下のサイン

体調の異変が「沈黙の臓器」肝臓からのサインかもしれません。ささいなサインであっても、複数の症状が重なって長期間続いて現れれば、肝機能が低下しているかもしれません。そんな場合は早めに診察を受けましょう。

- だるい、疲れやすい
- 食欲がない
- 熱っぽい
- 体がかゆい
- 酒が急に弱くなった
- 足がむくむ
- 便の色が白っぽい
- 尿が黄褐色
- 爪が白くなる

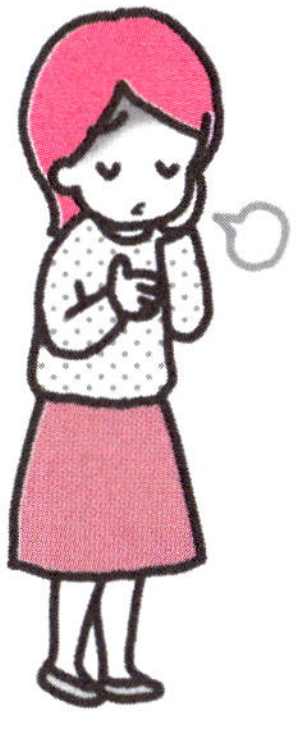

肝臓の検査と診断までの手順

健康診断などで肝臓の機能低下を指摘されたら、必ず、医療機関を受診して、精密検査を受けましょう。考えられる病気によって精密検査は異なります。

健康診断は最初のスクリーニング

「沈黙の臓器」肝臓の検査を受ける機会は多くの場合、職場や市区町村が行う健康診断でしょう。あるいは、21ページで紹介したような自覚症状が気になって医療機関を受診したり、あるいは、不幸にも急性肝炎などの症状が起きて急いで受診したりする場合もあるかもしれません。

健康診断では血液検査に肝臓の機能を調べる検査項目が含まれています。図①に示した基本的な検査項目は必ず含まれていますが、その他の項目は検査を実施する機関によって異なります。

ただ、基本の検査項目、ＡＳＴ、ＡＬＴ、γ-ＧＴＰだけでも、肝機能に異常があれば必ずわかります。年に一度は必ず健康診断を受けて、異常がないかどうか確認しましょう。

健康診断で異常がわかったら必ず精密検査を

健康診断で異常値が見つかれば、検査機関から精密検査を受けるよう通知が来たり、医師から直接、説明を受けながら再検査を促されます。

精密検査も基本は血液検査です。健康診断の検査項目から考えられる肝臓の状態に照らし合わせて、必要な検査を行います。

肝炎ウイルス検査（30ページ参照）も行います。肝がんの疑いがあれば、肝がんの腫瘍マーカー検査（32ページ参照）を行うこともあります。

確定診断に欠かせないのは画像検査や肝生検

精密検査の主役は画像検査です。最も手軽に受けられる超音波検査でも、肝臓の線維化や脂肪肝、がんを見つけることもできます。肝臓の断面を撮影するＣＴ検査やＭＲＩ検査を行うことでさらに診断の精度が上がります。肝臓の組織を採取して調べる肝生検は、病気の進行がくわしくわかり、確定診断の決め手となります。

これらの検査は治療中も、治療の効果を確認し、病状の変化をみるために、定期的に行われます。

図① 肝臓の検査と診断の手順

健康診断で発見される血液検査
・肝機能検査（AST、ALT、γ－GTPなど）

自覚症状などで受診する

↓

精密検査を受ける

血液検査
・肝機能検査（25ページ参照）
・肝炎ウイルス検査（30ページ参照）
・腫瘍マーカー検査（32ページ参照）

画像検査
・超音波検査（34ページ参照）
・CT検査/MRI検査（36ページ参照）
・血管造影検査（40ページ参照）

肝生検（42ページ参照）

↓

診断が確定する

↓

治療中も検査を行う

血液検査
・肝機能検査
・肝炎ウイルス検査
・腫瘍マーカー検査

画像検査
・超音波検査など

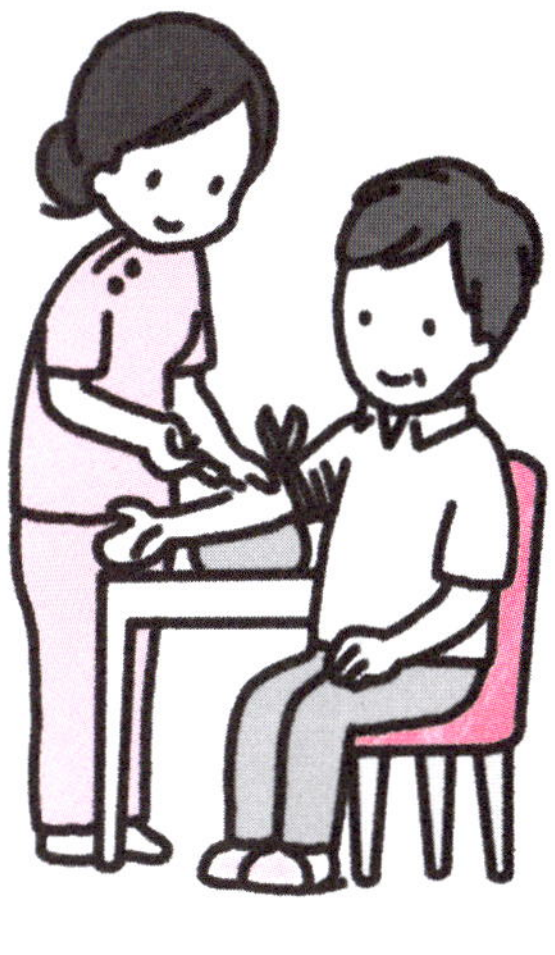

肝機能がわかる血液検査

肝臓が今、どんな状態で働いているかは、血液検査でわかります。年に一度の健康診断での血液検査は、「沈黙の臓器」肝臓の異変を早期発見する唯一の手段です。

検査値の意味を知って肝臓の状態を確認しよう

肝臓は、栄養の代謝や解毒を行っています。その過程で生じるさまざまな物質が肝臓から血液に流れ出ていきます。また、肝細胞の中には2000種類以上の酵素があり、肝細胞が壊れると血液中に漏れ出てきます。したがって、血液検査でこれら物質の量を調べることで、肝臓の状態がわかります。

肝臓に関する血液検査の項目は20種類以上あり、主な項目だけでも25ページに示したように15種類もあります。市町村の健康診断などでは、AST、ALT、γ－GTPなど3～5種類しか調べない場合もありますが、人間ドックなど有料の検査機関では、表①の9種類の項目は基本的な項目として必ず検査することが多いようです。

それでも基本的な項目の検査値だけで肝臓の病気を特定することはできません。表②に示したような検査項目も総合して推定することになります。

せっかく健康診断を受けても、結果通知をチェックしなければ意味がありません。異常がなかったから安心、ですませずに、過去の数値とくらべてみると、変化に気づくこともあるでしょう。正常値の範囲でも、異常値に近づいてきたようなら要注意です。26ページの図②に紹介した検査値のバランスをチェックして、その意味を確認してみましょう。生活習慣を改善するきっかけにできれば最善です。

残念ながら、異常を指摘されたのに、最近、疲れ気味だから、酒量が多かったから、などと、自分に都合よく解釈をして軽く考え、精密検査の要請を無視して放置してしまう人も少なくありません。

異常値は肝臓に異変が起きているサインです。でも、即、肝臓病だと断定できるわけではありません。たいせつなことは、健診の結果が、肝臓の病気にかからないように、「生活習慣に気をつければよい状態」なのか、「病気がすでに始まっている」のか、「病気の進行を調べるために精密検査が必要」なのかをしっかりと確認することです。

表① 肝機能を知るための血液検査の基本的な項目と基準値

検査項目	基準範囲※	わかること
AST（GOT）	13～30 IU/L	上昇…肝臓の障害
ALT（GPT）	10～42 IU/L	上昇…肝臓の障害
γ－GTP	13～64 IU/L	上昇…過度の飲酒、脂肪肝
総たんぱく	6.6～8.1 g /dL	上昇…自己免疫疾患 低下…肝機能低下、栄養不良
総コレステロール	142～248 mg/dL	上昇…過食 低下…肝機能低下、栄養不良
アルブミン	4.1～5.1 g /dL	低下…肝機能の低下、栄養不良
総ビリルビン	0.4～1.5 mg/dL	上昇…肝臓・胆管の障害
ALP（アルカリホスファターゼ）	38～113 IU/L	上昇…肝臓・胆管の障害
血小板	15.8～34.8万/μL	低下…肝臓の線維化

表② 肝臓の状態をさらにくわしく知るための血液検査の項目と基準値

検査項目	基準範囲※	わかること
コリンエステラーゼ（ChE）	240～486 IU/L	上昇…脂肪肝 低下…肝機能の低下
プロトロンビン時間（PT）	12～16秒 （70～120％）	延長…肝機能の低下
ヘパプラスチンテスト（HPT）	70～130％	低下…肝機能の低下
γ－グロブリン	0.8～1.8 g /dL	上昇…自己免疫疾患、肝硬変
LDH（乳酸脱水素酵素）	124～222 IU/L	上昇…急性肝炎、肝がんなど
NH_3（アンモニア）	30～86 μg/dL	上昇…劇症肝炎、肝硬変、肝不全など

※基準範囲は、武蔵野赤十字病院の例（2024年3月現在）。医療機関や検査機関によって基準範囲が異なる場合がある。

肝機能を反映する血液検査の基本的な項目

●AST（GOT）／ALT（GPT）

ASTはアスパラギン酸アミノトランスフェラーゼ、ALTはアラニンアミノトランスフェラーゼという、いずれもアミノ酸の代謝にかかわる酵素です。GOT、GPTはそれぞれ以前に使われていた名前の略称です。

AST、ALTとも肝細胞に含まれるため、肝細胞がなんらかの原因で壊れると血液中に流れ出ます。検査値が高い、つまり血液中の含有量が基準より多いということは、肝臓に障害が起きていることが疑われます。

なお、ALTは肝細胞に多く存在しますが、ASTは肝臓以外の組織や臓器にも含まれています。そのため2つの検査値を併せて判定します。

図②に示したように、ASTとALTのいずれが高値かにより、肝障害の原因となっている病気がある程度推測できます。

注意したいのは、AST、ALTとも、正常値に個人差があること。また、深酒や肥満、風邪、疲労によって上昇することがあります。ASTは、激しい運動をしたあとや、血圧が急激に下がったショックでも上昇します。

したがって、AST、ALTが異常値を示したからといって、即、病気だというわけではありません。他の検査値とも併せて判定されます。

図② AST値とALT値のバランスでチェックする肝臓の状態

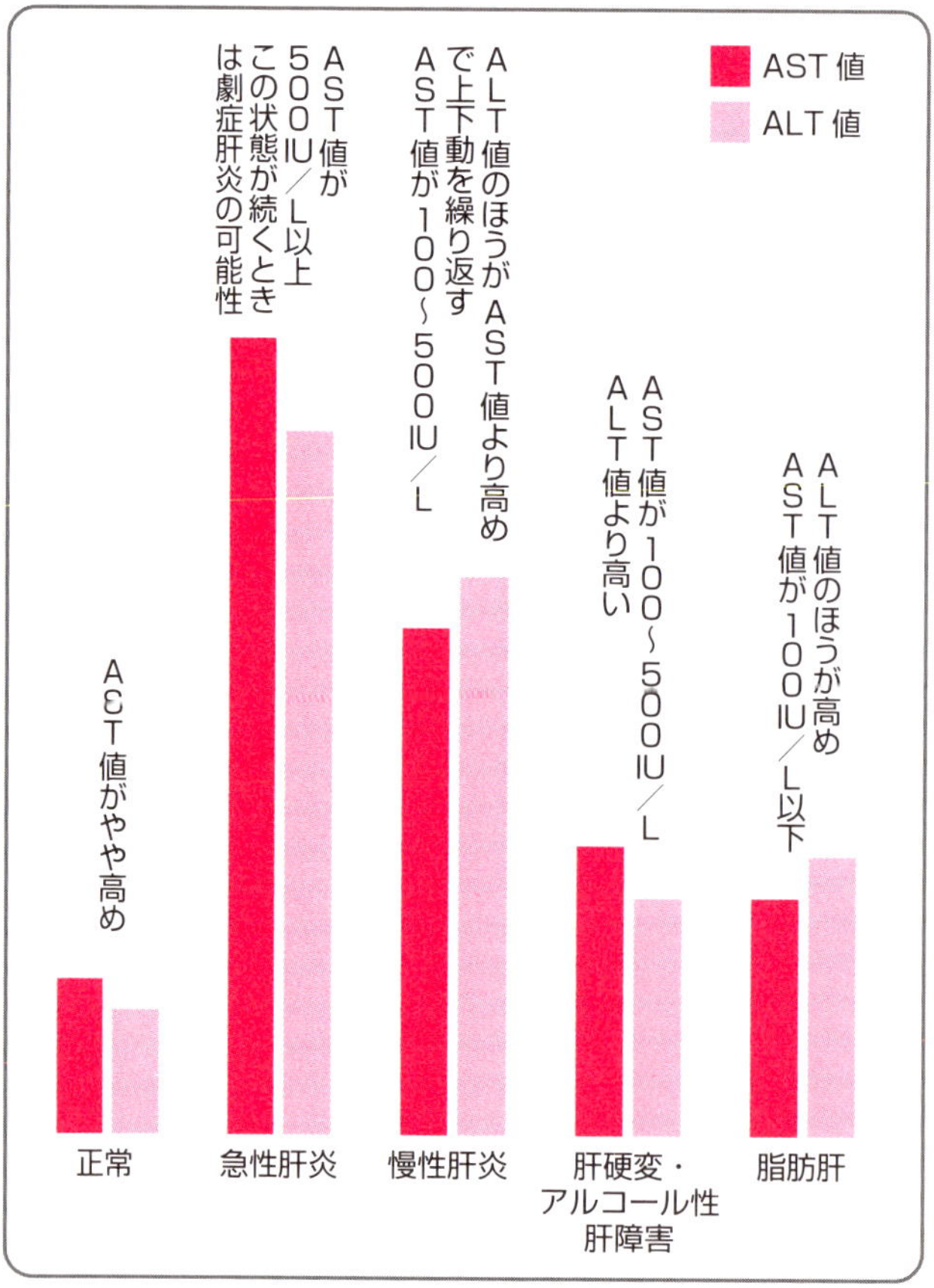

●γ－GTP（ガンマグルタミルトランスペプチダーゼ）

腎臓、肝臓、膵臓、脾臓などに存在する酵素です。肝臓では、解毒作用に関係するグルタチオンの生成などにかかわっています。胆石や腫瘍などで胆管が閉塞して胆汁がうっ滞している場合、また、アルコールや薬で肝細胞が破壊されたりすると、血液中の濃度が上がります。

とくにアルコールの影響を受けやすく、飲酒習慣があると高値になりがちです。この数値だけが高く、禁酒後に正常値になるようなら緊急性はありません。γ－GTPとともにALTも異常値の場合は、脂肪肝や薬剤性肝障害の可能性が考えられます。

●総たんぱく

血液中に含まれるたんぱく質の総量です。血清たんぱく質は肝臓で合成されるため、この数値が下がると、肝機能が低下していると考えられます。

●総コレステロール

コレステロールも肝臓で合成される成分です。基準範囲より低い場合は、肝機能の低下が考えられます。

●アルブミン

肝臓で作られる血清たんぱく質の半分以上を占める最も多い成分です。アルブミンは肝臓だけで合成されるため、血液中の量の減少は、肝機能の低下をストレートに反映します。

健康な場合、アルブミンの量は、肝臓で作られる血清たんぱく質のひとつ、γ－グロブリンより多いのですが、肝炎や肝硬変で肝機能が低下していると、アルブミンのほうが少なくなります。

血液中のアルブミンは、血管の中の膠質浸透圧の調整にかかわっているため、血液中のアルブミンが少なくなると、足がむくんだり腹水がたまったりします。

●総ビリルビン

ビリルビンは、古くなった赤血球中のヘモグロビンが肝臓などで分解された老廃物です。通常は胆汁とともに便中に排出され、便の色の元となっています。肝臓の炎症や胆管の閉塞などで胆汁がうっ滞すると、ビリルビンが血液中に漏出し、増加すると白目や皮膚が黄色っぽくなる黄疸が現れます。

ビリルビンには脂溶性の非抱合型と水溶性の抱合型とがあり、総ビリルビンの検査値はこの2つを合わせた数値です。

総ビリルビンの値だけが高く、AST、ALTの値に異常がない場合は、肝臓の病気ではなく、体質的黄疸、あるいは胆のうがんや胆管がん、膵臓がんの疑いがあります。

精密検査で非抱合型ビリルビンと抱合型ビリルビンを分けて検査をすることで、黄疸の原因をある程度、しぼり込むことができます。

●ALP（アルカリホスファターゼ）

肝臓や胆管、腎臓、骨芽細胞などに

存在している酵素です。これらの臓器や組織に異常があると血液中に流れ出して検査値が高くなります。
ただ、ALP値が単独で高い場合は骨などの異常が考えられます。肝臓や胆管の病気では、ALPとともに、γ-GTPの数値も上昇します。

●血小板

血小板は血液成分のひとつで、出血したときなどに血液を凝固させて止血する働きをします。

血小板は骨髄で作られ、脾臓で分解されますが、慢性肝炎や肝硬変になると血液中の数が減少します。

これは、血小板の生成を促す信号となるトロンボポエチンという物質が肝臓で作られているため、肝臓の障害が進むと血小板の生成が減るのではないかと考えられています。また、肝硬変では門脈圧が上がって脾臓が腫れてうっ血するため、血小板の生成が減少します。いずれにしても、血小板の減少は肝障害の進行の重要なサインのひとつです。

肝臓の状態をくわしく知るための血液検査の項目

●コリンエステラーゼ（ChE）

肝臓で作られる酵素で、血液中に放出されます。血液中の数値が減少した場合は、肝機能が低下していると推測できます。

逆に、正常値より多くなった場合は、肥満や糖尿病などによる脂肪肝の疑いがあります。

●プロトロンビン時間（PT）

プロトロンビンとは、血液を凝固させる働きを持つ血液凝固因子のひとつで、肝臓で作られます。プロトロンビン時間とは、血漿中に試薬を加えて、プロトロンビンが凝固するまでの時間を測定したものです。

測定値の秒数は凝固時間を、パーセンテージは正常値からの隔たりを割合で表したものです。

凝固時間が正常値より長い場合は肝機能の低下を示し、大きく逸脱した場合は、肝硬変や肝がん、劇症肝炎などで肝機能が大きく低下したことを示します。

●ヘパプラスチンテスト（HPT）

ヘパプラスチンも、肝臓で作られる血液凝固因子です。やはり肝機能が低下すると血液凝固の時間が伸び、検査数値が上昇します。

●γ-グロブリン

γ-グロブリンは肝臓で合成される血清たんぱく質のひとつです。免疫反応にかかわり、肝機能の低下が進むと増加します。このとき同時にアルブミンが減ります。そこでアルブミンとγ-グロブリンの比をA／G比といい、この比が基準値（1・2〜2・0）より小さく、同時にAST、ALTの値が基準値より高い場合は、慢性肝炎や肝硬変が疑われます。

●LDH（乳酸脱水素酵素）

糖質を分解してエネルギーを作り出すときに働く酵素のひとつです。肝臓のほか、腎臓、心臓、肺、骨格筋などにも含まれます。この値が高い場合は、急性肝炎や肝がんが疑われます。慢性肝炎や肝硬変では上昇しません。

●NH_3（アンモニア）

食品中のたんぱく質が大腸で分解されると毒性が強いアンモニアが発生しますが、肝臓の代謝によって尿素として腎臓から排出されます。

肝機能が低下すると、この肝臓によるアンモニアの解毒作用が十分に行えなくなるため、血液中の濃度が高くなります。

ただ、肝臓の予備能のおかげで、肝機能がかなり低下しないと検査値は高くなりません。検査値が上がるのは、劇症肝炎、肝硬変の末期、肝不全や肝性脳症などのときです。

Q 肝線維化マーカーとは？

A 肝臓の線維化が進むと肝硬変、さらに発がん率も高くなります。肝臓の線維化は肝生検（42ページ参照）をして組織学的に評価するのが最も正確です。しかし、肝生検は体への負担が大きく、合併症の危険もあります。

そこで、肝臓の線維化を血液検査で知ることのできる指標が開発されてきました。

ヒアルロン酸、プロコラーゲンⅢペプチド、P－Ⅲ－Pなどです。ただ、ヒアルロン酸は加齢や生活習慣、プロコラーゲンⅢペプチドは糖尿病や腎臓病など、肝臓以外の要素が影響する可能性があります。

2015年に保険適用となったM2BPGi（Mac-2結合たんぱく糖鎖修飾異性体）は、より確実な肝線維化マーカーですが、肝臓の中の炎症も反映します。

一度は受けたい肝炎ウイルス検査

日本人の肝臓病の原因の実に7割近くを占めるのはウイルス性肝炎です。ウイルスによって症状も治療法も大きく異なります。肝炎ウイルス検査は一生に一度でだいじょうぶです。陽性だったら必ず医療機関を受診しましょう。

無自覚なまま感染している無症候性キャリアの可能性も

ウイルス性肝炎の原因となるウイルスには、A型、B型、C型、D型、E型の5種類があります。日本人に多いのはA型、B型、C型で、とくに多いのはB型とC型です。

A型肝炎ウイルスに感染すると急性肝炎を起こすことが多いのに対して、B型とC型は感染してもすぐには症状は出ません。潜伏期を経て発症しても自覚症状がないまま回復する場合や肝臓に炎症が出ない場合、重症になるまで自覚症状が現れない場合もあります。

このようにウイルスなどの病原体に感染していても症状が現れない状態を〈無症候性キャリア〉といいます。こうした状態でも、他者に感染させる可能性はあります。したがって、自分が肝炎ウイルスに感染しているかどうか、誰もが一生に一度は検査を受けて確認しておくべきだといえます。

肝炎ウイルスマーカーで感染がわかったら遺伝子検査

肝炎ウイルスマーカーとは、ウイルスに感染すると血液中に出てくる物質です。B型では、ウイルスの表面に存在する抗原と、その抗原に対して作られる免疫抗体を、A型やC型ではウイルスに対してできる複数の免疫抗体を調べます。

それぞれ肝炎ウイルスに感染しているとわかった場合、B型とC型ではさらにウイルスの遺伝子を調べる必要があります。遺伝子の量によって感染力の強弱がわかるため、ゲノタイプは治療法の選択に役立ちます（59ページ参照）。

肝炎ウイルス検査は健康診断の対象外

肝炎ウイルス検査は健康診断の項目には含まれていませんが、国の肝炎総合対策の一環として、無料検査が実施されています。まずは自身が加入している健康保険組合、国民健康保険であれば市区町村の窓口に問い合わせましょう。地域の保健所や指定医療機関で検査が受けられます。

おもな肝炎ウイルスマーカー

	検査項目	マーカーの意味	陽性の場合の意味
A 型肝炎	IgM-HA 抗体	A 型肝炎ウイルス（HAV）に対する免疫抗体	HAV に感染して、急性肝炎を発症している。
	IgG-HA 抗体	HAV に対する免疫抗体	過去に HAV に感染し、終生、有効な免疫を獲得している。
B 型肝炎	HBs 抗原	B 型肝炎ウイルス（HBV）の表面たんぱく質	HBV に感染しているキャリア。
	HBs 抗体	HBs 抗原に対してできる抗体	過去に HBV に感染し、現在は治癒している。
	HBe 抗原	HBV が増殖するときに作られる抗原	HBV が活発に増殖している。肝炎発症の可能性が高く、感染力も強い。
	HBe 抗体	HBe 抗原に対して作られる免疫抗体	HBV の増殖力が低下していて、感染力も弱い。
	HBV-DNA	HBV の遺伝子	HBV の感染が確実。量を計測するとウイルス量がわかる。
C 型肝炎	HCV 抗体	C 型肝炎ウイルス（HCV）に感染すると体内に作られる免疫抗体	低値なら、過去に HCV に感染した可能性。高値なら現在、感染しているキャリア。
	HCV コア抗体	HCV の中にある抗原に対して作られる抗体	現在、HCV に感染していることを示す。
	HCV-RNA	HCV の遺伝子	HCV の感染が確実。量を計測することで治療効果を予測。

肝がんの有無を調べる腫瘍マーカー検査

健診などで肝機能に異常が見つかったら、肝がんの有無も調べましょう。血液検査で腫瘍マーカーを調べます。確定診断には、画像検査（36ページ参照）や肝生検（42ページ参照）が必要です。

血液中にがんが放出した物質を検査

がんなど悪性腫瘍は、たんぱく質や酵素、ホルモンなどさまざまな物質を体液中（おもに血液中）に放出します。また、がんに対する体の反応として作り出される物質もあります。それらの物質は、がんができている臓器やがんの種類などによって異なっています。そこで血液の中のそれらの物質の量を調べれば、がんの存在やその部位などが推測できます。そのような物質を腫瘍マーカーといいます。

腫瘍マーカーの数値が高いときは、がんの存在が推測できますが、絶対ではありません。腫瘍マーカーは、がん以外の要因でも数値が上がることがあるからです。また、数値が低いからといってがんがないとも言い切れません。

また、腫瘍マーカーの値は、がんがある程度進行してから上がることが多いので、腫瘍マーカーをがんの早期発見に使うことはむずかしいといえます。

そこで腫瘍マーカーは、がん治療の効果や治療後の再発の判定、がんのスクリーニング検査などに用いられ、腫瘍マーカーの結果だけでがんを診断することはありません。

現在、腫瘍マーカーとして40種類ほどが利用されています。

肝がんの腫瘍マーカーとして使われるものはＡＦＰ、ＡＦＰ－Ｌ３分画、ＰＩＶＫＡ－Ⅱなどです。

Q 腫瘍マーカーの値に影響を及ぼす要因には、どんなものがありますか？

A 現在、腫瘍マーカーとして利用されている物質は、正常な細胞でも作られたりします。腫瘍マーカーの種類によっては、肝炎や膵炎、肺結核、子宮内膜症、糖尿病など、がん以外のさまざまな病気で、その数値が高くなることがあります。さらに、腫瘍マーカーによっては、喫煙や高齢といった病気以外の要因が数値を上昇させることもあります。がん以外で腫瘍マーカーの値が上昇している場合を偽陽性といいますが、その判断を行うためには、いくつかの腫瘍マーカーを組み合わせたり他の検査結果と併せたりします。

肝がんで利用される腫瘍マーカー

AFP（α-フェトプロテイン）

基準値：10・0ng／mL以下

胎児期に肝臓と卵黄嚢で作られるたんぱく質で、成人になると作られなくなり、肝細胞ががん化すると産生されるようになります。肝細胞がんを比較的早期に発見できるとされる腫瘍マーカーです。慢性肝炎で軽度（〜100ng／mL）、肝硬変で中程度（〜400ng／mL）の上昇が見られますが、400ng／mL以上となるような高い値を示すときは肝細胞がんである可能性が高くなります。

AFP-L3分画

AFPは、慢性肝炎や肝硬変でも血中濃度が上昇するため、肝細胞がんとの鑑別が難しいとされます。その鑑別を可能にしたのがこの腫瘍マーカーです。

AFPをレクチンとの結合性を利用して分別測定すると、L1、L2、L3の3つに分かれます。がんがない場合は、AFPの大部分がL1に出現し、肝細胞がんがあるとL3の割合が増します。良性腫瘍と肝細胞がんの鑑別診断、肝細胞がんの早期診断、治療後の予後管理にも利用されます。

PIVKA-Ⅱ

血液凝固因子のひとつであるプロトロンビンに由来する異常たんぱくで、肝細胞がんで高率に上昇するため、肝がんの腫瘍マーカー値として利用されます。AFPと相関が低く、AFPの低値、あるいは陰性例でも上昇が見られるため、AFPと併せて測定することで肝細胞がんの早期発見や治療中・治療後の再発のチェックにとくに有効に利用できます。

そこで、AFPとPIVKA-Ⅱを同時に測定することは、健康保険でも認められています。

ただし、腫瘍マーカーだけでは、肝細胞がんの早期発見には十分とはいえません。慢性肝炎や肝硬変などのリスクがある場合は、必ず画像検査を併せて定期検査を行うことがたいせつです。

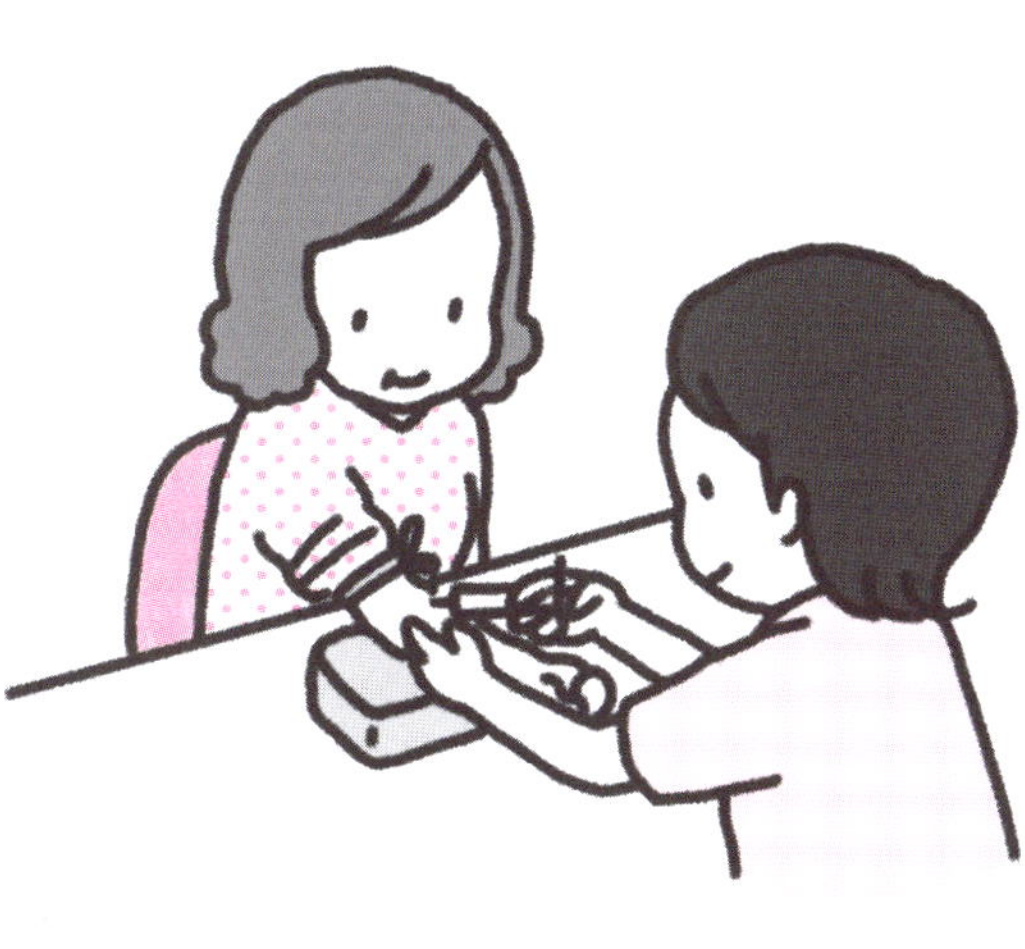

画像検査の基本　超音波検査

超音波検査は被曝の心配もなく、体にやさしい検査です。カラードップラーエコーといった新しい装置や、造影剤を使った超音波検査で、小さながんの発見も可能になりました。

体に負担がなく、脂肪肝、肝硬変がわかる

超音波診断は、体の外から超音波をあてて、反射した超音波信号を画像に変換し臓器や組織を調べる検査です。

超音波は人間の耳には聞こえない高い周波数の音（空気の振動）で、X線のような放射線を使った検査と違って、被曝の心配もなく、体にまったく影響がありません。検査自体も皮膚表面にゼリーを塗って、プローブという超音波を発信・受信する装置をあてるだけなので、検査の苦痛もありません。

超音波検査では、肝臓の大きさや形、脂肪がたまっていないかどうか、硬さがわかります。脂肪肝の場合は、画像で肝臓が白っぽく見えます。

肝臓が硬くなると表面に凹凸ができて肝臓内部が粗く映ります。また、肝硬変が進むと門脈の圧力が高くなって〈シャント〉と呼ばれる異常血管が見られることがあります。肝硬変に伴って起こる脾臓の腫れもわかります。

最近はエラストグラフィという、皮膚の上から振動を与え、振動が伝わる速さを計測して肝臓の硬さを検査したり、特殊なプローブを使うフィブロスキャンによって脂肪量や肝臓の硬さを計測する方式も開発されています。

造影剤を使って小さながんも発見できる

最新の検査機器では、超音波検査で

Q　超音波検査に用いる造影剤には、副作用はありませんか？

A　血管に空気の泡を入れるということで、その影響を心配される方もいらっしゃいますが、直径1〜3㎛というきわめて小さな泡であり、また、マイクロバブルは超音波があたることで壊れて消えたり、壊れないものは肺でのガス交換によって、体外に排出されます。

副作用はまったくないわけではありませんが、CTなど他の画像診断で用いられる造影剤にくらべて格段に副作用は少なくなっています。

また超音波検査で使われる造影剤は腎臓で排出されるものでないため、腎機能の低下した人にも使うことができるというメリットがあります。

1cmほどの小さながんも発見できます。

超音波検査に造影剤を利用する方法も開発されています。造影剤はマイクロバブルと呼ばれるごく小さな泡（空気の粒）で、静脈に注射します。泡にあたった超音波は反射されて戻ってくるため、泡のある部分が画像上では白くなります。肝がんは血流が豊富なため、他の部分よりも短時間で濃く白く浮き上がります。

また、造影剤を注射後10分以上おいてから検査をすると、正常な肝組織は造影剤を取り込むので、肝臓全体が白っぽく見えますが、がん細胞は黒く抜けて見えます。この方法で、ふつうの超音波検査では見つけることができないような早期のがんや、1cm以下の小さながんも発見できます。

また最近では血流を色の違いとして観察できるカラードップラー機能がついた超音波検査装置もあり、動脈と静脈の区別や、腫瘍の血流の様子がくわしく把握できるようになりました。

さらに、肝臓内のがんをラジオ波で焼いてしまう熱焼灼《ねつしょうしゃく》治療の際に、超音波装置で観察しながら行うことで、正確に針を刺すことができるようになりました。

超音波検査

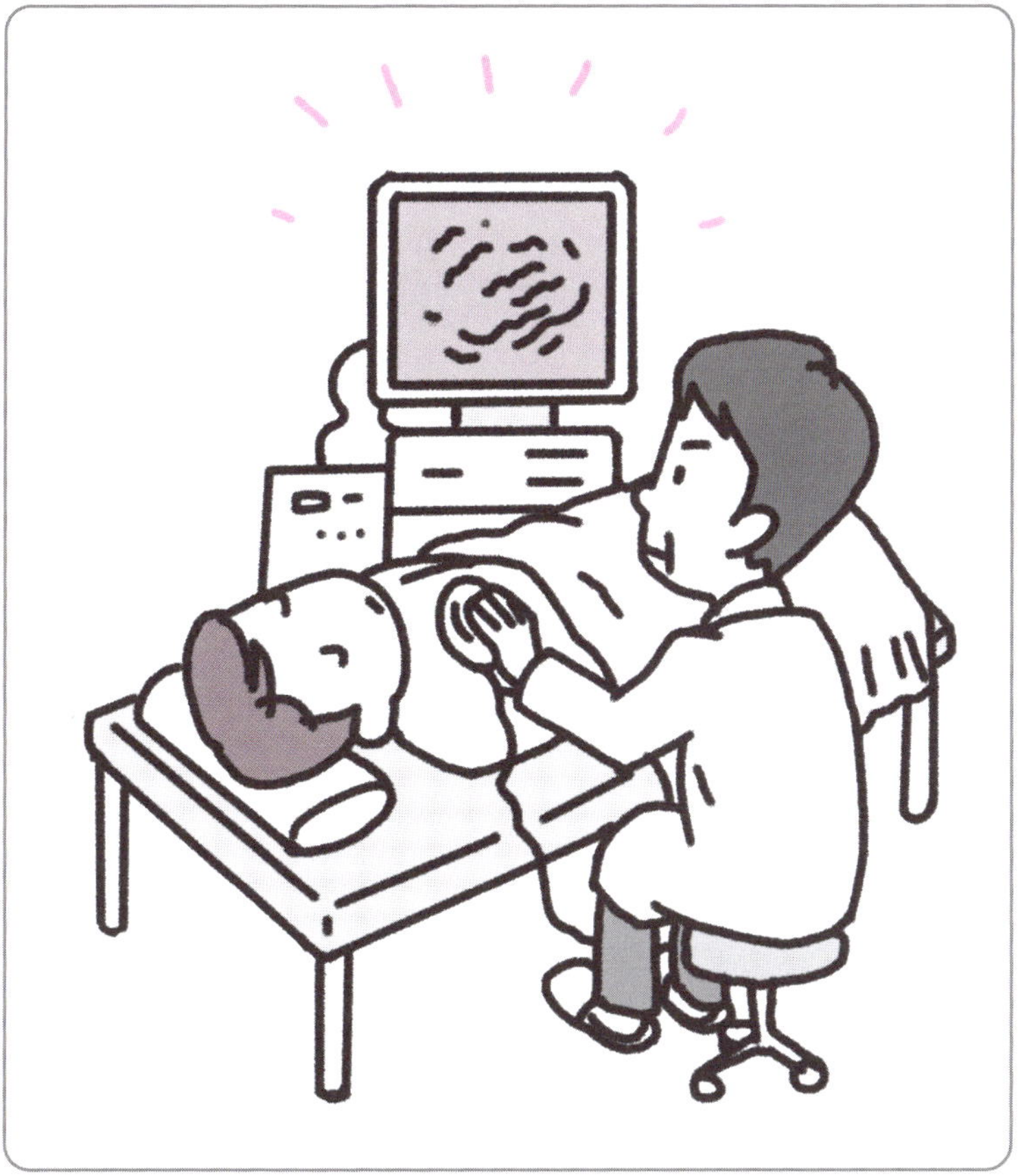

確定診断に欠かせない画像検査

肝臓の状態を知るには肝生検が有用ですが、体への負担が大きくなります。CTやMRIの検査は体への負担が少なく、肝臓病の確定診断に役立っています。

X線や磁気を使って、体の外から臓器や組織の様子を調べる

●CT（コンピュータ断層撮影装置）

X線を360度の方向から照射することで、体の断面の画像を撮影することができる装置です。数mm～数cmずつ撮影位置をずらすことで、断面を層状に何枚も撮影します。撮影装置を高速でらせん状に回転させながら撮影するCT（ヘリカルCT）もあり、内臓の立体画像を得ることができます。

CT検査は、肝がんの早期発見、慢性肝炎の経過観察などを目的に利用されます。超音波検査では見えにくかった部分にあるがんも、CTで撮影することで見つけることができます。

ヘリカルCTを使い、造影剤を入れて撮影すると血管を詳細に観察でき、小さな腫瘍の有無、腫瘍が良性か悪性かの判断が容易になります。

●MRI（磁気共鳴画像装置）

強い磁場を作り出し、その中に体を置くことで体内の水素原子の振動をとらえてコンピュータ処理をし、詳細な画像を得る装置です。X線を使わないので被曝の心配がありません。

MRIでは内臓の横断面だけでなく、縦断面の画像を得ることができます。

MRI用の造影剤も開発され、小さな肝がんの早期発見に役立っています。

Q MRI検査を受けられない人がいると聞きましたが？

A MRI検査では、強い磁気により金属が発熱するため、心臓ペースメーカー、人工心臓弁、脳動脈瘤金属クリップ、人工関節、人工内耳など、体内に金属がある人は原則検査を受けることができません。また、入れ墨やアートメイクも、含まれる成分によって発熱するため禁忌とされています。

アイラインなどの化粧品も発熱の可能性があるため、検査前には落とす必要があります。

また、狭い空間に体を入れるため、閉所恐怖症の人は検査を受けられないことがあります。

肝臓障害での画像検査と疑われる病気

健康診断や自覚症状で肝障害が疑われた場合

↓

腹部超音波検査

↓

- 異常なし
  - ↓ 造影CT検査、MRCP検査※
  - ↓ 薬剤性肝障害、自己免疫性肝炎、原発性胆汁性肝硬変、原発性硬化性胆管炎、甲状腺機能異常　など
- 下大静脈・肝静脈に拡張が見られる
  - ↓ 心臓超音波検査
  - ↓ うっ血肝　など
- 脾臓が肥大している
  - ↓ 造影CT検査、MRI検査
  - ↓ 急性肝炎、慢性肝炎、肝硬変　など
- 胆管拡張が見られる
  - ↓ 造影CT検査、MRI検査、MRCP検査※
  - ↓ 総胆管結石、胆管がん、膵がん、十二指腸乳頭がん　など
- 腹水がある
  - ↓ 造影CT検査、MRI検査
  - ↓ 劇症肝炎、肝硬変、肝がん破裂　など
- 肝臓に腫瘍を疑わせる病変がある
  - ↓ 造影CT検査、MRI検査
  - ↓ 肝がん、転移性肝がん、肝膿瘍　など

※MRCP：MRI装置を使って、胆のうや胆管、膵管を同時に画像化する検査。

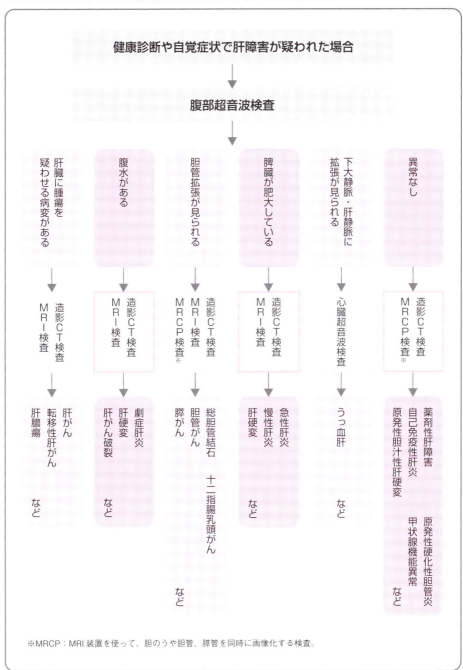

肝がんの早期発見に有用な造影MRI検査

EOB・プリモビストという新しい造影剤を使ったMRI検査があります。肝がんの早期発見に有効で、肝生検に匹敵する肝がん診断の大きな武器となっています。

新しいMRI造影剤で、肝がんを早期に発見

造影MRI検査には鉄（Fe）やガドリニウム（Gd）の化合物が造影剤として使われます。

ガドリニウム系の造影剤としては、ガドペンテト酸メグルミン注射液（商品名マグネビスト）や、それを改良したガドキセト酸ナトリウム注射液（商品名EOB・プリモビスト）がありますが、とくにEOB・プリモビストは、肝がんのスクリーニングや診断に画期的な成果をもたらしています。

造影剤を使ったMRI検査では、造影剤が、血管の豊富な肝がんの部分に早く集まるため、造影剤投与後20〜40秒後に撮影すると、がん組織の部分が強く白っぽく浮き上がります。

少し時間がたつと、造影剤は肝臓全体に行き渡りますが、そのころには血流の多いがんの部位からは造影剤が流れ出てしまっているため、正常な部分が強く造影され、血管が多く集まり血流量の多いがんの部分は、抜け落ちたように黒く写ります。

一度の検査で、2つの側面から肝がんを診断できる

EOB・プリモビストはマグネビストに細胞特異性という特徴を付加したもので、肝臓の正常な細胞がビリルビンを取り込むのと同様の機序によっ

Q ヨードアレルギーがあるのですが、EOB・プリモビストを使えますか？

A CT検査で用いられるヨード造影剤は、ヨードアレルギーのある人には使えません。それに対しEOB・プリモビストはヨード造影剤のようなアレルギー反応がきわめて少ないのが特徴です。また、1回の検査で使われるEOB・プリモビストの使用量はわずか6㎖ほどにすぎません。基本的にヨードアレルギーのある人でもEOB・プリモビストを使用することはできます。

しかしガドリニウム系造影剤に過敏症の既往歴がある人には禁忌、一般状態の悪い場合や気管支喘息《ぜんそく》を持っている人には原則禁止です。

て、正常細胞に取り込まれます。

血液中に注入されたEOB・プリモビストが肝臓に達すると、正常に機能している肝細胞には取り込まれますが、正常な肝機能を失った肝がんには EOB・プリモビストが取り込まれないため、MRIで撮影すると、正常細胞が白く画像化される（動脈相）のに対し、肝がんは黒っぽく抜け落ちたように画像化され（肝細胞造影相）、両者を明確に区別することができるのです。

具体的には、EOB・プリモビスト投与後20〜35秒後、70〜90秒後、3分後、さらに約20分後の4回の撮像を行うことで、1種類の造影剤を使った一度の検査で、血流量の違いによる診断と、肝細胞としての機能の有無という2つの軸で、肝がんの診断ができ、早期の肝がんの診断が、格段に高い精度で可能になりました。

EOB・プリモビスト造影MRI画像

例：肝細胞がん

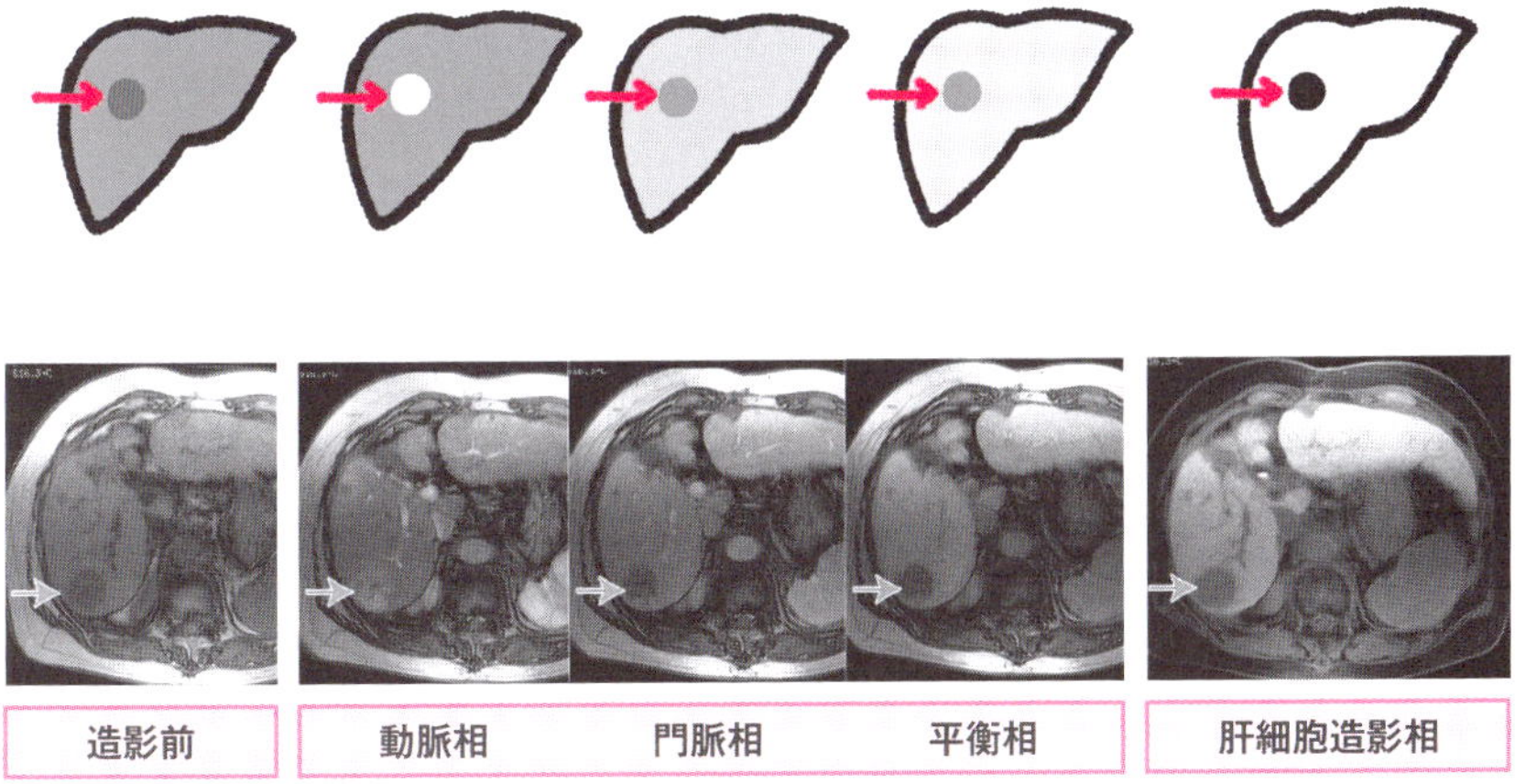

写真提供：武蔵野赤十字病院

細部までくわしくわかる血管造影検査

造影剤を使ってX線撮影をして、血管や腫瘍をはっきりと映し出す検査です。カテーテルや技術の進歩で、診断だけでなく、肝がん治療にも利用されます。

造影剤を使って血管をはっきり映し出すことで、小さな肝がんを発見

血管造影検査とは、カテーテルを使って造影剤を血管に入れてX線撮影し、血管や腫瘍などをくわしく調べる検査です。造影剤にはX線を透過しないヨード剤が使われます。

カテーテルはふつう鼠蹊部《そけいぶ》（足の付け根）の動脈など太い血管から入れて目的の臓器まで誘導し、カテーテルの先から造影剤を血管に流し込みます。造影剤はX線を吸収するため影として映し出され、そのままではははっきりと見えない血管が観察できるようになります。

肝臓の血管造影では、足の付け根にある大腿動脈からカテーテルを挿入し、X線で透視しながら肝臓まで誘導、カテーテルの先から目的の血管に造影剤を注入してX線撮影を行います。

血管造影検査は肝硬変や肝臓がんの診断などに利用されますが、血管造影検査と同時にCTで撮影したり、専用の造影剤を利用しながらMRI検査をすることで、肝臓がんなどの、よりくわしい診断が行われるようになっています。

また、診断だけでなく、この血管造影検査の技術を利用し、肝動脈塞栓術や肝動注化学療法といった肝がんの治療も行われるようになっています。

Q 血管造影検査での副作用や合併症にはどんなものがありますか？

A 造影剤としてヨード剤を使うため、発疹やかゆみ、悪心、吐きけなどの副作用が報告されていますが、数％の頻度です。血圧低下や呼吸困難、ショック症状、けいれんなど重篤な副作用も報告されていますが、非常にまれです。ただし、ヨードアレルギーを持つ人は造影検査はできません。

合併症は穿刺部位からの出血や、血管の損傷、血管の閉塞・塞栓、穿刺部の感染などが報告されていますが、近年カテーテルをはじめ検査器具が進歩したため、合併症はとても少なくなっています。

血管造影検査

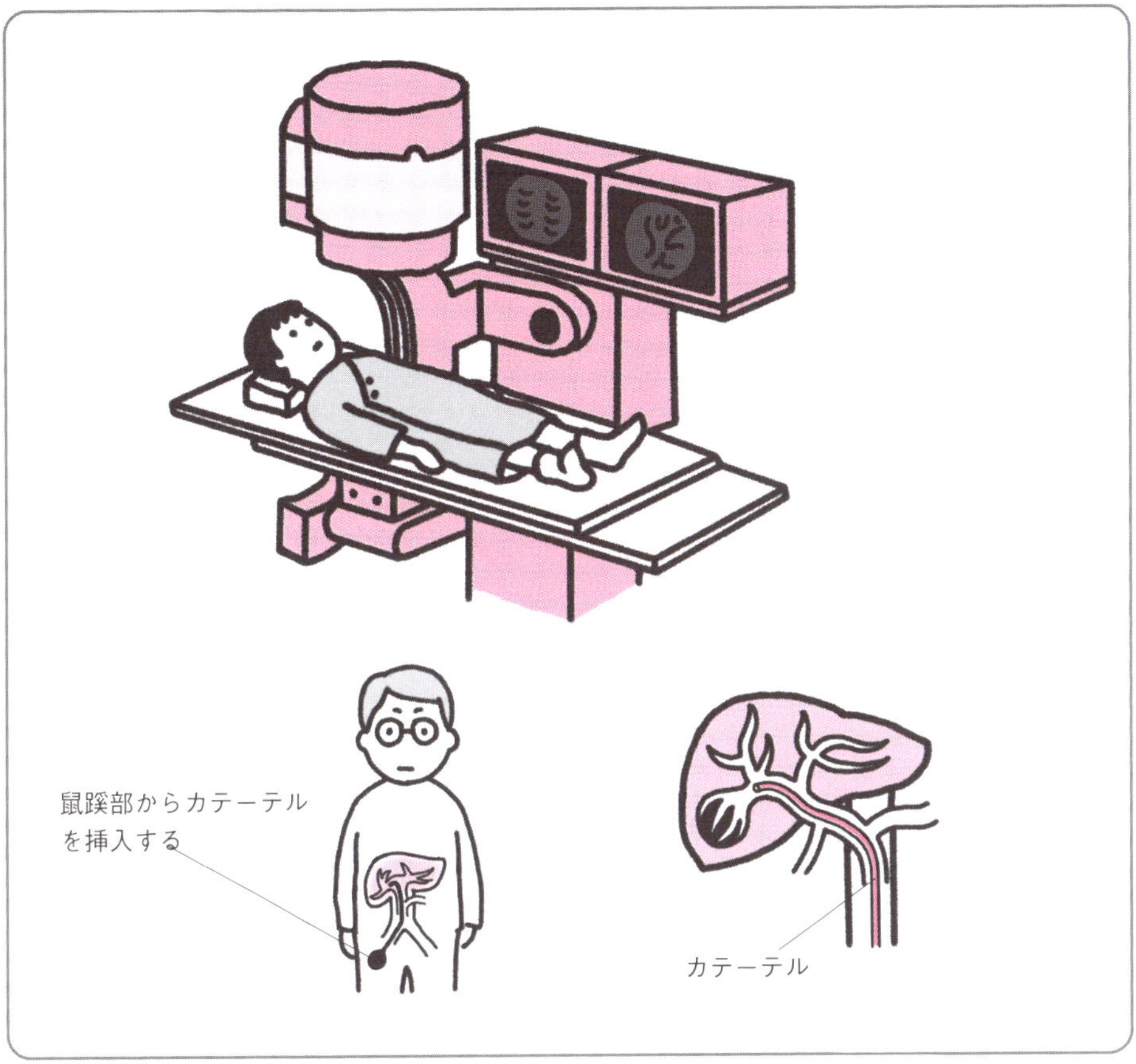

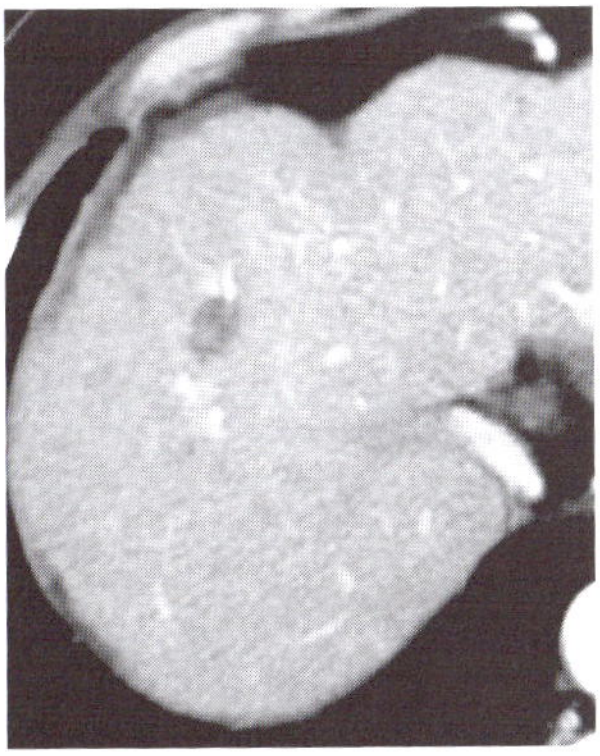

造影CTスキャンで白く染まっておらず、肝がんと診断できない

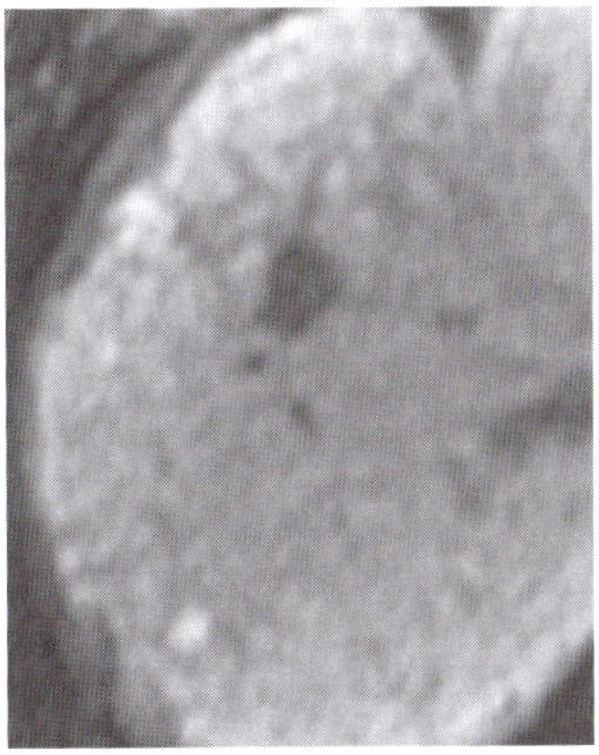

EOB・プリモビスト造影MRIの肝細胞相で黒く抜けるため肝がんと診断できる

確定診断の決め手になる 肝生検

肝臓の組織を採取して検査を行うのが肝生検です。肝臓を直接観察することができるため、肝臓の組織がどのように変化するかを知ることができ、肝臓の病気の確定診断に役立ちます。

肝臓の組織を採取して、肝臓確定診断を行う

肝臓の病気が疑われるときには、血液検査、超音波検査やCT、あるいはMRIなどを利用して検査を行い、総合的に診断をします。

これらの検査で肝硬変や肝がんの程度は判断できますが、肝炎の進行程度、薬剤性肝障害、自己免疫性肝炎、原発性胆汁性肝硬変の確定診断、さらにがん組織の性状の詳細などの判断はできません。

確実な診断には直接組織を検査することが必要で、そのために行われるのが肝生検で、肝臓病の確実な診断法といえます。

ただし、肝生検は体への負担が大きいため、すべての患者に行えるとは限りません。

肝生検には、経皮的針生検と腹腔鏡下肝生検の2つの方法があります。

●経皮的針生検

皮膚と肝臓の表面に局所麻酔を施し、超音波検査装置で確認しながら、皮膚の上から肝臓に太さ1・5㎜程度で中空の針を刺し、肝臓の組織を採取する方法です。検査時間は30分~1時間程度ですが、検査のあと、針を刺した部分の止血のため、4~6時間程度ベッドで安静を保ちます。

検査に伴う合併症としては疼痛、出血などがありますが、超音波検査装置で確認しながら行うため、安全性は向

Q 肝生検をせずに慢性肝炎の進行度合いを判断する方法はありますか？

A 慢性肝炎の進行の程度を知るには、肝生検が確実な方法です。しかし侵襲性が低いとはいえず、すべての患者に行えるわけではありません。

肝生検以外では、血小板数やヒアルロン酸の測定が慢性肝炎の進行状況を判断するのに役立ちます。

通常血小板数は1㎣の血液中に15万個以上ありますが、慢性肝炎がやや進むと15万個を下回り、12万個以下では肝硬変の可能性が高くなります。

また、血液中のヒアルロン酸含有量の増加も慢性肝炎の程度や肝硬変の診断に役立ちます。

上しています。

●腹腔鏡下肝生検

局所麻酔を施し、腹腔鏡で肝臓を観察しながら、肝臓の組織を採取する方法です。腹腔鏡は、観察用のレンズや照明その他の装置がついた、直径5㎜ほどの細長い筒で、へその横を5㎜ほど切開して挿入します。その際、臓器が密着しないように、腹部に針を刺して二酸化炭素を挿入します。肝組織はくさび状に採取されます。

検査時に肝臓の表面をくわしく観察することができ、それをもとに病気の進行度や、どの程度線維化しているかなどを診断することができます。

腹腔鏡で直接確認しながら行うため、誤って肝臓以外を傷つけることもなく、検査後の止血も確認でき、安全な検査といえます。検査そのものは1時間程度ですが、数日の入院が必要になります。

超音波検査装置を用いての肝生検

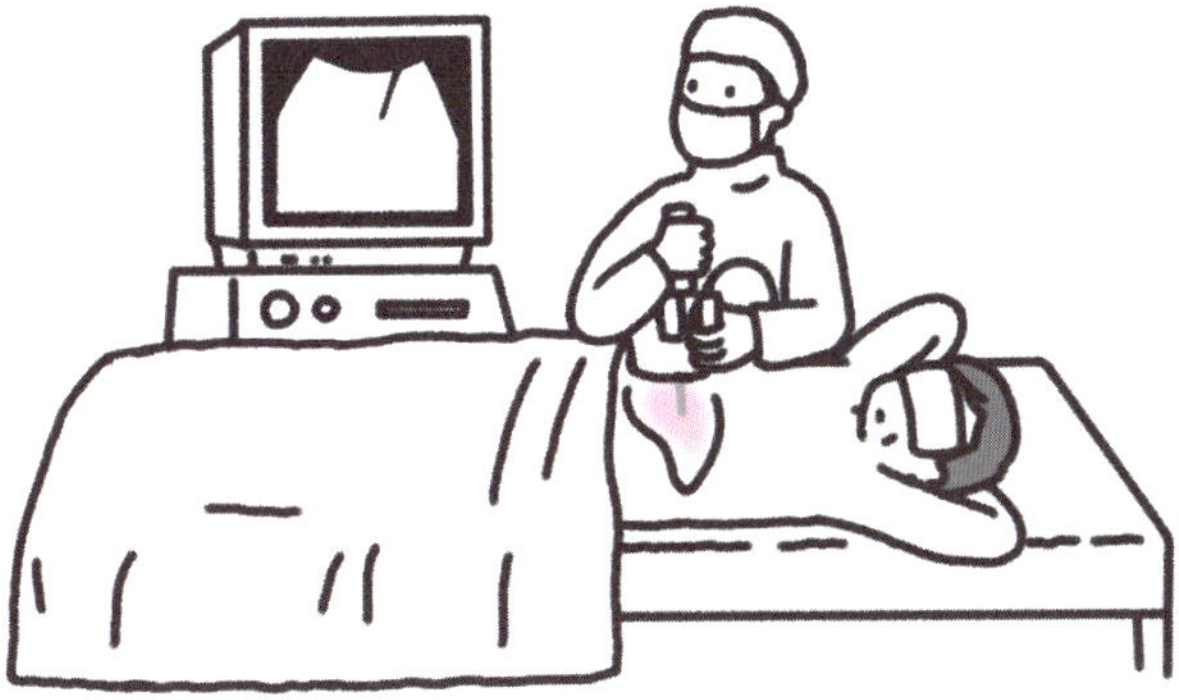

腹腔鏡を用いての肝生検

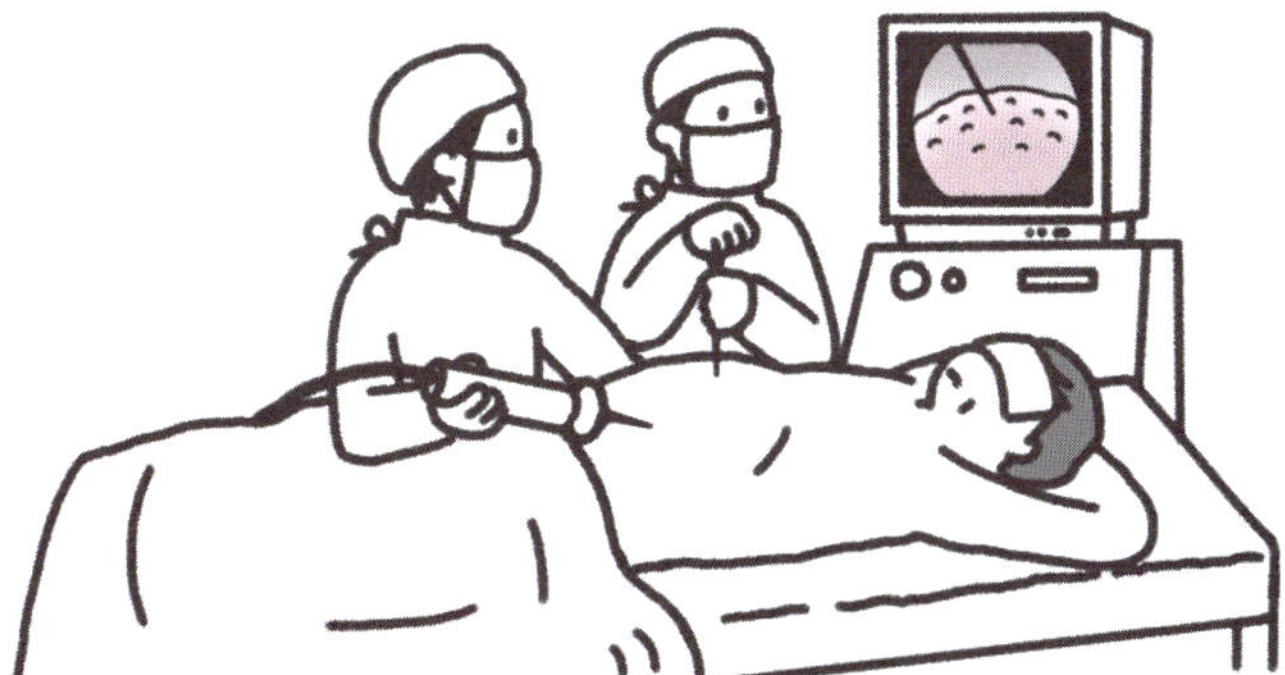

肝臓病の自己チェック

チェック項目

- 朝起き抜けの尿の色が、ウーロン茶のような色をしている ➡ ①
- 以前のようにお酒を飲みたいと思わない。
  飲んでもおいしくない ➡ ③⑤
- 食欲がない。脂っこいものを食べたくない ➡ ①②⑤⑥
- 食べ物のにおいで吐きけがする ➡ ①
- 38度以上の熱が続く ➡ ①④
- 痔になった ➡ ②⑤
- だるい。とくに夕方になると疲れる ➡ ②⑤
- 夜に目がさえて不眠がち ➡ ⑤

あてはまる項目の数字が、下の「考えられる肝臓の病気」の番号に対応しています

考えられる肝臓の病気

①急性肝炎

急性肝炎では、黄疸に先立って尿の色が濃くなることがあります。とくに朝一番の尿は色の変化がわかりやすく、ウーロン茶や紅茶のような色になることがあります。

初期症状として胃に異常がないにもかかわらず吐きけがしたり、食欲がなくなったりします。また、38度以上の発熱が続くこともあります。

②慢性肝炎

一日中だるさがあり、とくに夕方にひどくなったりします。また、なかなか疲れがとれないなども症状として現れます。

また、食欲が失せたり、脂っこいものを食べたくなくなることもあります。静脈の循環障害によって、痔になることもあります。

③アルコール性肝炎

これまでより少量で酔うようになったり、気分が悪くなるようになったら、アルコールによって肝臓の機能が低下している可能性があります。

④薬剤性肝炎

薬によるアレルギーで肝炎を起こしている場合、38度以上の発熱が続くことがあります。

⑤肝硬変

肝機能が低下し、疲れやすくなります。飲酒量が減ったり、お酒がおいしく感じられなくなったりすることがあります。食欲もなくなり、体重が減少することもあります。

また、肝硬変で肝臓での血液の流れが滞ると肛門周囲の静脈に循環障害が生じ、痔になることがあります。

肝硬変の合併症のひとつである肝性脳症では、初期症状として昼夜逆転が起きて夜に目がさえ、昼間に眠くなるなどします。

⑥肝臓がん

食欲がなくなり、とくに脂っこいものを好まなくなったりします。また体重が減少する場合は要注意です。

第3章

肝臓の病気

肝臓の病気というと飲酒が引き合いに出されがちですが、実際に最大の原因となってきたのは肝炎ウイルスです。幸い対策が功を奏してウイルス性肝炎は減少しています。かわって近年、脂肪肝による肝疾患の増加が心配されています。治療に先立って知っておきたい肝臓病の原因と病態を紹介します。

肝臓病の原因と経過

肝臓病は肝炎に始まり、治癒しない場合は肝がんにたどり着きます。近年、ウイルス性肝炎も肝疾患全体も大きく減少しているのに、肝がんはそれほど減っていません。それだけに、早期発見・早期治療がたいせつだといえます。

肝炎が長期間持続するとやがて肝硬変、肝がんに

47ページの図①に示したように、肝臓の病気はほとんどの場合、肝炎から始まります。原因には、肝炎ウイルス、飲酒、薬剤のほか、自己免疫疾患、代謝性障害などがありますが、最も多いのは肝炎ウイルスです。

肝炎には、激しい症状が起きるものの短期間で治ることの多い急性肝炎、6カ月以上、炎症が持続する慢性肝炎があります。

慢性肝炎は自覚症状が出にくいため、気づかないまま放置していることが少なくありません。しかし、20年、30年という長い時間をかけて肝臓の組織が破壊され続けるため、やがて肝硬変を引き起こしてしまいます。

肝硬変になっても肝機能を良好に保つことができればそのまま経過できますが、肝機能が低下してくると、ときには命にもかかわる合併症が生じます。

肝硬変から肝がんに進行することもあります。とくに肝炎ウイルスの感染がある場合は、がん発症の危険性が高くなります。慢性肝炎から肝硬変、肝がんに至るまで、自覚症状がないままじわじわと進行してしまうのが肝臓病なのです。

どの肝臓病も65歳以上の年齢層が半分以上を占めています。とりわけ、終着点となる肝がんは8割前後が65歳以上です。

Q 肝臓病は遺伝しますか?

A 遺伝する肝臓の病気として、遺伝性の代謝異常によって引き起こされる肝臓の病気（ウィルソン病、一部のヘモクロマトーシスなど）があります。

また、自己免疫性肝炎は遺伝しないとされますが、組織適合抗原が親から子へ受け継がれるので、患者の子どもの発症頻度は一般より高くなります。

しかし代表的な肝臓の病気であるウイルス性肝炎は感染症であり、多くの肝臓病は遺伝することはありません。

図① 肝臓病の始まりと進行

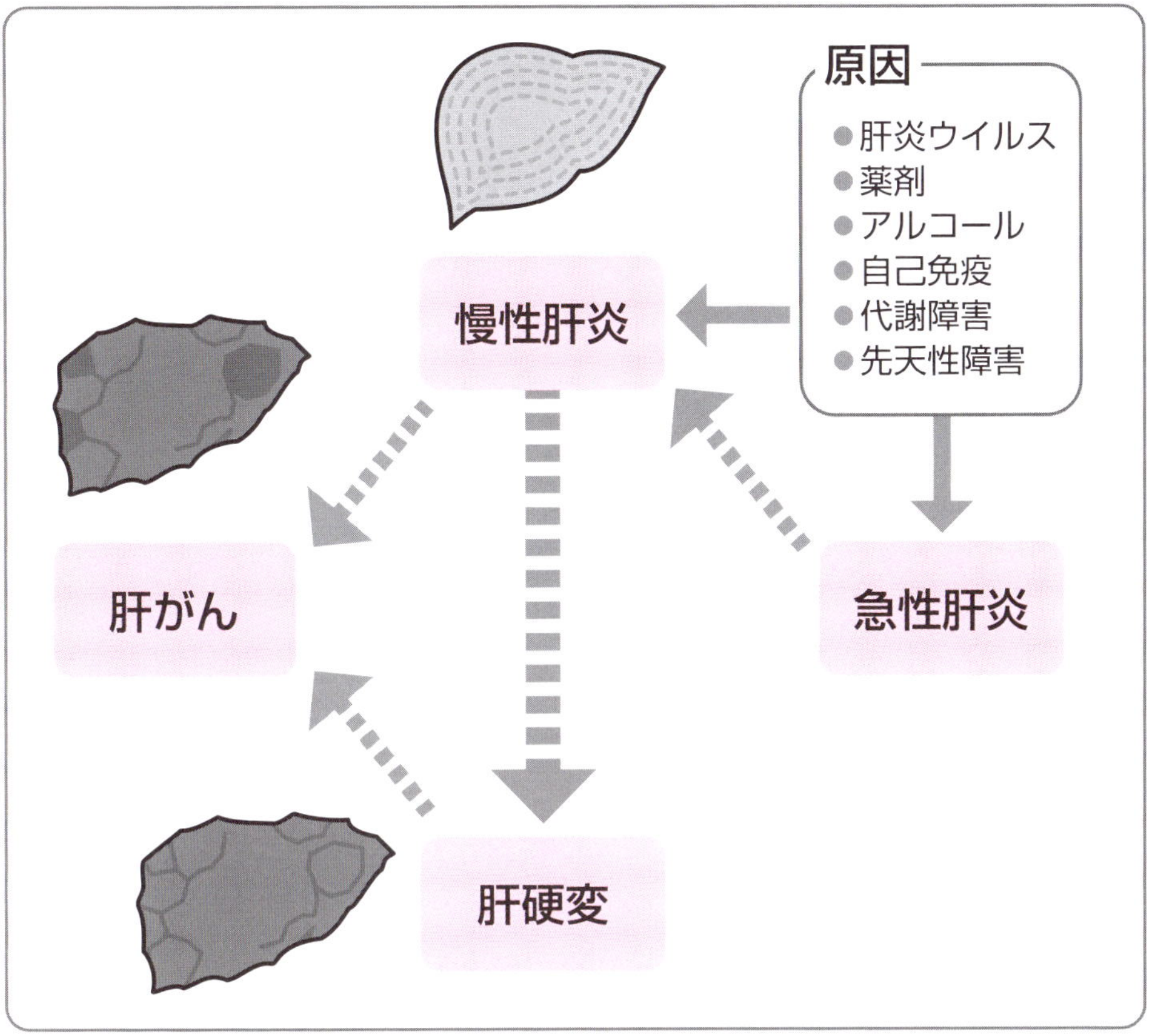

図② おもな肝臓病の総患者数※

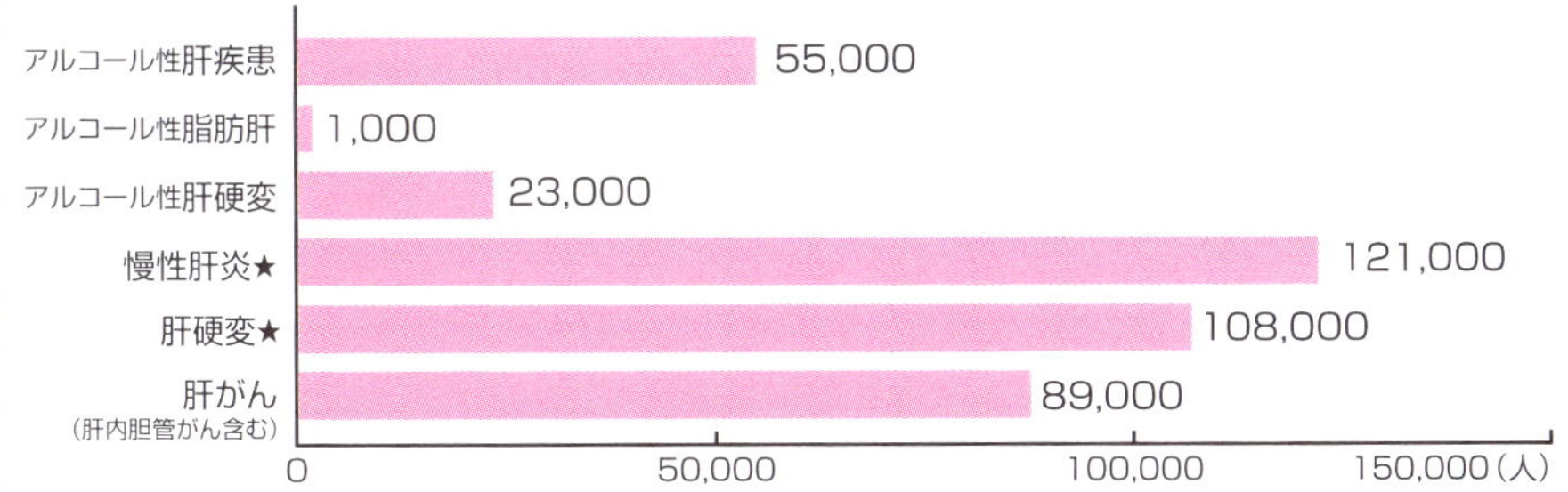

※総患者数とは、調査日現在において、継続的に医療を受けている者の数を下記の算式により推計したもの。総患者数＝入院患者数＋初診外来患者数＋（再来外来患者数×平均診療間隔×調査係数（6/7））
★アルコール性のものを除く

資料：厚生労働省「患者調査 2020（令和2）年」

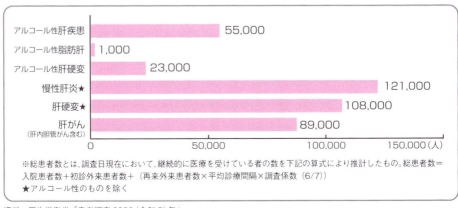

肝炎の原因と新たな火種

肝臓病の始まりとなる肝炎の原因に、近年、変化が起きています。これまで8割近くを占めていたウイルス性肝炎の患者数が減少する一方で、生活習慣病に起因する脂肪肝による肝炎がじわじわと増えてきているのです。

肝炎は、免疫反応によって肝細胞が壊されている状態

肝炎は、免疫反応によって肝細胞が壊されている状態です。

私たちの体には、有害物質が侵入するとリンパ球が集まって攻撃する仕組みが備わっています。これが免疫反応です。免疫反応が起きている場所には発熱や腫れ、痛みなどの炎症が起きます。その炎症が強かったり、弱くても長引くと、組織や細胞が破壊されていきます。これが肝臓の細胞に起きている状態が肝炎です。

ちなみに、肝機能が低下していても、炎症を伴わない場合は、肝炎と区別して肝障害と呼ばれます。

肝がんの3人に1人は脂肪肝から起こる肝炎が原因

肝炎の8割は肝炎ウイルスが原因ですが、ウイルス性肝炎は近年、大きく減少してきています。その他の原因のひとつはアルコール性肝障害です。

アルコールを過度に摂取した結果、中性脂肪が肝臓にたまる脂肪肝になり、その結果、肝炎を生じる場合があります。炎症が長引けばやがて肝硬変になり、肝がんに至ることもあります。

近年、過食による肥満、あるいは糖尿病や脂質異常症などの生活習慣病に伴う脂肪肝に、肝炎、肝硬変、肝がんへと進行するケースが増えています。これを〈非アルコール性脂肪肝（NAFL）〉と呼び、進行して〈非アルコール性脂肪肝炎（NASH）〉になると、比較的早期に肝がんに移行するということがわかってきました（78ページ参照）。

実は、日本人のアルコール性肝障害は、脂肪肝は少なく、肝線維症のほうが多く見られます。一方、過食や生活習慣病による脂肪肝、NAFLは、日本人に多く、近年、じわじわと増えてきているのです。

図④に示したように、肝がんの原因として、ウイルス肝炎以外が増えてきており、その大部分が脂肪肝だと見られています。かつて脂肪肝は10％以下だったのが、2015年には30％を超え、3人に1人に上っています。

図③　脂肪肝の原因と進行

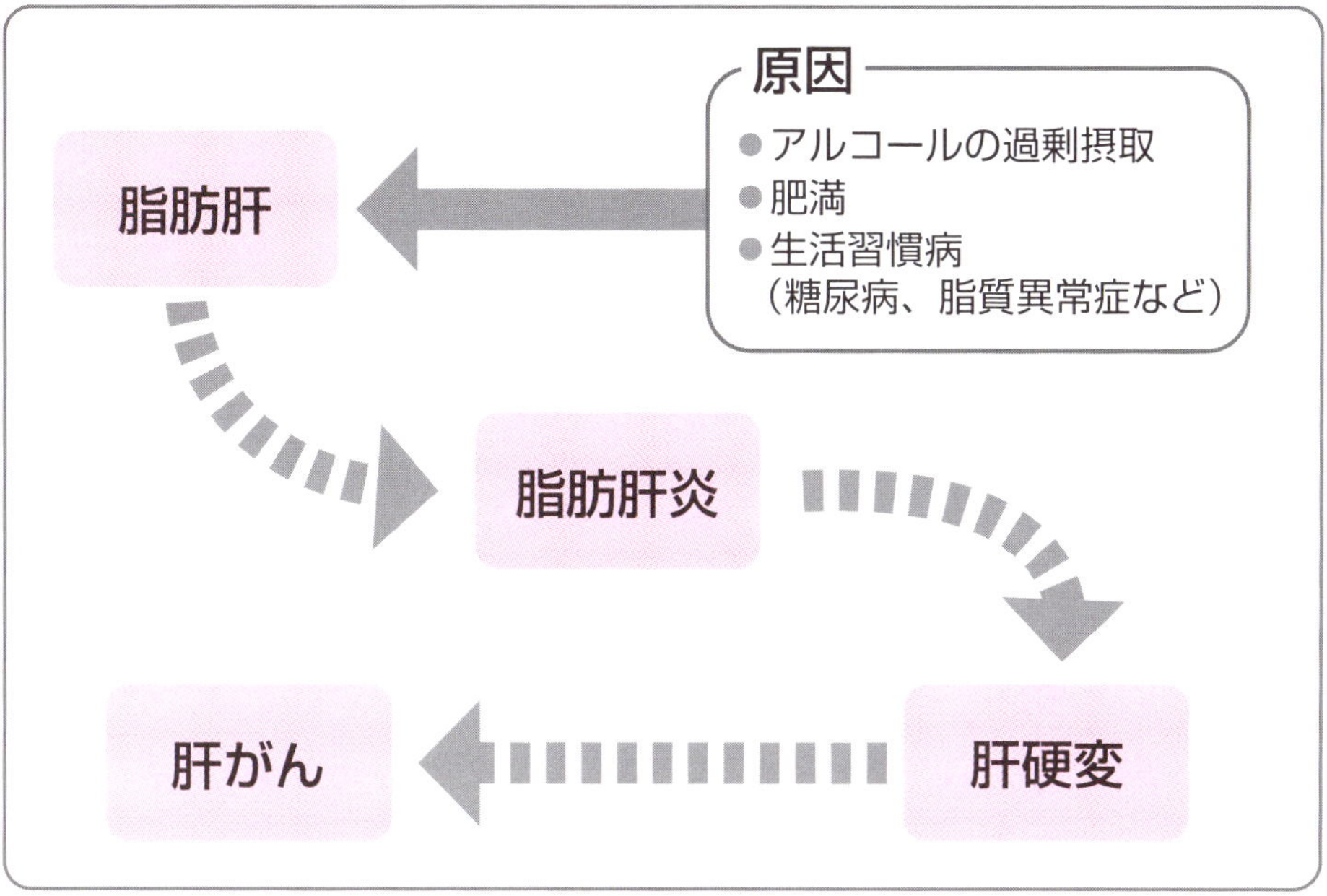

図④　肝がんの原因の年次推移

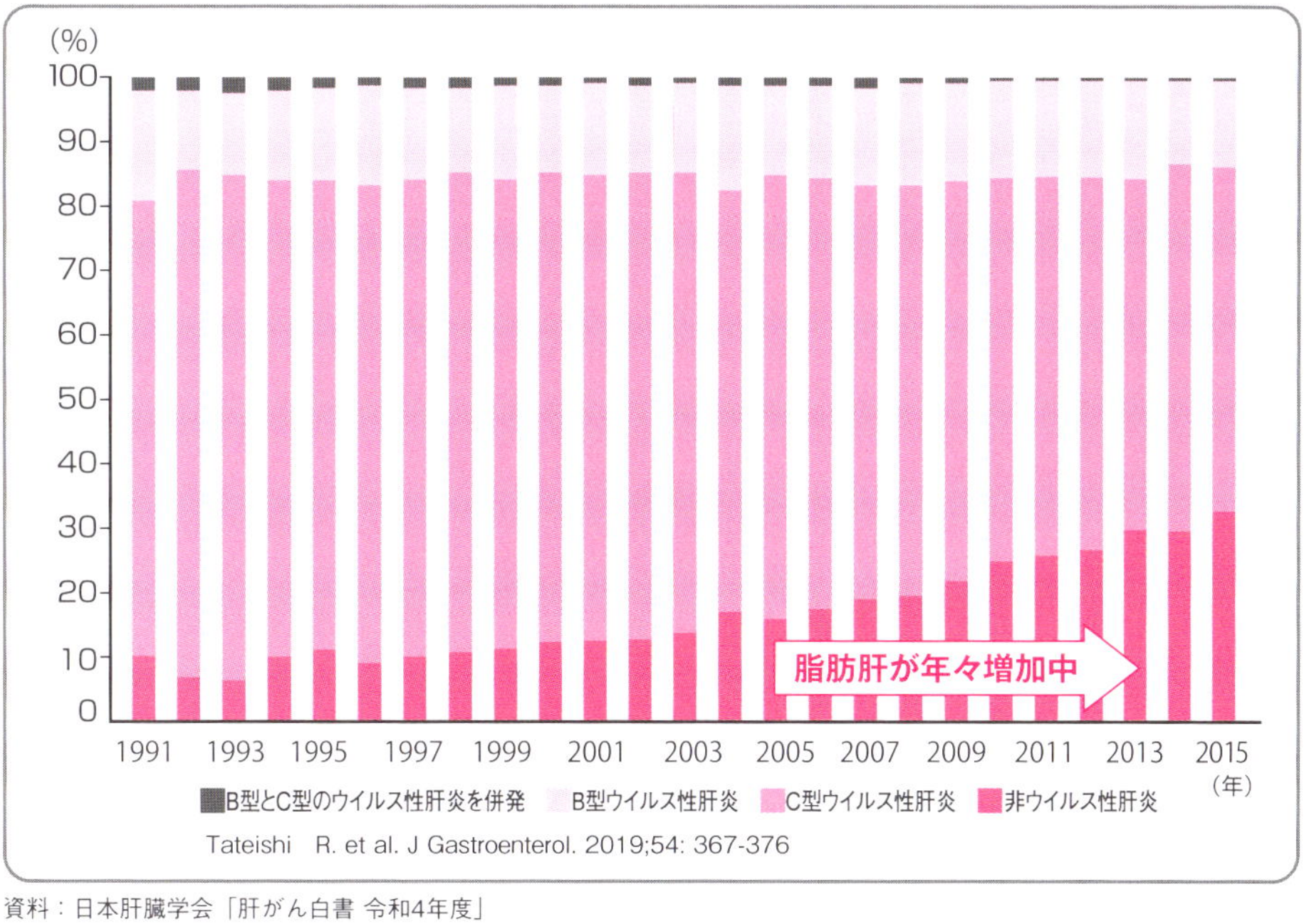

資料：日本肝臓学会「肝がん白書 令和4年度」

急性肝炎、劇症肝炎の原因と経過

急性肝炎は、おもに肝炎ウイルスによって起こる急性の肝障害を指します。大半は治療によって回復しますが、重症化して劇症肝炎を起こしたり、慢性肝炎に移行することもあります。

A、B、C、D、E型の肝炎ウイルスがおもな原因

急性肝炎を起こす肝炎ウイルスは、A型、B型、C型、D型、E型の5種類があります。ただ、D型は日本人には極めてまれです。

わが国の急性肝炎の原因は、1980年から2016年までの期間では、A型とB型の肝炎ウイルスがそれぞれ約30%、C型肝炎ウイルスが約10%、非A非B非C型ウイルスが約30%でした。

しかし、2010年から2016年の期間に限ると、51ページの図⑤に示したように、A型肝炎ウイルスは約10%に減っており、A型の流行が沈静化したと見られています。なお、非A非B非C型のひとつ、E型肝炎ウイルスによる急性肝炎は、2000年ごろから特定地域で集団発生しています。

それぞれの肝炎ウイルスについては54ページ以降でくわしく紹介しますが、B型、C型は血液や体液によって感染するのに対して、A型とE型は水や食べ物を介して経口感染します。A型やE型の流行が起こるのもそのためです。

急性肝炎の多くは自然治癒。ただし、慢性化することも

急性肝炎も、最初は発熱や頭痛など風邪に似た症状なので、気づかないことが少なくありません。肝障害が起きていることがわかる症状は、黄疸や褐色尿です。検査により、ALT（GPT）値、AST（GOT）値、ビリルビン値の上昇が認められれば、急性肝炎と診断されます。

多くの場合は、入院して安静を保ち、十分に栄養補給することで自然治癒します。横になって安静にすることで肝臓を流れる血液を増やし、食事が十分にとれない場合は輸液でカロリー補給を行います。

ただ、原因ウイルスによって、発症後の経過が異なります。

回復後、A型とB型の肝炎ウイルスは終生免疫ができるので、再感染することはありません。また、A型は一過性で終わり、慢性化しません。一方、B

図⑤　急性肝炎の原因（2010～2016年）

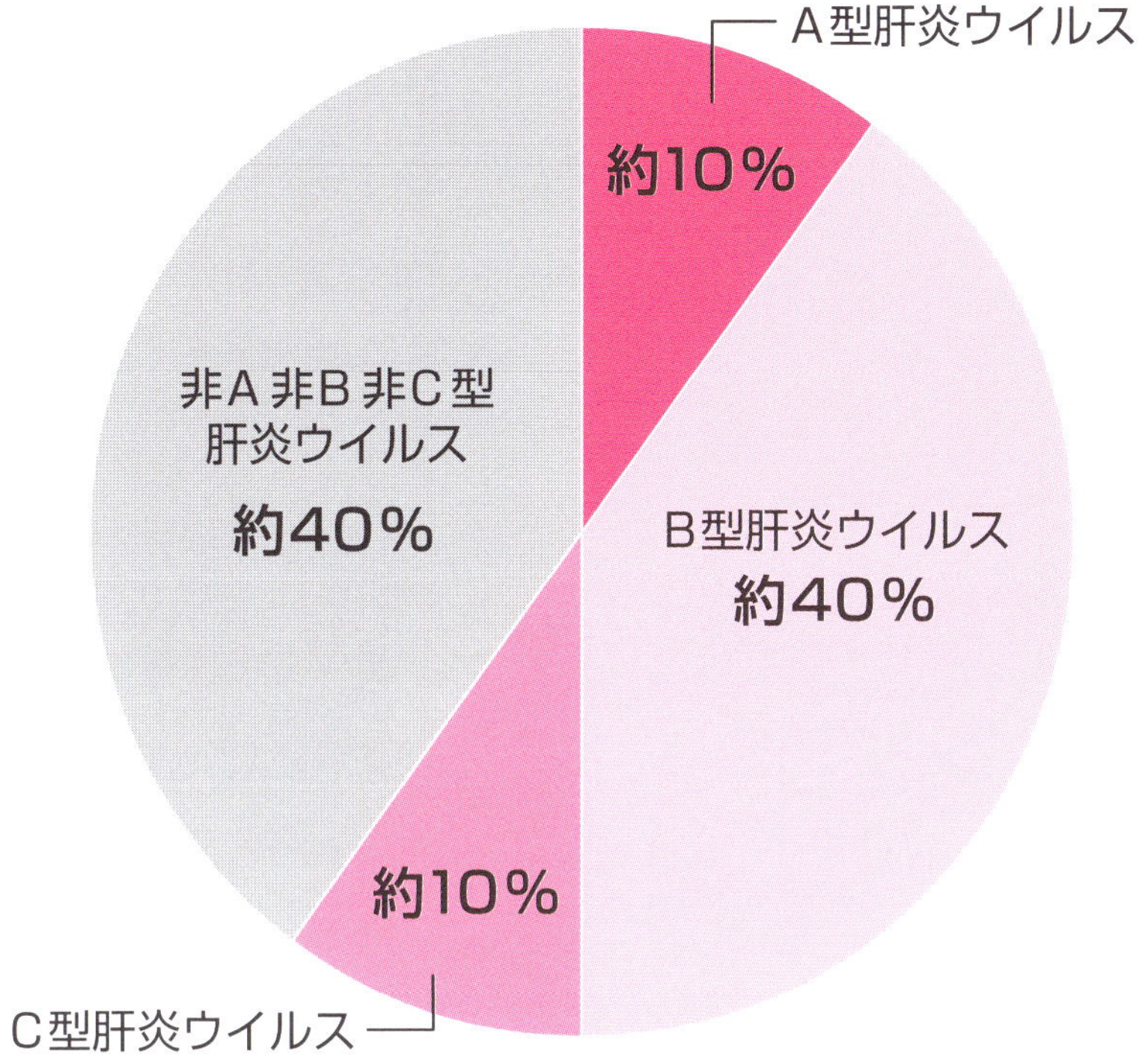

出典：国立国際医療研究センター　肝炎情報センター　「急性肝炎」

型は乳幼児期に感染すると高い確率で慢性化します。ただ、成人後の感染はほとんどの場合、一過性で終わります。

C型肝炎ウイルスは回復後、高率で慢性化して治療が必要となるうえ、再感染することもあります。

まれに重症化し、劇症肝炎に進行することも

急性肝炎もまれに重症化することがあります。肝機能が大きく低下すると、解毒機能が低下して各種の中毒物質が体内に貯留するため、〈肝性脳症〉と呼ばれる意識障害が生じます。

重症度は、この意識障害と、血液凝固機能を測るプロトロンビン時間、ヘパプラスチンテストで判定します。重症肝炎から劇症肝炎に進行すると死に至る危険性もあります。劇症化して死亡する確率は、A型とC型の肝炎ウイルスは0・5％以下、B型、非A非B非C非E型では1～2％です。

慢性肝炎の原因と経過

慢性肝炎は、肝臓の中で炎症が持続している状態です。肝硬変に進行させないための治療法は、原因によって異なります。早期発見して原因を特定し、的確な治療を受けることがたいせつです。

原因のほとんどはB型とC型の肝炎ウイルス

慢性肝炎とは、肝機能障害が6カ月以上続いている状態をいいます。

原因は53ページの図⑥に示したように、B型肝炎ウイルスとC型肝炎ウイルスで90%近くを占めます。C型肝炎ウイルスが圧倒的に多いのは、B型肝炎ウイルスは慢性化しにくく、C型肝炎ウイルスは慢性化しやすいためです。図中の「非B非C型」は原因不明を示します。他の肝炎ウイルス、A型、E型は急性肝炎を起こしても、慢性化することはありません。「その他」は、アルコール性肝障害、肥満、糖尿病などによる脂肪性肝炎（NASH）によるものです。

確定診断には血液検査、重症度診断には肝生検が必須

慢性肝炎の症状には全身倦怠感や食欲不振、疲労感などがあげられますが、まったく症状が出ないことが少なくありません。血液検査をし、肝障害の程度を示すAST、ALTの値が6カ月以上、上昇している場合に慢性肝炎と診断されます。原因を特定する肝炎ウイルスマーカー検査も欠かせません。ウイルスの種類や遺伝子型によって、治療法の選択が異なるからです。

慢性肝炎は、肝機能障害が重くて進行性の活動性慢性肝炎と、肝機能障害が軽度で進行がゆるやかな非活動性慢性肝炎に分けられます。血液検査による肝機能検査でもある程度わかりますが、確定診断を下すには肝生検が必要です。

肝生検は侵襲性が高いため、体の状況によっては受けられないこともあります（42ページ参照）。しかし、肝細胞を顕微鏡で観察するので、肝臓の状態が厳密にわかり、確実な診断から確実な治療につながります。

肝生検の結果を、肝臓の硬さを線維化の程度で5段階のステージに、肝細胞の壊死・炎症の強さを4段階のグレードに分類したのが53ページの表①です。グレードA0、A1が非活動性と判断されるので、治療はこのグレードに戻ることを目標に進めます。

図⑥　慢性肝炎の原因

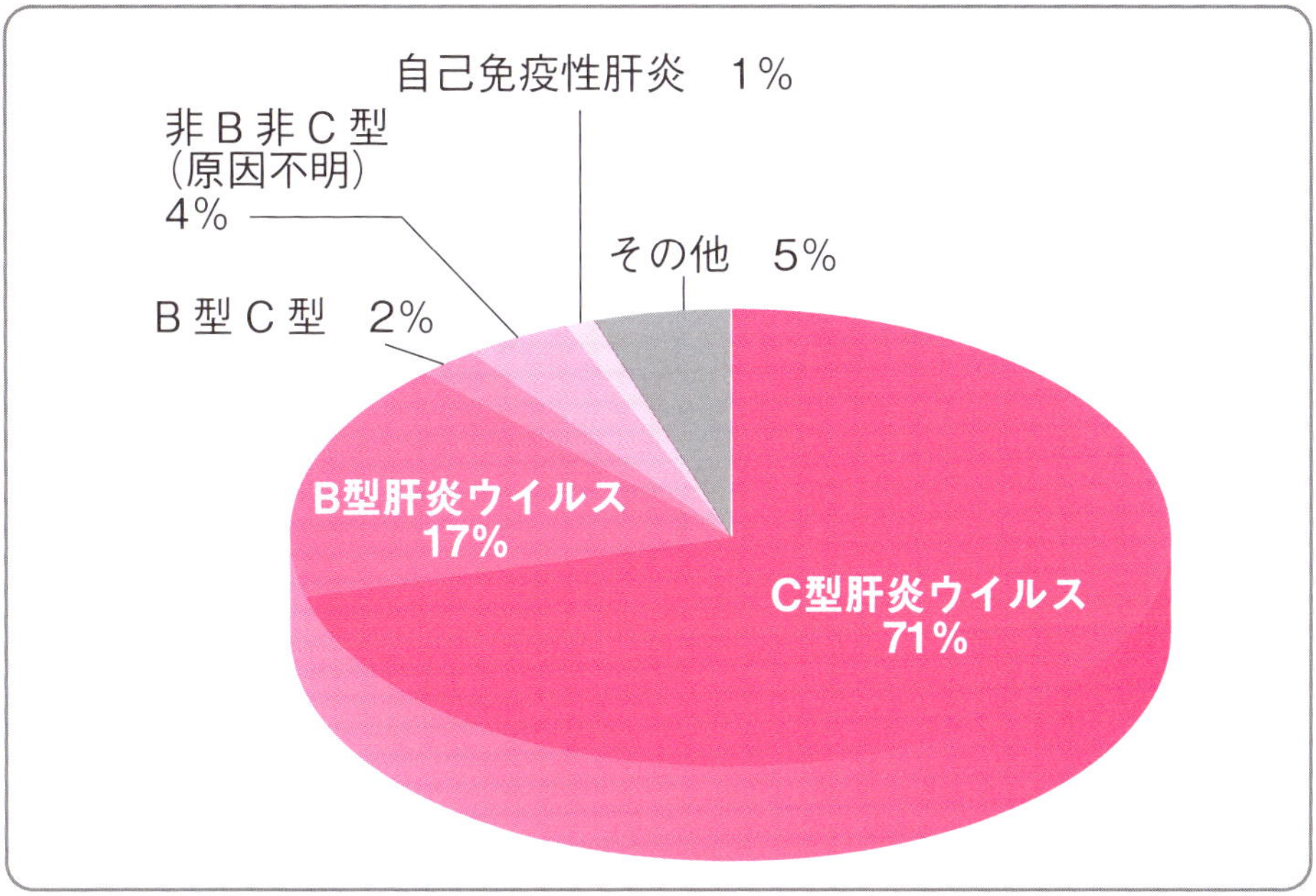

表①　慢性肝炎の重症度分類（C型・B型慢性肝炎：新犬山分類）

ステージ	線維化の程度
F0	線維化なし
F1	線維化は軽度（門脈周辺の線維化が拡大）
F2	線維化は中程度（線維化架橋形成：線維化した部分どうしが橋をかけたようにつながる）
F3	線維化が高度（肝小葉のひずみを伴う高度な線維化）
F4	肝硬変

	グレード	肝細胞の所見
従来の非活動性	A0	肝細胞の壊死・炎症なし
	A1	軽度の壊死・炎症
従来の活動性	A2	中程度の壊死・炎症
	A3	高度の壊死・炎症

肝炎ウイルスの種類と特徴

肝炎ウイルスのうち、慢性肝炎から肝硬変、肝がんへと進行する危険性が高いのはB型とC型です。C型ウイルス肝炎の患者さんは近年、減少していますが、B型は横ばい状態です。

A型、E型は治癒しやすく、B型とC型は慢性化しやすい

肝細胞にウイルスが感染すると、私たちの体ではウイルスを排除しようとする免疫反応が起きます。リンパ球がウイルスに感染した肝細胞ごと攻撃するときに起こる炎症が〈ウイルス性肝炎〉です。

わが国で感染が起きているウイルスは、A型、B型、C型、E型です。それぞれの特徴を55ページの表②にまとめましたが、その特徴は、A型とE型、B型とC型とで、大きく異なります。

A型とE型のウイルスは食べ物や飲料などで感染し、急性肝炎を起こしても治癒しやすい。一方、B型とC型のウイルスは、血液や体液を通じて感染し、慢性肝炎に移行してさらに肝がんにまで進行する危険性があります。

こうした違いが起きる一因は、55ページの図⑦に示したウイルスの構造の違いです。A型とE型はたんぱく質の皮がないために、熱に弱いという弱点もあり、比較的容易に予防できます。

B型とC型はたんぱく質の皮でおおわれているため、抗体ができにくく、ヒトの免疫だけでは治癒できず、炎症が長引きやすいわけです。

C型は大きく減少したが、B型は横ばい状態

C型肝炎は、1992年以前の輸血や医療行為によって大量の感染者が生まれ、今もウイルス性肝炎患者の大半を占めています。ただ、その後の対策で新たな感染者が激減し、近年の治療法の発達からウイルスの排除も可能になり、55ページの図⑧に示したように患者数も減少しています。

B型肝炎は、もともとC型にくらべれば患者数が少なく、母子感染は予防ワクチンで激減しています。思春期以降に感染しても大半は自然治癒しますが、最近、慢性化しやすいタイプのB型肝炎ウイルスによる感染者が増えてきて心配されています。

B型、C型とも気づかないまま感染していることが少なくありません。もしかしたら、と思ったら必ず検査を受けることがたいせつです。

表② 肝炎を起こすウイルスの種類

肝炎ウイルスの種類	感染経路	起こりうる肝臓の病気	遺伝子
A 型	経口感染（食べ物や飲料水など）	急性肝炎	RNA
E 型			RNA
B 型	血液や体液	急性・慢性肝炎、肝硬変、肝がん	DNA
C 型			RNA

図⑦ 肝炎ウイルスの構造

肝炎ウイルスの構造は、りんごに似ています。芯《しん》の部分にはウイルスの増殖に必要な遺伝子のＤＮＡまたはＲＮＡがあり、それをたんぱく質の果肉（抗原）がくるんでいます。

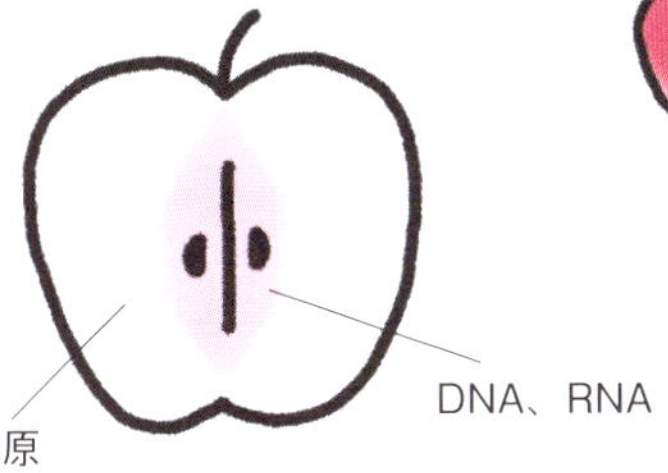

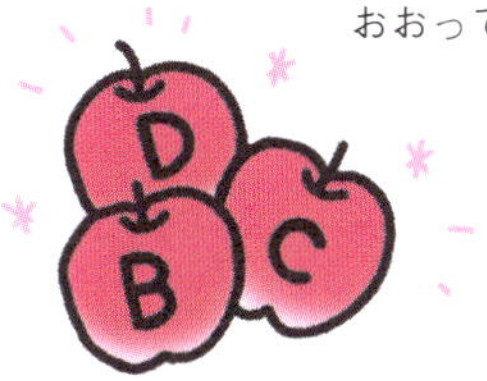

B型、C型、D型では果肉をさらにたんぱく質の皮がおおっています。

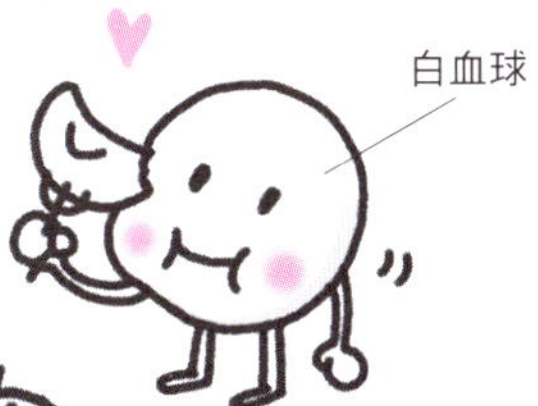

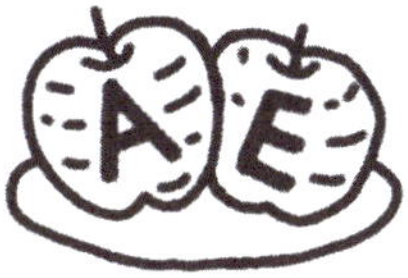

A型とE型は皮がなく、白血球がフォーク（抗体）を刺して食べやすいので、よく治ります。

図⑧ ウイルス性肝炎の総患者数の年次推移

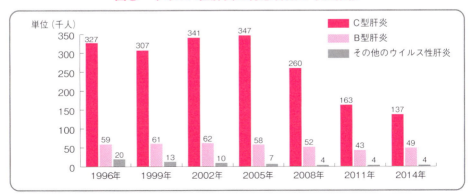

資料：厚生労働省「患者調査」より作成

A型肝炎の特徴と経過

ウイルスに汚染された飲食物や排泄物から経口感染する肝炎です。ほとんどの場合急性肝炎を起こしたあとに自然治癒しますが、中年以降の人ではまれに重症化して劇症肝炎を起こすこともあり、注意が必要です。

急性肝炎から大半は治るが、50歳以上では重症化することも

A型肝炎は、57ページの図⑨に示したように、ウイルスに汚染された水や食べ物が口に入ることで感染します。感染者の便にもウイルスが含まれているので、用便後、消毒しなかった手などを通じて、家庭内や施設内など2次感染が広がることもあります。

感染すると2~7週間の潜伏期を経て、急性肝炎の症状が生じます。発熱、倦怠感などの風邪に似た症状に続いて、食欲不振、吐きけ、嘔吐などが生じ、黄疸が現れると肝障害が起きているサインです。

血液検査で肝障害の状態を確認するとともにウイルスマーカーを調べ、IgM-HA抗体が陽性なら、診断が確定します。

急性肝炎の症状は多くの場合、1~2カ月ほどでおさまり、ウイルスは免疫の力で排除され、慢性肝炎に移行することはありません。とくに小児の場合は症状も比較的軽くすみます。

ただ、50歳以上で感染した場合は、しばしば重症となり、まれに劇症肝炎を起こし、腎不全を合併することがあります。症状が次第に重くなってくるようなときは、できるだけ早く肝臓病の専門病院を受診しましょう。

なお、一度、A型肝炎に感染すると、一生、免疫が成立し、二度と感染する心配はありません。

A型肝炎の感染予防策

A型肝炎ウイルスは、東南アジア、アフリカ、中南米など、熱帯・亜熱帯地域が流行地とされています。幸い、このウイルスは熱に弱いので、これらの地域では、生水、なま物を避け、加熱された食べ物をとるようにしましょう。

A型肝炎にはワクチンも開発されています。仕事や旅行で流行地域で長期間過ごす予定がある場合は、ワクチンを接種して、免疫抗体を作っておきましょう。

ワクチン接種は16歳以上が対象で、3回接種するため、最低でも半年かかります。また、健康保険は適用されないので注意してください。

図⑨　A型肝炎　感染から発症、治癒までの経過

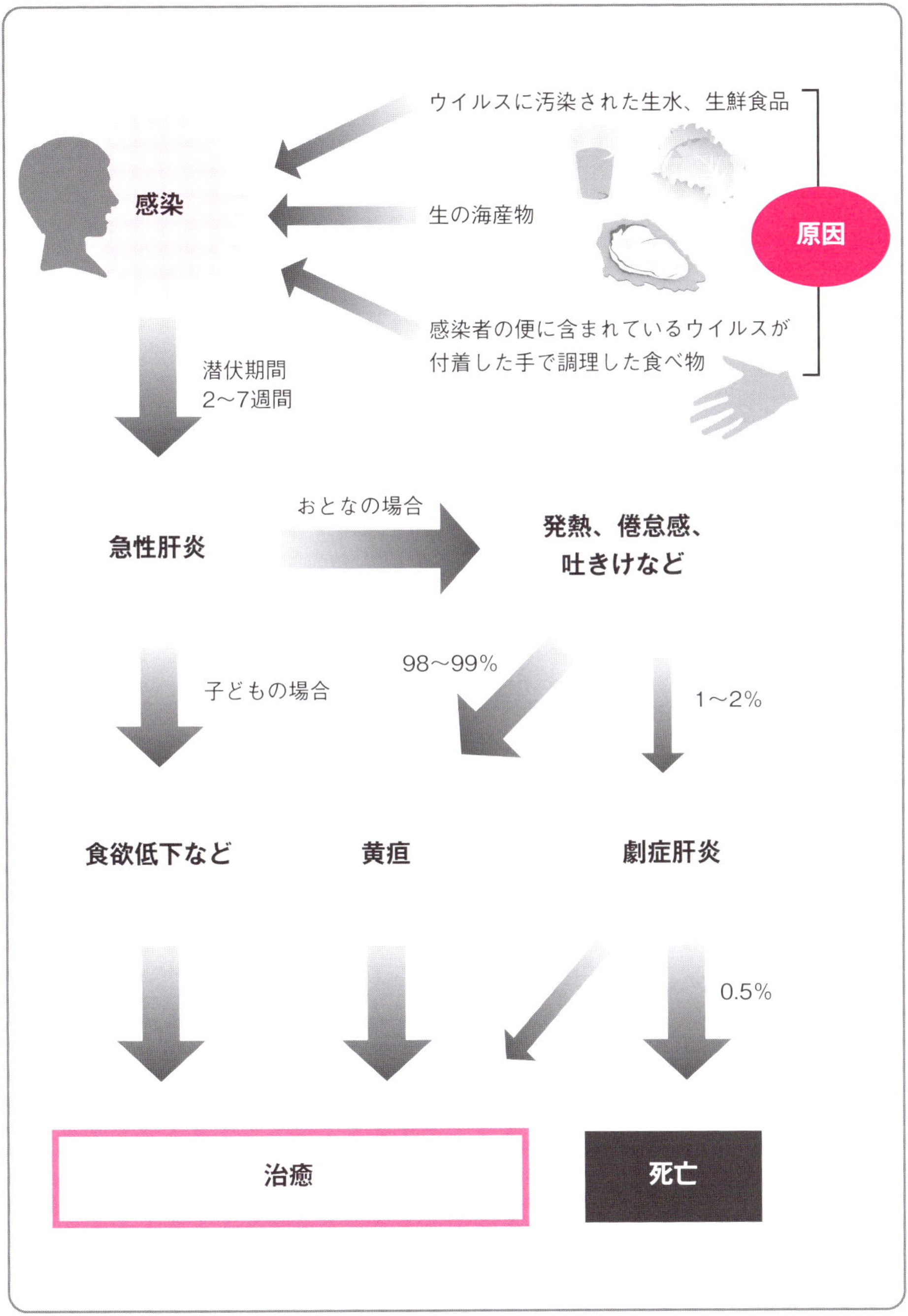

B型肝炎の特徴と経過

B型肝炎ウイルスは感染力が強く、消失しにくいのが特徴です。感染時期やウイルスの遺伝子型の違いによって進行の仕方が異なります。自分はどのタイプかを正しく把握しておきましょう。

母子感染も水平感染も発症は思春期以降

B型肝炎ウイルスは、血液や体液を介して感染します。感染経路には表③に示したように、2通りあります。

1つは〈垂直感染〉と呼ばれ、母親の子宮内、あるいは出産時の産道内で感染する母子感染です。感染しても赤ちゃんは免疫が未発達のため、無症候性キャリア（感染しても症状が出ない状態）ですが、成長とともに免疫が発達してウイルスを認識できるようになると攻撃が始まり、思春期から30歳代くらいに肝炎を発症します。

なお、1986年以降、母子感染の防止策が実施されており、その後に生まれた人に感染者はほとんどいません。

もう1つの経路は、B型肝炎ウイルスを含む血液や体液と接触して感染するもので、〈水平感染〉と呼ばれます。

水平感染の1つは、乳幼児期に口移しやキスなどで感染するケースです。この場合も垂直感染と同じく、思春期までは無症候性キャリアで推移します。

水平感染の多くは、思春期以降の性交渉、歯ブラシやカミソリの共用などによるものです。この場合は、1～6カ月の潜伏期間を経て急性肝炎を発症します。ほとんどが自然治癒し、免疫の力でウイルスを排除できます。ただ、ごくわずかの人は劇症肝炎に進行します。また、急性肝炎が治らないまま慢性肝炎に移行することもあります。

表③　B型肝炎ウイルスの感染経路

垂直感染	水平感染
妊娠中、および出生時の母子感染	**乳幼児期の水平感染** 食べ物の口移し、キスなど
	思春期以降の水平感染 性交渉、 歯ブラシやカミソリなどの共用、 不衛生な状態でのピアスの穴あけ、 注射、入れ墨

ウイルスの遺伝子型によって病気の経過が異なる

血液検査でウイルスマーカーを調べ、HBs抗原が陽性であれば、B型肝炎ウイルスに感染しているわけですが、いま現在、ウイルスがどんな状態なのかを知るには、HBs抗体、HBe抗原やHBe抗体（31ページ参照）も調べる必要があります。

さらに、ウイルスの遺伝子型（ゲノタイプ）を調べることで、症状の現れ方をある程度予測することができます。

B型肝炎ウイルスにはゲノタイプが8種類あり、そのうち日本ではA、B、Cの3つのタイプが確認されています。

表④に示したように、タイプA、B、Cはそれぞれ感染症例が多く見られる地域が異なり、感染後の症状の現れ方や進行の仕方も異なります。

図⑩に示したように、3つのゲノタイプのうち最も多いのはタイプCです。このタイプは、比較的早い時期から肝硬変や肝がんに進行するリスクが高く、治療もむずかしいとされています。

次に多いタイプBは、無症候性キャリアで終始することが多く、肝がんになる危険性もあまりありません。

最も少ないのはタイプAですが、近年、増加傾向にあります。このタイプは急性肝炎後、慢性化しやすいのが特徴です。そのために、他者に感染させることも多く、これまで海外で感染する例が多かったものの、最近は国内での感染者が増加しています。

図⑩　B型肝炎ウイルスの日本でのゲノタイプ別割合

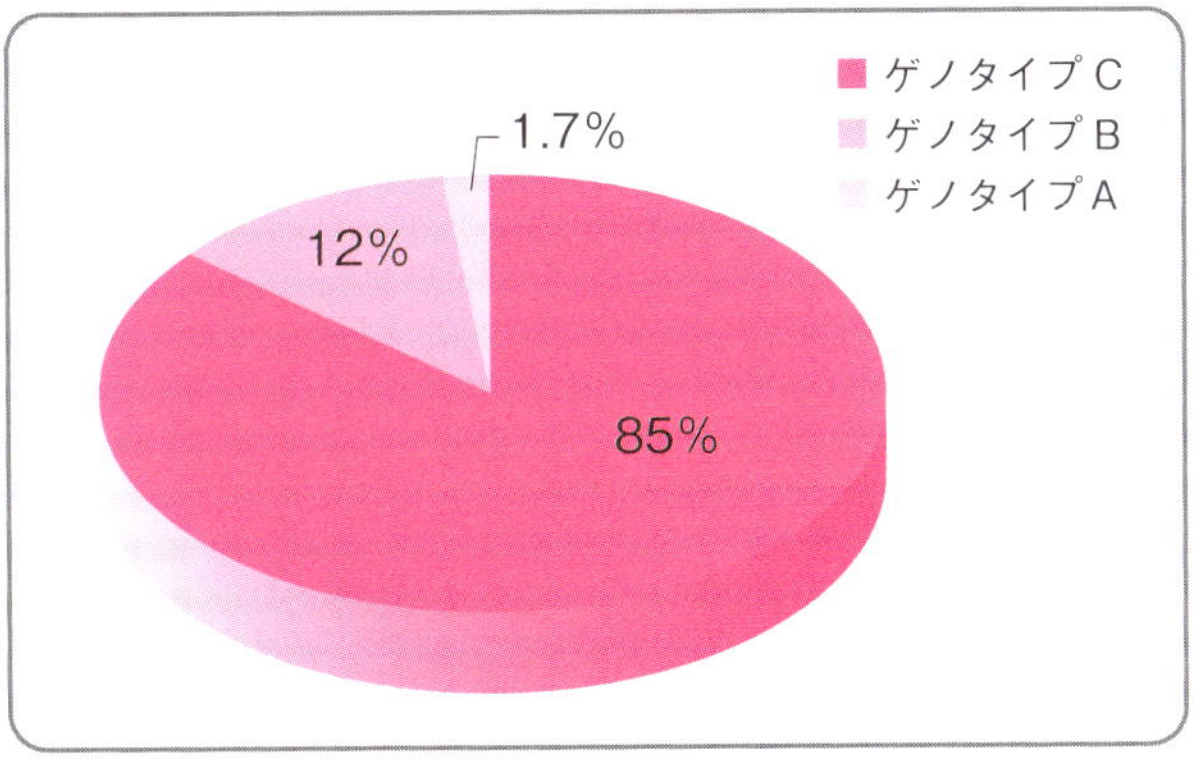

表④　B型肝炎ウイルスのゲノタイプの特徴

ゲノタイプ	地域特異性	日本における臨床的特徴
A	欧米型（A2／Ae）アジア型・アフリカ型（A1／Aa）	若年層での水平感染が増加。急性肝炎後、慢性化しやすい。
B	アジア型（Ba）日本型（B1／Bj）	日本型Bjはほとんどが無症候性キャリアとして終始し、肝がんの発症頻度は非常に低い。ただし、変異株に感染すると劇症肝炎の要因となる。
C	東南アジア型（Cs）東アジア型（Ce）	肝細胞がんの発症リスクが高く、従来のインターフェロン療法（108ページ参照）に抵抗性を持つ。

出典：日本肝臓学会「B型肝炎治療ガイドライン第3版・簡易版」2017年8月

B型肝炎は、いったん鎮静化した後、再燃することもある

Ｂ型肝炎ウイルスに感染した後の、症状の経過を図⑪にまとめました。母子感染などで乳幼児期に感染した場合と、思春期以降に感染した場合では経過が多少異なりますが、Ｂ型肝炎の特徴は、一度、鎮静化しても再燃する可能性があることです。

乳幼児期に感染すると思春期以降に肝炎が起こりますが、免疫反応の結果、〈セロコンバージョン〉と呼ばれる現象が起きます。ウイルスが免疫の攻撃を受けて遺伝子変異し、増殖しないおとなしいウイルスになる現象です。検査値ではＨＢｅ抗原が陰性になり、ＨＢｅ抗体が出現します。

セロコンバージョンが起きると80〜90%は肝炎がおさまってウイルスも減り、非活動性キャリアに至ります。ところが10〜20%は、セロコンバージョンでＨＢｅ抗原が陰性になっても、ウイルスが再増殖して肝炎が再燃し、Ｂ型慢性肝炎を起こします。

消えたはずのウイルスが再活性化することもある

非活動性キャリアからさらに、ＨＢｓ抗原が陰性になれば、完治と診断されます。それでもごく微量のウイルスが肝臓の中に残っていることが、わかってきています。

そのため、白血病や悪性リンパ腫の治療で強い抗がん剤治療を受けたり、リウマチの治療で生物製剤を使ったりして、免疫を強く抑制された場合に、Ｂ型肝炎ウイルスが再活性化することがあります。こうしたケースでは対処が遅れると、重症の肝障害や劇症肝炎を起こすことがあります。

免疫力を抑制する治療を受けるときは、Ｂ型肝炎再燃のリスクを検査で確認しながら（１１２ページ参照）進めることがたいせつです。

HBe抗原陽性。ウイルス量も多い（HBV-DNA高値）が、免疫が働かないので、肝炎を発症しない（ALT正常）

ウイルスが遺伝子変異を起こし、HBe抗原が消失し、HBe抗体が出現。ウイルスの増殖が抑制され、肝炎が沈静化する

鎮静化が継続してウイルスが減り（HBV-DNA低値）、HBe抗原陰性、ALT正常

HBｓ抗原陰性。
HBｓ抗体陽性

図⑪ B型肝炎ウイルス感染後の経過

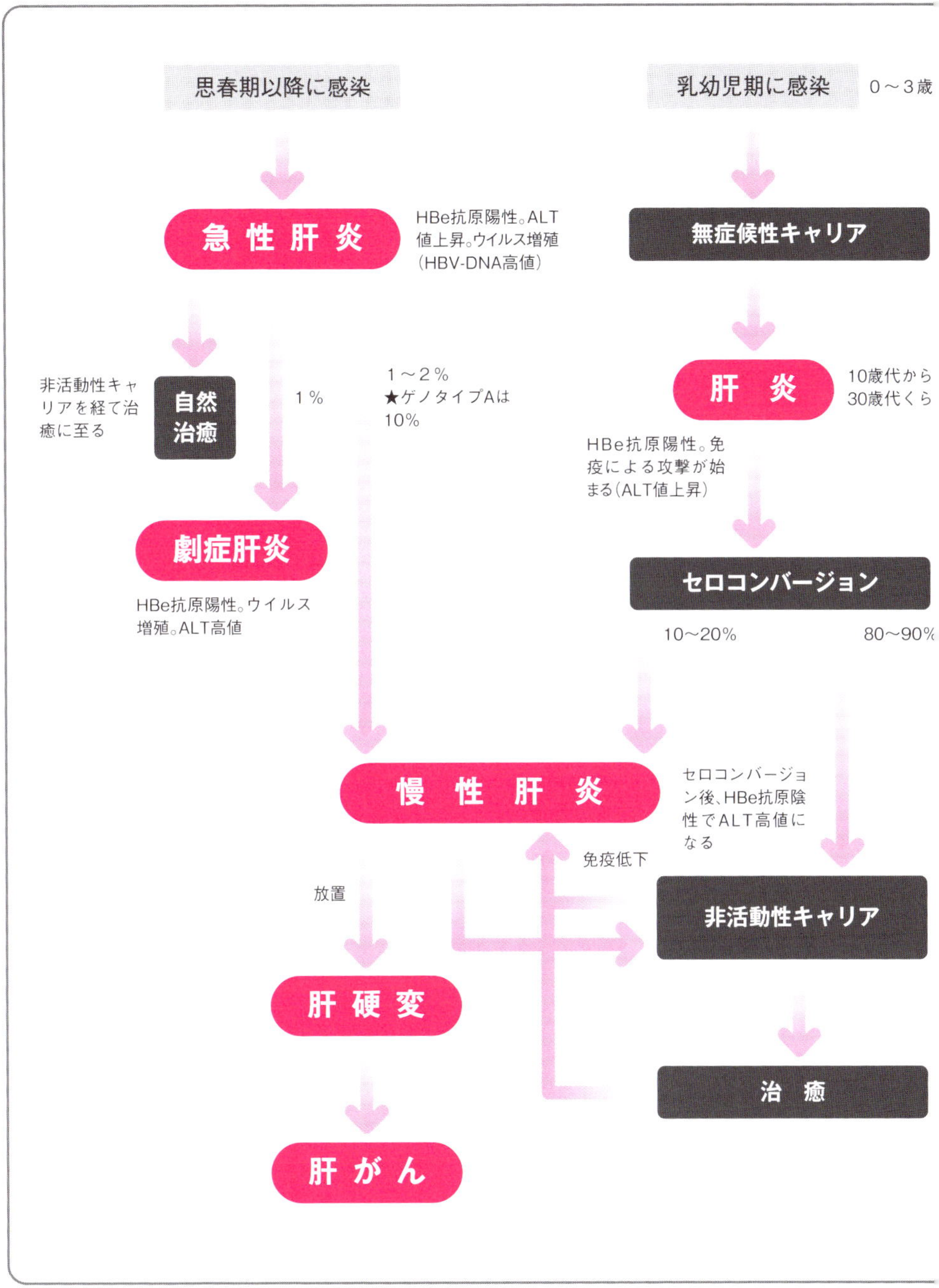

資料：日本肝臓学会「B型肝炎治療ガイドライン第3版・簡易版」2017年8月

B型肝炎ウイルスの感染予防

B型肝炎ウイルスは、肝炎ウイルスのなかでは最も感染力が強いので、日常生活に注意が必要です。患者さんの家族は予防ワクチンを接種しましょう。

無症候性キャリアは要注意。非活動性キャリアになれば安心

B型肝炎ウイルスは血液や体液を通じて感染します。肝炎の症状があるときはもちろん、症状がなく肝機能が正常でも、HBe抗原陽性の無症候性キャリアであれば感染力があります。

肝炎がおさまって、HBe抗原が陰性に転じた非活動性キャリアでは、HBs抗原が陽性であっても感染力は弱く、ごくまれにしか感染しません。さらにHBs抗体が陽性になれば、感染の心配はありません。

感染が広がらないよう日常生活に注意しますが、患者さんの家族は予防ワクチンを接種しておきましょう。

B型肝炎患者、B型肝炎ウイルスキャリアが注意すること

- せき、くしゃみが出るときはマスクをつけ、使用後のマスクはビニール袋に包んで捨てる。
- トイレのあとは手を消毒する。
- 歯ブラシ、カミソリ、ピアッサーなどを他人と共用しない。
- 性交渉はコンドームを使う。
- 乳幼児に口移しで食べさせない。
- 血液、体液、唾液、鼻水が他人にふれないよう注意する。汚したら紙でふき取り、ビニール袋に包んで捨てる。
- 血液や体液、尿のついた衣類は洗い流してから煮沸消毒する。

予防ワクチン接種を受けたい人

- B型肝炎ウイルスキャリアと同居している家族
- 人工透析患者
- 医療従事者
- 消防士
- 長期施設入居者
- 警察官
- 救急救命士

予防接種は全額自己負担だが、母子感染予防、また、0歳児は原則無料。

B型肝炎予防ワクチンの接種スケジュール

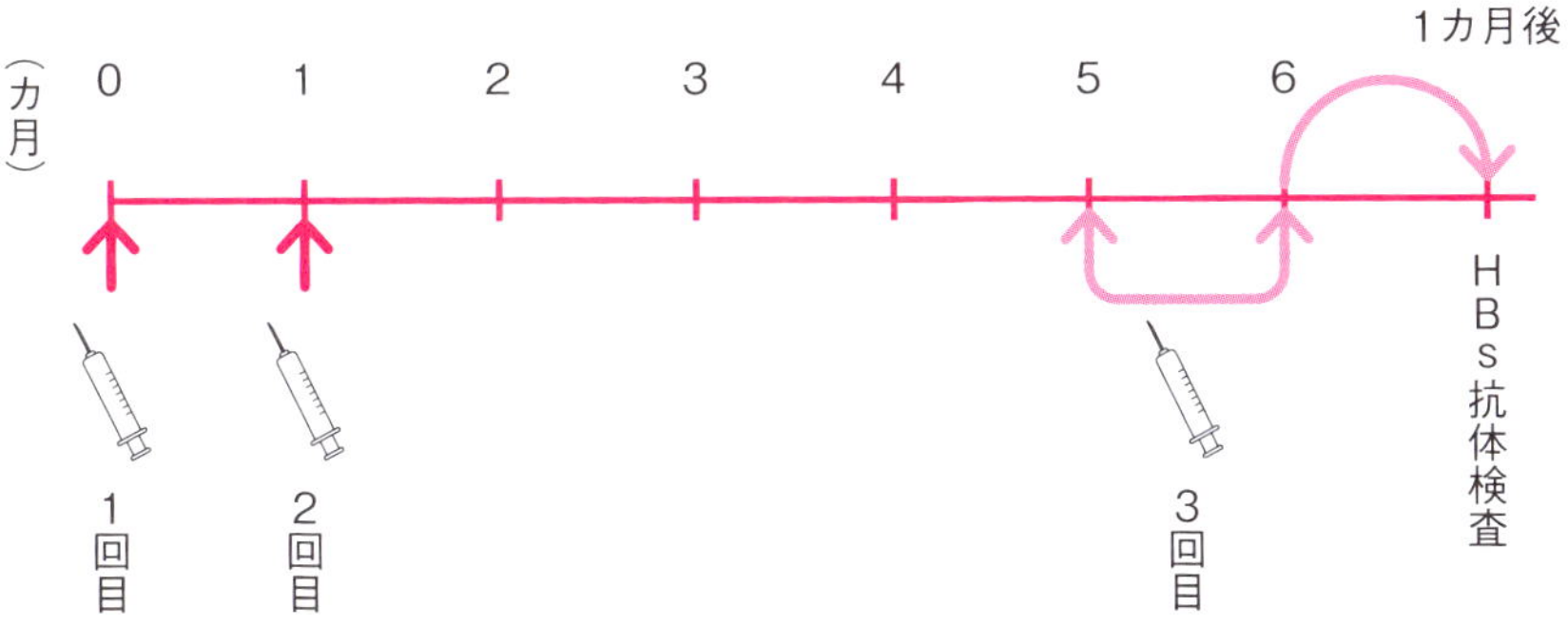

3回目接種の1～2カ月後に検査を受けてHBs抗体が陽性になれば、感染防御能獲得。獲得率は約90%。19歳以下は高率だが、60歳以上では80%台に低下する。効果は15年以上持続するとされるが、短期間で抗体がなくなる人もいるので、乳幼児期に受けた女性は、15歳前後に追加接種すると安心。

母子感染予防ワクチン接種のスケジュール

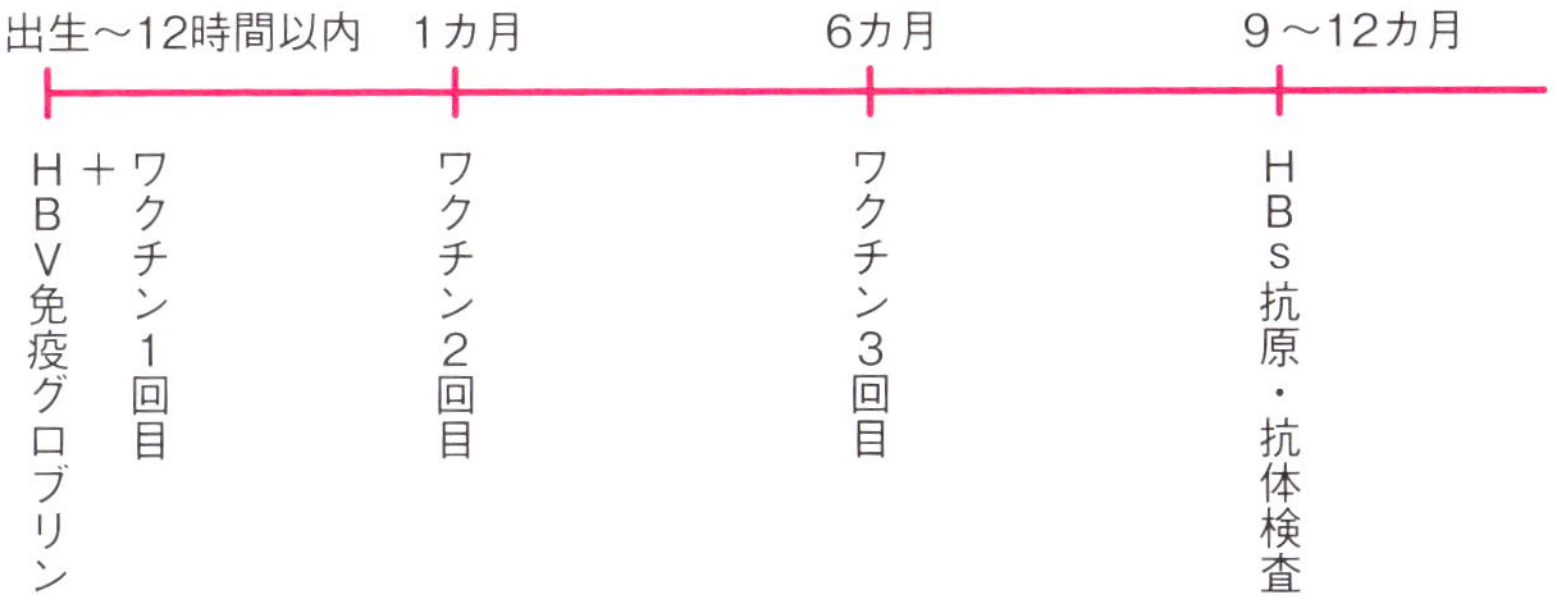

⇒HBs抗原陰性、HBs抗体陽性になれば、感染防御能獲得。
➡HBs抗原陽性、HBs抗体陰性の場合は、無症候性キャリアになる可能性があるので経過観察とする。

資料：国立国際医療研究センター　肝炎情報センター　「肝炎の予防に関する情報」

C型肝炎の特徴と経過

C型肝炎ウイルスによる肝炎は、症状のないまま長い時間をかけて慢性化し、高い確率で肝硬変になり、肝がんを引き起こす最大の原因となります。現在は飲み薬で根治が望めるようになりましたが、早く気づいて早く治療を開始することが第一であることは変わりません。

入れ墨、ピアスの穴あけなどで若年層に新規の感染者が増加中

C型肝炎ウイルスは血液や体液によって感染します。

かつてC型肝炎ウイルスによる大量の感染者を出した輸血や血液製剤はその後、厳しく管理されるようになり、C型肝炎ウイルスの感染数も大きく減少してきました。

ただ、最近は若年層に新たな感染者が見られています。65ページの図⑫は、C型肝炎ウイルスによる急性肝炎の報告数をまとめたものですが、男性の感染数のピークが30～40歳代にもあることが見てとれます。

壮年男性の感染が増えている原因として注目されているのは、性的接触と刺青、ピアスの穴あけ、カミソリなど、医療行為以外の針や刃物の使用、違法薬物の注射などです。これらによる感染者は10歳代後半から見られます。

過半数は原因不明！誰もが必ず一度は検査を

C型肝炎ウイルスは、B型肝炎ウイルスより感染力が弱いため、性行為や母子感染で感染する確率は低いとされています。しかし、65ページ図⑬に示したように、性的接触は近年、大幅に増加し、「その他」を除くと最多となりました。次に多い針などによる感染は、刺青やピアスなどによるものです。いずれも予防可能な原因だといえます。

問題なのは、２００６年以来、２０２０年まで、常に「その他」が最多を占めていることです。その多くが感染原因・経路不明と見られます。感染原因・経路として医療行為に関係するものもあります。他の病気の検査や治療によって感染する可能性もないとはいえないのです。万が一を考えれば、全員が一度はC型肝炎ウイルス検査を受けておく必要があります。

C型肝炎ウイルス検査ではHCV抗体とHCV－RNAを調べます。HCV抗体が陰性でも、感染後間もないために抗体ができていない場合があります。HCV抗体が陽性でも、すでにウイルスが自然排除された可能性があります。

図⑫ C型急性肝炎の年齢層別感染者数（2006~2020年）

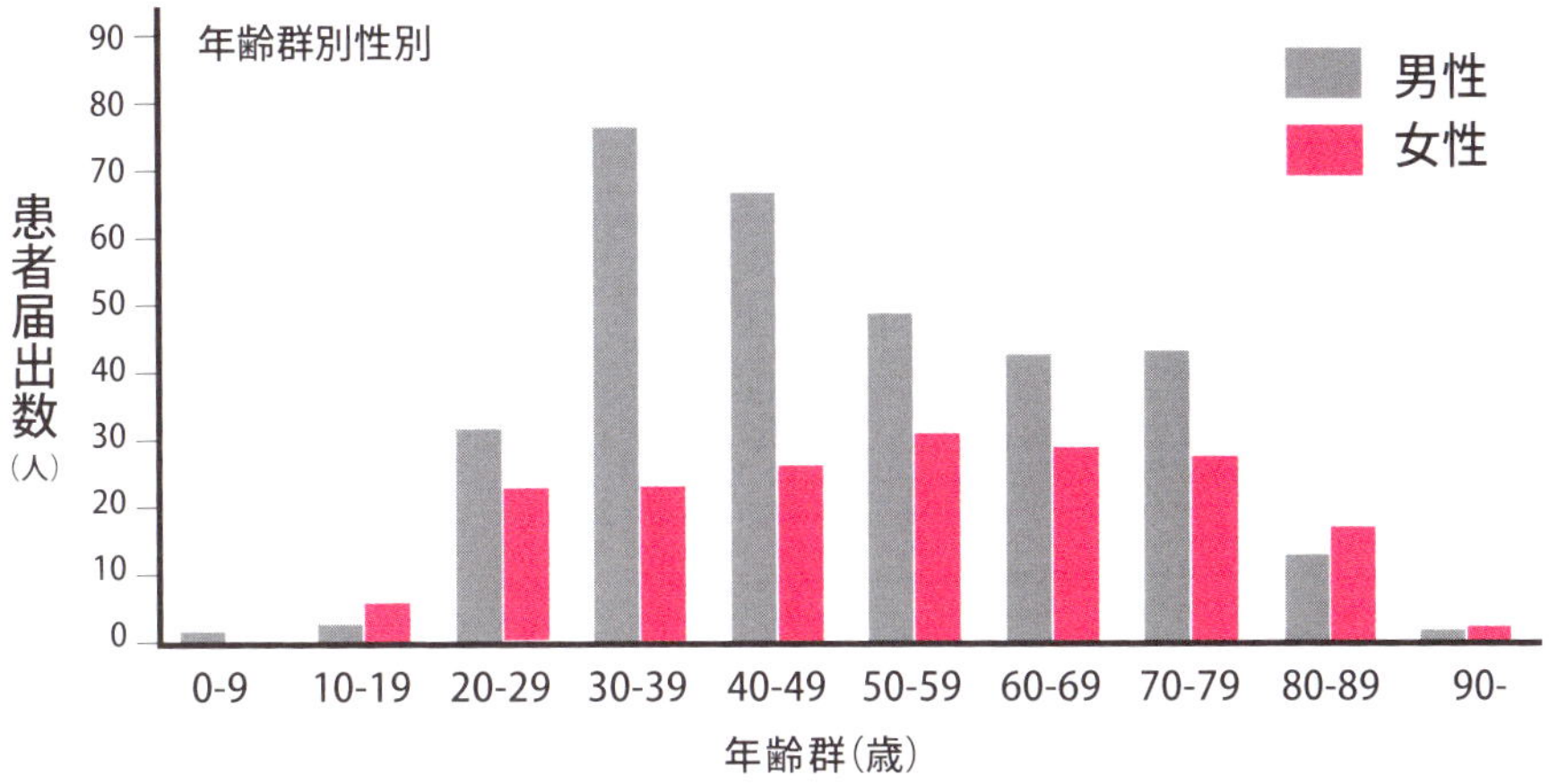

感染症発生動向調査：2020 年 11 月 10 日現在届出数

図⑬ C型肝炎の感染原因／感染経路別割合（2006~2020年）

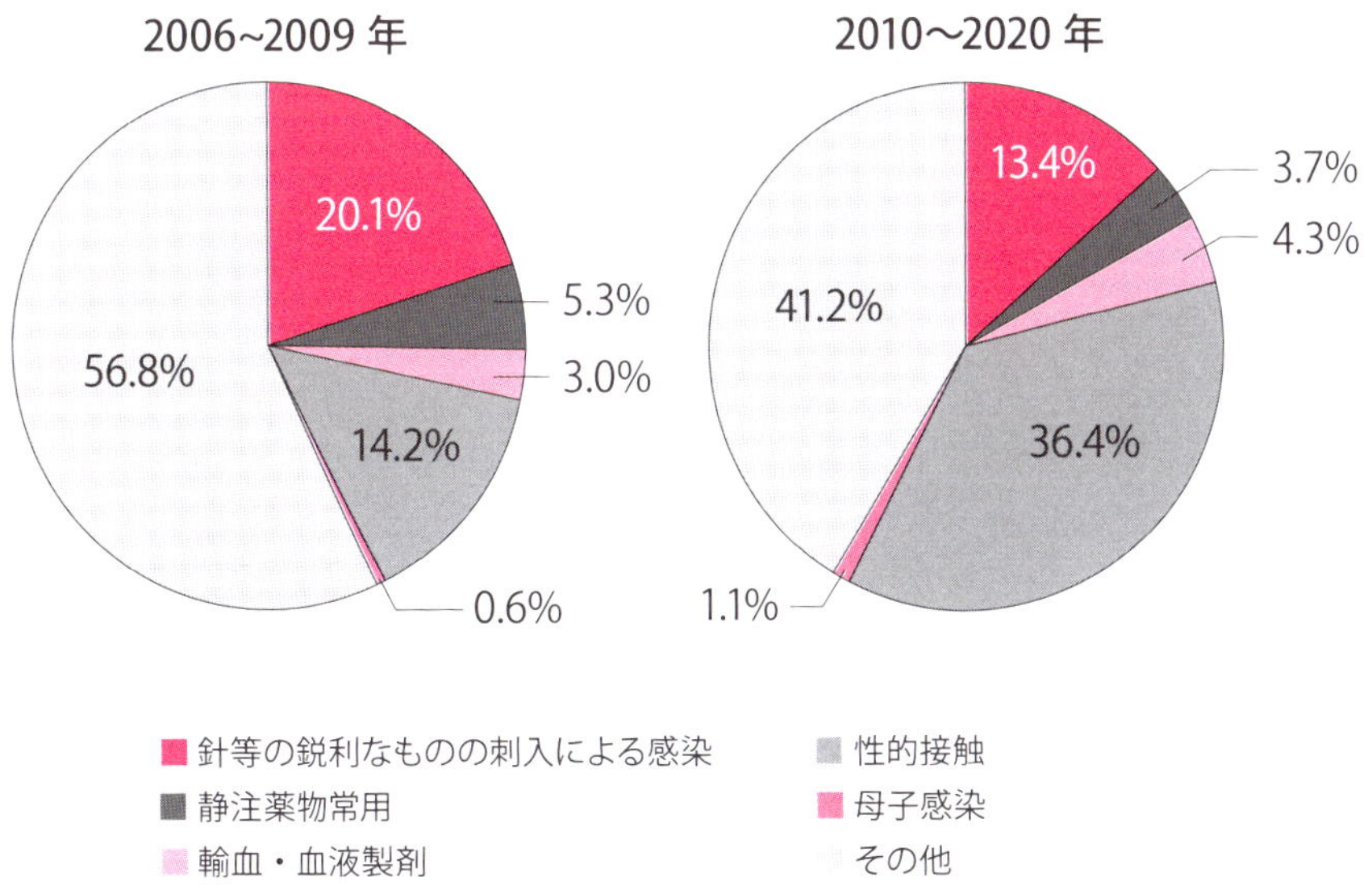

感染症発生動向調査：2020 年 11 月 10 日現在届出数　複数回答を含む。

出典：国立感染症研究所　感染症情報センター　疾患別情報「C型肝炎」2020年11月10日

HCV-RNA陽性であれば、血液中に肝炎ウイルスがあり、今現在、感染していることを示します。

自覚症状のないまま進行し、気づいたら肝がんということも

C型肝炎ウイルスに感染すると、2～14週間の潜伏期間を経て急性肝炎を起こします。ただし、急性肝炎が起きるのは比較的少なく、感染しても自覚症状のない不顕性感染が多いと見られています。

ところが、不顕性感染であっても、感染した人の60～80%は、ウイルスが自然に排除されないまま慢性化し、慢性肝炎になります。

慢性肝炎が起きている肝臓では、炎症による肝細胞の破壊と修復が繰り返されることで、徐々に線維化が進みます。その結果、慢性肝炎になった人の30～40%が、約20年かけて肝硬変になるとされています。

肝生検によってわかる肝臓の線維化のレベル（F1～F4）によって、肝がんになる確率を67ページの図⑭に示しました。線維化のレベルが最も高いF4の肝硬変では、年6～8%の確率で肝がんになります。しかし、図からわかるように、割合は低いものの、慢性肝炎から肝がんを発症するケースもあります。

したがって、C型肝炎ウイルスに感染したとわかったら、症状がなくても、肝機能検査を定期的に受けて、肝臓の炎症の程度を確認していくことがたいせつです。

生活習慣病が病気の進行を後押しする！

C型肝炎ウイルスに感染してから慢性肝炎、肝硬変、そして肝がんへと進行するには数十年かかります。進行の速さは人それぞれですが、その速度に大きくかかわるのが生活習慣病です。

とくに、肝炎ウイルスに次ぐ肝臓病の原因となるアルコールのとりすぎは最大のリスクです。飲酒量が多いほど脂肪肝、そして肝硬変へ進む確率が高くなります。

非アルコール性脂肪肝（78ページ参照）も肝炎、肝硬変への進行を早めるリスクです。発症を招くのは肥満や糖尿病、脂質異常症など生活習慣病です。

喫煙習慣も、肝臓に直接、影響するわけではありませんが、肝がんのリスクになることが報告されています。

C型肝炎ウイルスの感染がわかったら、こうした肝機能に負担を与える生活習慣病を予防、改善するよう心がけましょう。

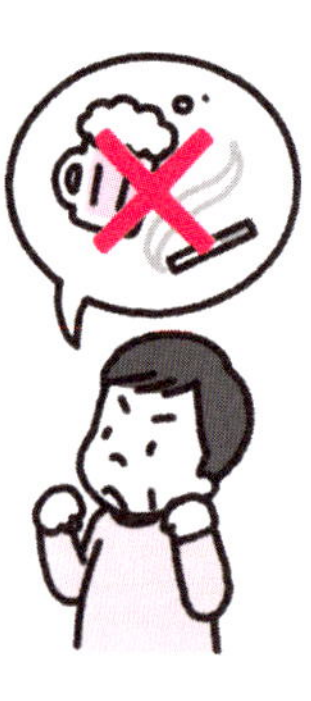

図⑭ C型肝炎ウイルス感染後の経過

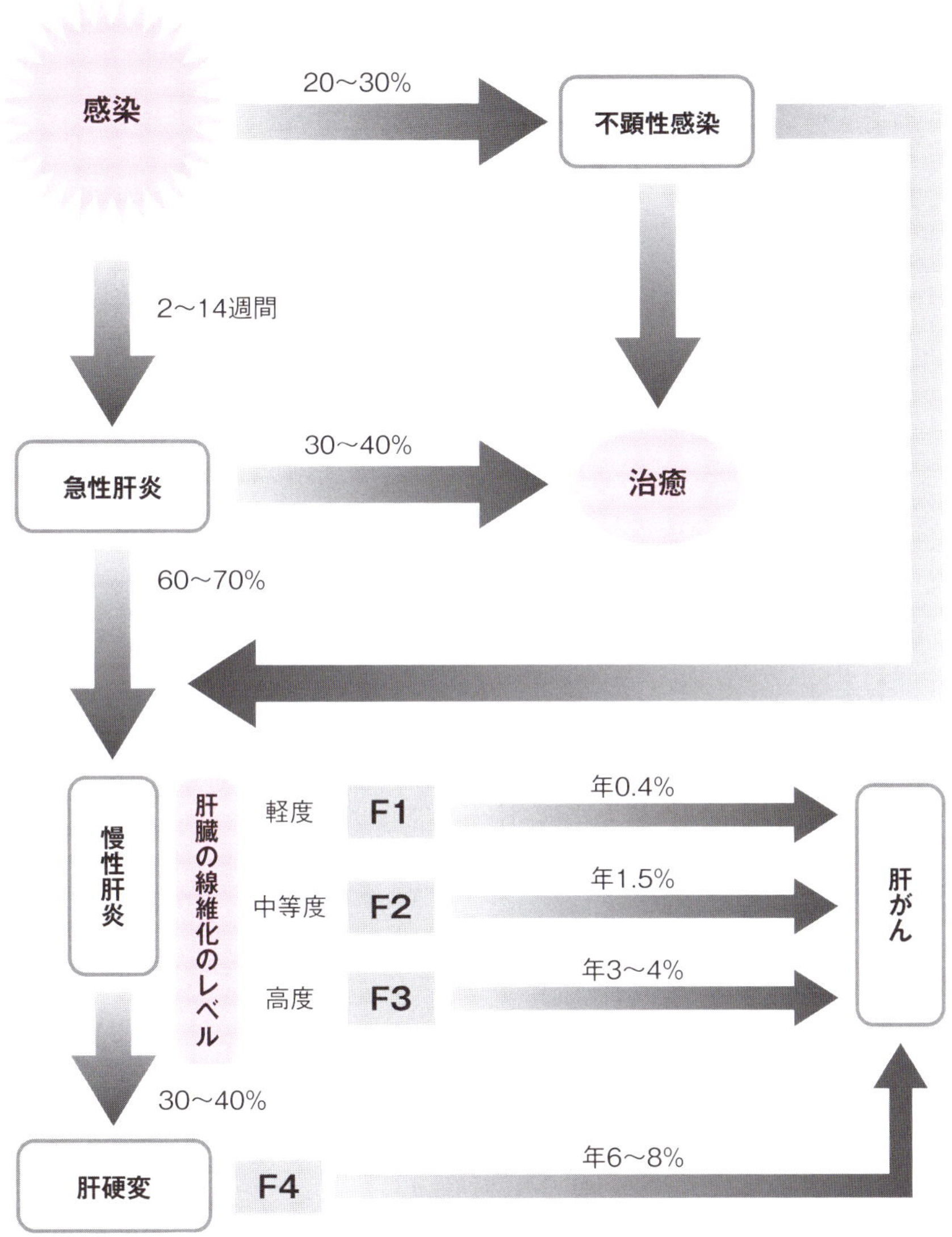

注：F1〜F4は、肝生検による肝臓の線維化の程度を示す。それぞれのがん化の割合は、『Animus 2015 Autumn No.85』、朝比奈靖浩「C型肝炎治療の最前線！　肝がん制圧に向けた新たなる戦い」より。

資料：国立国際医療研究センター　肝炎情報センター　「肝炎に関する情報」

E型肝炎の特徴と経過

E型肝炎はE型肝炎ウイルスに汚染された飲み水や食べ物を口にすることで感染します。近年、国内での感染例が増えており、野生動物の肉食に注意が必要です。

国内の感染例は2000年以来、増加の一途

E型肝炎を引き起こすE型肝炎ウイルス（HEV）は、熱帯、亜熱帯地域では、感染者の糞尿から河川や井戸に混入し、飲み水や食べ物を通じて感染を広げるケースが多く、過去に何回か大規模な集団感染が起きています。

一方、日本を含めた先進国にもE型肝炎ウイルスが土着していることがわかり、2003年以来、E型肝炎感染の届け出が医師に義務づけられました。69ページの図⑮はその最新の報告数です。

2012年から4年余りの累積報告数は744例。1999〜2008年の9年間の報告数288例にくらべて激増しています。これは検査法の普及や医師の協力体制の整備によるものと考えられています。ただ、2010年の大規模調査により、E型肝炎ウイルスに対する抗体を持つHEV感染既往者が全国に約500万人いると推定する報告もあり、日本でもE型肝炎ウイルスによる感染が広がっていることを示唆しています。

豚、猪、鹿のレバーや肉の生食が最大感染源

図⑯に示したのは、2014〜2021年に報告されたE型肝炎の感染源です。1年ごとに見てもほぼ同じ割合で推移しています。明らかにされている感染源のトップは豚です。とくに豚レバーと生食による感染例が多く、豚のレバーや肉の生食は食中毒のリスクもあるため、厚生労働省により、2015年6月から提供が禁止されています。猪《いのしし》と鹿の肉からも食中毒菌や寄生虫が検出されており、鹿のHEVはヒトに直接伝播するという報告もあります。

慢性化する可能性は低いが、まれに劇症化することも

E型肝炎ウイルスに感染すると3〜8週間の潜伏期を経て急性肝炎を発症します。

症状は、発熱、全身倦怠感、悪心、嘔吐、食欲不振、腹痛などの消化器症

状、黄疸などです。通常は1カ月で完治し、ウイルスは排除されるため、慢性化することはないとされています。

ただ、ときに急性肝炎が劇症化して死に至ることがあります。致死率は1～2％とA型肝炎より高く、妊婦さんは致死率20％と報告されています。

なお、図⑮の報告の中で死亡例は0・4％、重症例は10％。一方で、軽症例も15％あり、無症状例も7％でした。

E型肝炎ウイルスの遺伝子型には4つのタイプがあり、発展途上国はG1、G2型、先進国はG3、G4型が多いと報告されています。国内では東北以南にG3型が多く、北海道はG4型が多いという地域差が見られます。G3型よりG4型のほうが重症化する可能性が高いという報告があり、今後の調査研究の進展が待たれます。

E型肝炎ウイルスについては、感染源の半数以上が不明であり、まだわからないことが多くあります。確実なリスクとなる野生動物などを含む食肉の生食は避け、症状が出たらできるだけ早く医療機関を受診して重症化を防ぐよう注意しましょう。

図⑮　E型肝炎感染症の累積報告数（2012年第1週～2016年第16週）

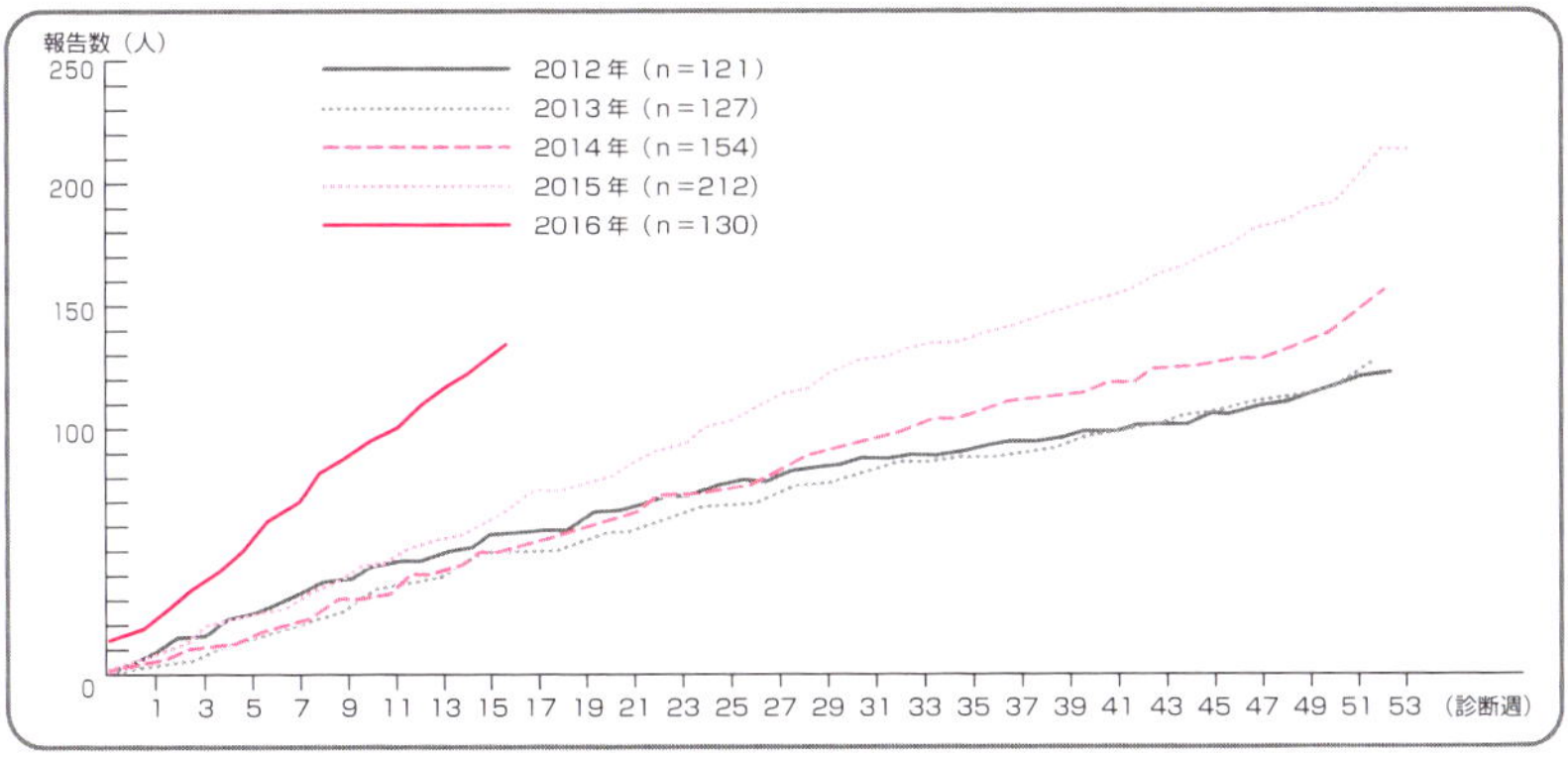

図⑯　E型肝炎の感染源の割合

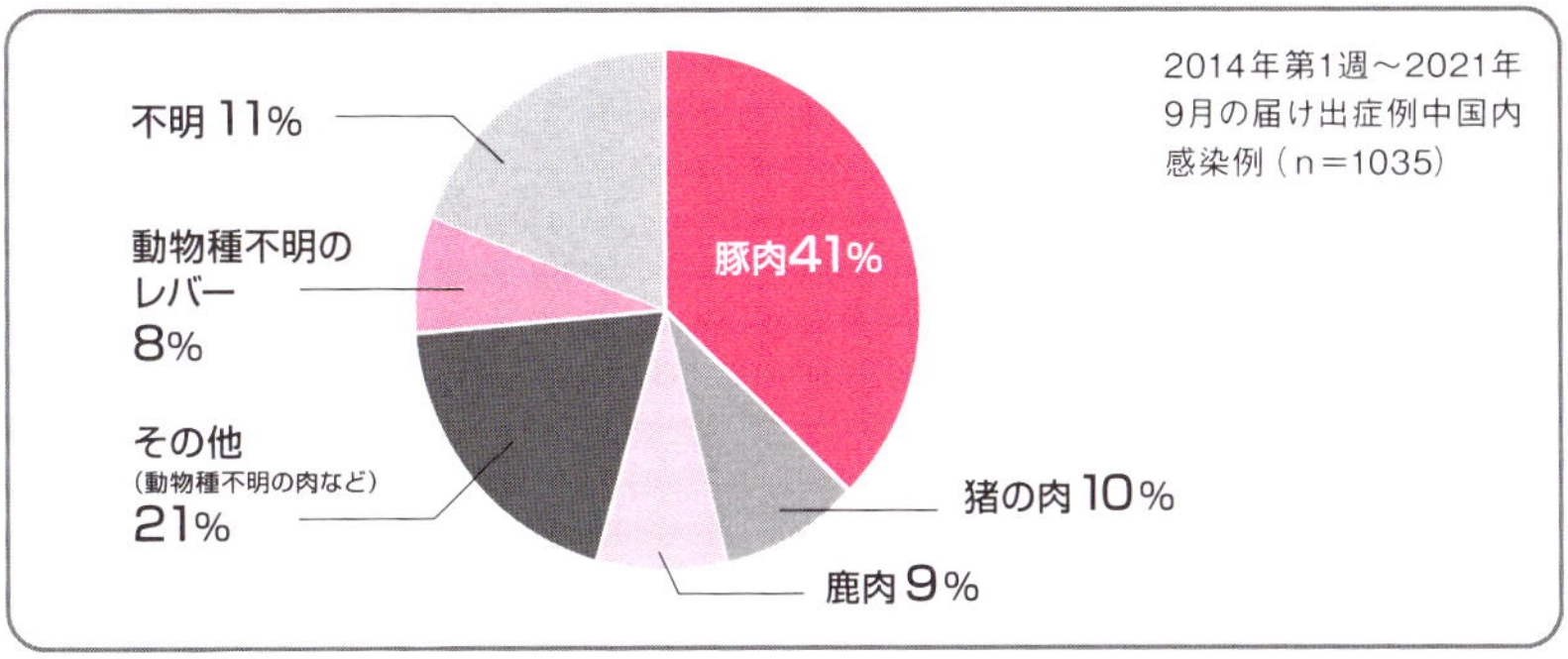

図⑮、⑯とも出典：国立感染症研究所　感染症情報センター　ホームページ「感染症発生動向調査（2021年9月現在報告数）」

その他のウイルスによる肝炎

肝炎ウイルスのひとつであるD型肝炎ウイルスは、日本での感染はまれです。肝炎ウイルス以外でも、ほとんどのウイルスは一過性の肝障害を起こすことがあります。

D型肝炎ウイルスはB型と同時に感染する

D型肝炎ウイルスは血液を介して感染します。特殊なウイルスで、単独では存在できずに、感染にはB型肝炎ウイルスのHBs抗原を必要とします。そのため、輸血などを通じてB型肝炎ウイルスと同時に感染するか、すでにB型肝炎ウイルスキャリアだった人がD型肝炎ウイルスに感染します。

地中海沿岸地域やカリフォルニア、台湾など限られた地域で感染が見られ、日本ではまれです。わが国でのD型肝炎ウイルスによるD型肝炎は、HBs抗原陽性者の0・6％ほどに過ぎないといわれています。

B型肝炎ウイルスと同時感染した場合は、B型肝炎がおさまるのといっしょにD型肝炎も治って、D型肝炎が慢性化することはまれです。しかし、B型肝炎とD型肝炎が同時に起きるために、症状が重くなりやすくなります。

なお、欧米では、B型肝炎ウイルスキャリアへの重複感染による肝炎の重症化、劇症化が報告されています。とくにB型慢性肝炎を起こしている人への重複感染は、肝炎症状の劇症化を起こし、D型肝炎の慢性化率が高くなるといわれています。

肝炎ウイルス以外の肝炎を起こすウイルス

肝炎ウイルスではなくても、実はほとんどのウイルスで、感染時に一過性の肝障害を引き起こします。代表的なウィルスを71ページに紹介しました。

EBウイルスは幼児期に感染して治癒するため、わが国の成人の95％がEBウイルス抗体陽性だといわれています。思春期に初感染すると、伝染性単核症を起こすことがあります。風邪に似た症状が見られ、90％に肝炎を伴いますが、一般に軽症で数週間で治ります。

そのほか、単純ヘルペスウイルス、サイトメガロウイルス、風疹や麻疹ウイルスなど、多くのウイルスが肝障害を起こし、まれに慢性肝炎や劇症肝炎を招くことがあるので注意が必要です。

肝炎や肝障害を起こすウイルス

EBウイルス	ヒトヘルペスウイルスの仲間で、唾液などにより経口感染し、大部分の人は一生の間に感染する。多くは子どものころに感染するが、無症状であったり、軽い症状ですんでしまうことが多い。思春期に初感染すると、35～50%が伝染性単核症となる。伝染性単核症の症状は発熱、のどの痛み、リンパ節の腫れなど風邪に似た症状で、脾臓や肝臓が腫れて急性肝炎を起こすこともある。伝染性単核症の症状はふつう1～2カ月でおさまるが、ウイルスはのどや血液中に潜んで休眠し、ときおり再活性化して唾液の中に現れる。
サイトメガロウイルス	人と人との直接的・間接的な接触によって感染するヒトヘルペスウイルスの仲間。感染源は尿、唾液、鼻汁、精液、膣分泌液、母乳、涙、血液など。多くの日本人はおもに周産期に母子感染し、キャリアとなっている。初感染、再感染、あるいは再活性化によってサイトメガロウイルス感染症を起こすウイルス。健常な成人が初感染すると、EBウイルスによる伝染性単核症と同じような症状が起こり、発熱、肝障害や肝臓の腫れなどが見られる。
単純ヘルペスウイルス	単純ヘルペスウイルスには1型、2型の2つのタイプがあり、どちらも時に肝炎の原因となる。ヘルペスウイルスの仲間の特徴として、初感染のあと、体内に持続感染することがあげられる。初感染の多くは明らかな症状が出ない。初感染後ウイルスは神経節に潜み、疲労やストレス、妊娠、熱性疾患などが原因で再活性化し帯状疱疹などを発症する。
風疹ウイルス	一般に〈三日はしか〉と呼ばれる風疹の原因ウイルスで、飛沫感染や感染者との密接な接触で感染する。感染すると鼻水やせきなどに続き、体に点状の紅斑（発疹）が広がる。時に肝障害を引き起こすことがあり、妊婦を介して胎児が感染すると、小児肝硬変の原因になるともいわれている。
麻疹ウイルス	いわゆる〈はしか〉を引き起こすウイルスで、飛沫感染し、6～12日の潜伏期間のあとに発熱や独特な発疹が出る。成人での感染では重症化することが多く、肝障害を起こすこともある。

細菌や寄生虫が原因の肝障害

感染性の肝障害では、さまざまな細菌や原虫、スピロヘータ、寄生虫などが原因となるものがあります。また細菌やアメーバが原因で肝臓にうみがたまる肝膿瘍という病気もあります。

さまざまな細菌や原虫、寄生虫などが肝臓の機能を障害

肝臓病には、肝炎ウイルスが原因の肝炎だけでなく、細菌や寄生虫、アメーバなどの原虫といった、さまざまな病原体の感染によって肝障害が発生することがあります。

結核菌は肺をはじめ腎臓や副腎、腸などさまざまな臓器に感染しますが、肝臓に感染して肝障害を起こすことがあります。

そのほかマラリアや梅毒、ワイル病（黄疸出血性レプトスピラ病）など、原虫やスピロヘータの感染による病気や、日本住血吸虫、肝吸虫など寄生虫の感染によっても肝機能障害が発生します。

肝包虫（エキノコックス）という寄生虫は肝臓に入り込み、肝嚢胞（袋状になり分泌液がたまる）という病巣を作ることがあります。

◇肝臓にうみがたまる肝膿瘍

肝膿瘍は、肝臓にうみがたまり、発熱や悪寒、腹痛などの症状が見られ、肝臓が腫れ上がる病気で、細菌の感染が原因による化膿性（細菌性）肝膿瘍と、赤痢アメーバが原因のアメーバ性肝膿瘍があります。

化膿性肝膿瘍の多くは、結石や腫瘍などで胆管が閉塞して胆汁がうっ滞したところに腸内細菌が感染して胆管炎を起こし、それが肝内に及んでうみがたまるものです。

抗生物質の投与で治療しますが、化膿性肝膿瘍が大きな場合は、肝臓に経皮的に細いチューブを刺してうみを出す〈膿瘍穿刺ドレナージ〉を行うことがあります。

アメーバ性肝膿瘍は、腸に感染したアメーバが門脈を経て肝臓に達し、膿瘍を形成するものです。赤痢アメーバが生息する東南アジアへの渡航者が感染しますが、近年男性同性愛者での感染も報告されています。

アメーバ性肝膿瘍の治療は、抗原虫薬のメトロニダゾールを経口投与します。化膿性肝膿瘍と同様に膿瘍が大きな場合には、膿瘍穿刺ドレナージを行います。

赤痢アメーバが肝膿瘍を起こすしくみ

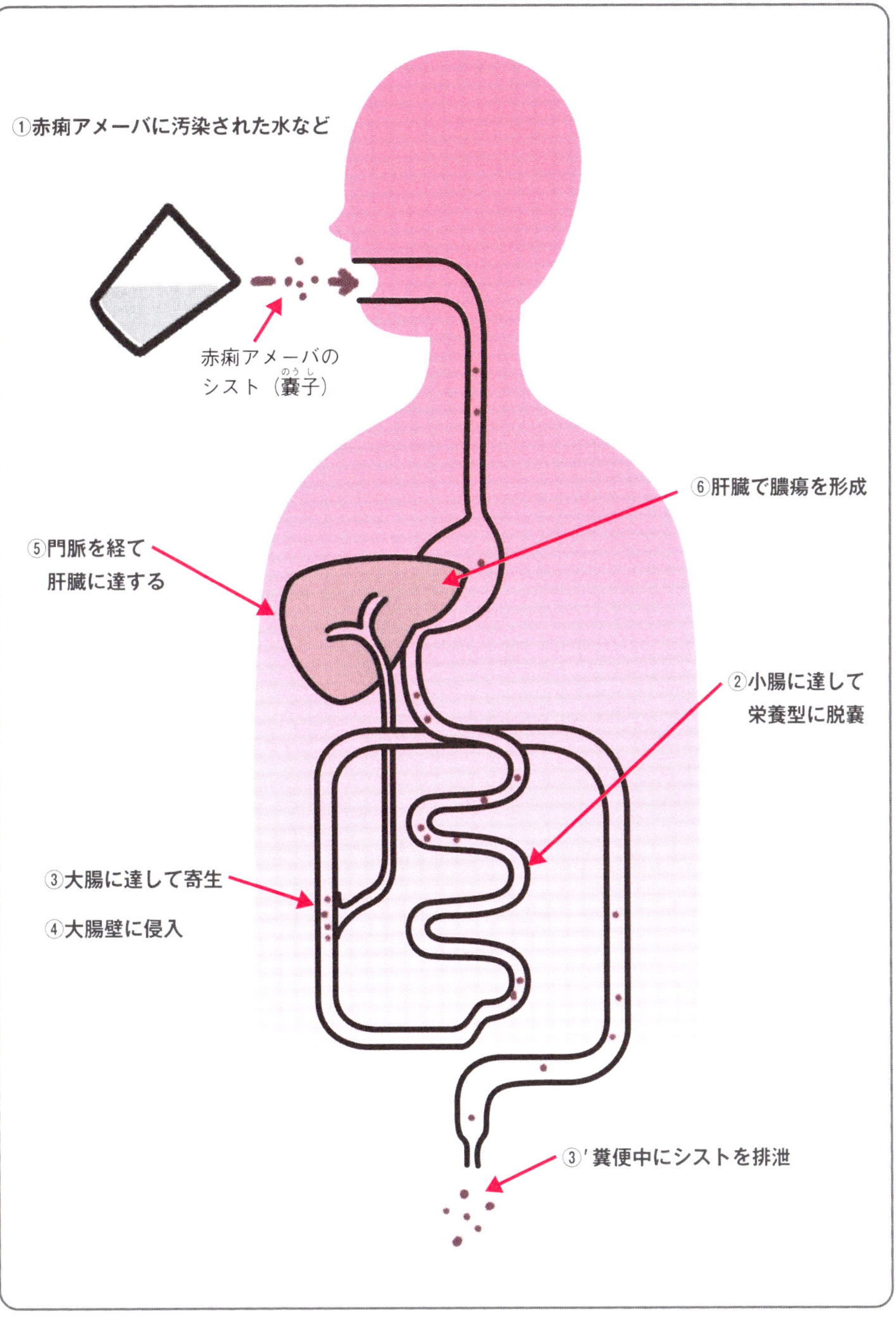

薬剤性肝障害

本来病気を治すための薬が、その副作用で肝障害を引き起こすことがあります。薬をやめれば症状は消えていきますが、まれに重症の肝炎を起こし、死に至ることがあり、油断はできません。

民間療法薬やサプリメントでも肝障害を起こす

薬剤性肝障害とは、服用した薬の影響で、肝細胞が障害されたり、胆汁がうっ滞することで、肝機能に障害が起きることをいいます。

原因となる薬剤としては、抗生物質、解熱・鎮痛剤、中枢神経作用薬、抗がん剤などが多いのですが、すべての薬剤が原因となりえます。

また漢方薬や、民間療法薬、サプリメントなども原因となるので、注意が必要です。

病型は、肝細胞障害型と胆汁うっ滞型（75ページ表⑤）、さらに中毒性肝障害とアレルギー性肝障害（表⑥）に分けられ、多くの場合は肝細胞障害型のアレルギー性肝障害です。

アレルギー性肝障害は薬物に対する体の反応によって起きる肝臓の障害です。すべての人に起きるわけではないのですが、薬物の種類や量に関係なく発生し、あらかじめ発生を予測することは困難です。もともと喘息やじんま疹などアレルギー体質の人には出やすい傾向があり、一度アレルギーを起こしたことがある薬では再度起こす可能性がきわめて高く、その場合、一般的に1回目よりも2回目のほうが重症になります。

中毒性肝障害とは、薬物そのものの機能による障害で、これはその薬にももともと肝細胞を傷つける性質があるためで、すべての人に発生し、障害の程度は薬の量に依存します。どんな人でもたくさん飲んでしまえば肝障害が出ます。中毒性肝障害を引き起こすものとして、解熱・鎮痛剤のアセトアミノフェンがよく知られていますが、この薬を一度に大量に飲んだときに中毒性肝障害を引き起こします。中毒性肝障害を防ぐためには、薬ごとに決められた用法・用量をきちんと守ることがたいせつです。

新しい薬を飲み始めたらアレルギーのサインに要注意

新しい薬を飲み始めるときはとくに注意が必要です。皮膚のじんま疹や発疹はアレルギーの危険信号です。薬を飲んだあとで、皮膚にじんま疹や発疹が出たら、その薬の服用を一度中止し、医師に相談しましょう。

吐きけや食欲不振などもアレルギーの重要なサインです。尿の色が濃い褐色や赤くなったら肝障害が起きている可能性が高いので血液検査の必要があります。

通常は、原因になった薬をやめれば症状は徐々に改善し、その後は自然に治りますが、まれに重症化する場合もあり、劇症肝炎となって死に至ることもあります。服用後、体の異常を感じたら、必ず医師の診察を受けるようにします。

また複数の薬を飲む場合、その相互作用によって肝障害が出る場合があります。常に自分が飲んでいる薬の種類を把握し、新しい薬を飲み始める場合には、処方する医師や薬剤師に相談しましょう。

表⑤　薬剤性肝障害の病型による分類

病型	検査の値
肝細胞障害型	ALT が正常値上限の 2 倍以上、または（ALT の正常値との比）/（ALP の正常値との比）が 5 以上
胆汁うっ滞型	ALP の正常値との比が正常値上限の 2 倍以上、または（ALT の正常値との比）/（ALP の正常値との比）が 2 以下
混合型	ALT が正常値上限の 2 倍以上、かつ（ALT の正常値との比）/（ALP の正常値との比）が 2 より大きく 5 より小さい

薬剤性肝障害は、病型の違いによって肝細胞障害型と胆汁うっ滞型、さらにその混合型の 3 つに分けられ、それらは ALT 値と ALP 値とその比などによって分類される。

表⑥　アレルギー性肝障害と中毒性肝障害の特徴と引き起こす可能性のある薬剤

薬剤性肝障害の分類	特徴	引き起こす可能性のある薬剤
アレルギー性肝障害	・大半の薬剤性肝障害はこのアレルギー性肝障害 ・ほとんどの薬が原因になる可能性がある ・服用前に発症するかどうか予測は不可能 ・重症度と飲んだ薬の量、飲んでいた期間とは関係しない ・ふつう薬を飲み始めてから 1 ～ 4 週間後に発症 など	解熱・鎮痛剤 総合感冒薬 消炎鎮痛剤 抗生物質 精神安定剤 抗不整脈薬 降圧薬　など
中毒性肝障害	・薬剤そのもの、あるいはその直接の代謝産物が肝臓組織を障害する ・服用から発症まで比較的期間が短い ・重症度は、薬の内服量と期間に関係する ・すべての人に肝障害が起きる	解熱・鎮痛剤 抗結核薬 経口避妊薬　など

アルコール性肝障害

アルコール性肝障害の患者さんは日本人には少ないものの、近年は漸増気味です。長年の飲酒習慣が肝臓をじわじわとむしばんでいくその先には、肝硬変、肝がんが待っていることを再認識しましょう。

女性は男性より少量の飲酒量で発症する危険性がある

アルコール性肝障害は、過剰飲酒によって起こります。血液検査でAST、ALT、γ-GTPの値が上昇する肝機能異常が認められた場合に、5年以上の過剰飲酒歴があり、アルコール以外の原因による肝障害がない場合に診断されます。

過剰飲酒とは、一日にアルコール換算量60g以上の飲酒量（77ページ表⑦）で、5年以上の飲酒歴を持つ人を〈常習飲酒家〉と呼びます。

なお、女性、および、遺伝的にアルコールに弱い人は、一日40g程度でも発症するとされています。

脂肪肝のうちなら、禁酒するだけで治癒できる

アルコール性肝障害のスタートは、アルコール性脂肪肝です。

お酒に含まれるアルコールは肝臓で分解されて無毒化されます。肝臓は脂肪の分解も行っていますが、有害物質を含むアルコールの分解が優先されるため、脂肪の分解は後回しにされて、中性脂肪として蓄積されます。お酒に含まれるエネルギーからも中性脂肪が合成されるのでさらに肝臓に蓄積され、常習飲酒家の90%がアルコール性脂肪肝になるといわれています。

アルコール性脂肪肝は、肝細胞の3分の1以上が脂肪化した状態ですが、そのほかの病変はまだ起きていません。そのため、断酒をし、減量や脂質・糖質制限などの食事療法を行えば、十分に治癒することが可能です。

飲酒し続けると肝線維症に。栄養不足なら急性肝炎の危険も

アルコール性脂肪肝になっても飲み続けると、アルコールの分解過程で生じるアセトアルデヒドや蓄積された中性脂肪の影響で肝細胞の線維化が進み、アルコール性肝線維症になります。

一方、大量飲酒によって急性肝炎が起こることもあります。脂肪がたまって腫大化した肝細胞に炎症が起きて破壊・壊死され、発熱や黄疸が生じます。

禁酒しても肝腫大がおさまらず、肝

性脳症、急性腎不全、消化管出血などの合併症を伴う重症型アルコール性肝炎に進行した場合は予後不良です。ただ、2002年以前の生存率は約34%でしたが、2003年には約67%と改善されてきています。

肝硬変になっても断酒すれば5年生存率88%に

アルコール性肝炎や肝線維症になっても飲酒を続けた場合は、肝硬変に進行します。アルコール性肝硬変になれば肝がんを発症する危険性が高まるとともに、進行して肝障害が重くなり肝不全になると命の危険も生じます。

アルコール性肝障害の治療はどの段階も断酒が基本です。肝硬変になっても断酒に成功すれば、5年生存率は88%に達します。ただし、飲酒を続けた場合の5年生存率は35%と報告されています。

表⑦ 過剰飲酒量（一日あたり）の目安量

種類	アルコール度数	アルコール40g分	アルコール60g分
ビール	5.5%	中2.5缶（909mL）	4缶弱（1363mL）
日本酒	15%	1.8合（327mL）	2.7合（490mL）
焼酎	35%	144mL	216mL
ワイン	12%	4杯（400mL）	6杯（600mL）
ウイスキー	43%	ダブル2杯（120mL）	ダブル3杯（180mL）

参考資料：国立国際医療研究センター　肝炎情報センター　ホームページ「アルコール性肝疾患」
注：飲酒量に含まれるアルコール量の算出法
飲酒量（mL）×アルコール度数（%）÷100×0.8＝アルコール量（g）

図⑰ アルコール性肝障害の自然経過

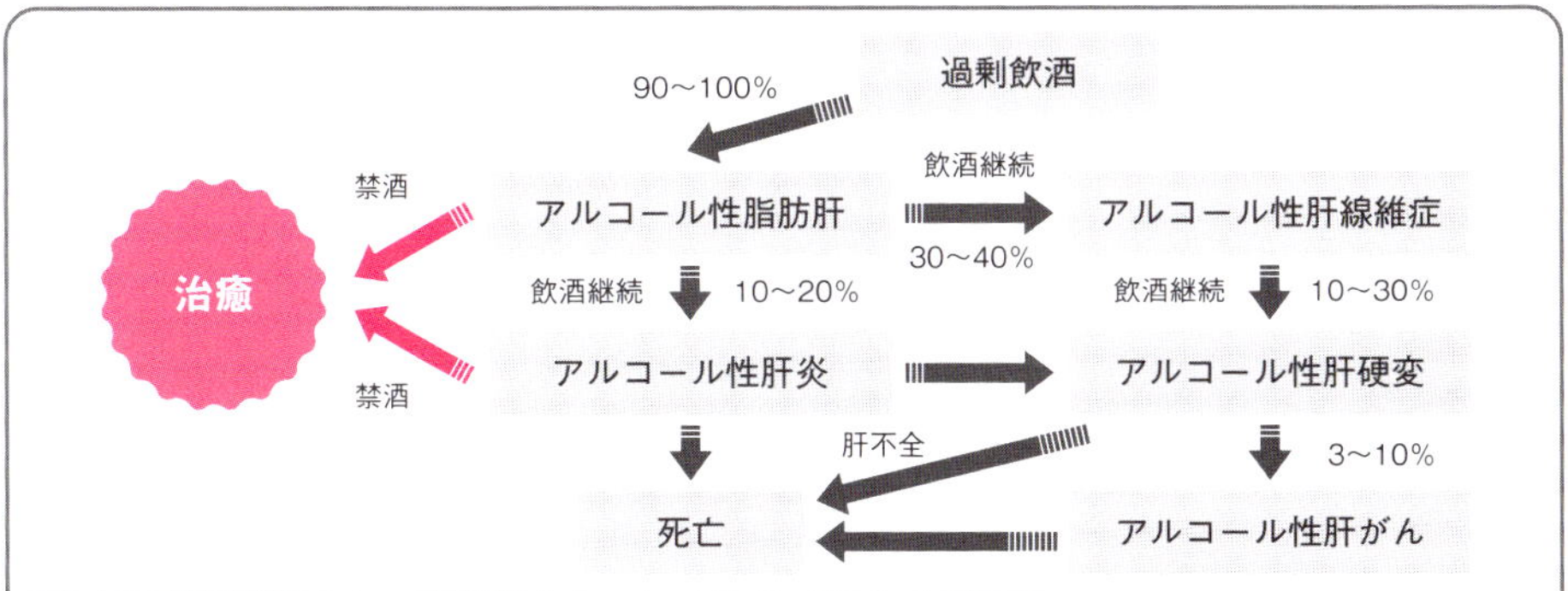

出典：国立国際医療研究センター　肝炎情報センター　ホームページ「アルコール性肝疾患」

非アルコール性脂肪性肝疾患（ＮＡＦＬＤ）

近年、新たな肝臓病の原因として注目されているのは、飲酒歴の乏しい人の脂肪性肝疾患です。病因を放置すると肝炎から肝硬変に進行します。現在、すでに肝硬変への進行症例が増えています。

ただの脂肪肝の1～2割が脂肪肝炎に進行する！

（2）ページで紹介したように脂肪性肝疾患は、肝細胞に中性脂肪が沈着して肝障害を起こす疾患をいいます。その一因にアルコール性肝障害の出発点となるアルコール性脂肪肝がありますが（77ページ図⑰）、近年、注目されているのは、飲酒歴がない場合の、脂肪肝から肝障害に至る〈非アルコール性脂肪性肝疾患（nonalcoholic fatty liver disease：略称ＮＡＦＬＤ《ナッフルディ》）〉です。

出発点は〈非アルコール性脂肪肝（略称ＮＡＦＬ《ナッフル》）〉です。明らかな飲酒歴がなく（79ページ表⑧）、ウイルス性肝炎や自己免疫性肝障害など、他の慢性肝疾患がない場合の脂肪肝です。

ＮＡＦＬは従来、単純性脂肪肝と呼ばれ、放置しても健康に害はないと、これまであまり問題にされてきませんでした。ところが近年、ＮＡＦＬから肝炎を発症し、さらに肝硬変から肝がんに進行する症例が増えてきて、新しい疾患として注目されています。これは〈非アルコール性脂肪肝炎（nonalcoholic steatohepatitis：略称ＮＡＳＨ《ナッシュ》）〉と呼ばれ、ＮＡＦＬＤの10～20％に発症すると見られています。

79ページの図⑱を見てください。非ウイルス性の肝がんの成因のうち、ＮＡＦＬＤは15％強を占め、アルコール性肝障害に次いで多くなっています。ＮＡＦＬＤのなかでも、このように肝がんに進行する可能性が高いのが、ＮＡＳＨと考えられているのです。

諸悪の根源は内臓脂肪型肥満

ＮＡＦＬＤは成人健康診断受診者の20～30％に見られ、約40％にメタボリックシンドロームがあり、脂質異常は約50％、高血糖と高血圧は各30％に合併していたと報告されています。

メタボリックシンドロームは、内臓脂肪型肥満をベースに、高血糖、高血圧、脂質異常が重なることで、動脈硬化が進行しやすくなり、心疾患や脳卒中が発症しやすくなる状態です。

ＮＡＳＨと診断された人では、メタボリックシンドロームの合併率は約

表⑧　非アルコール性の診断基準となる飲酒量とは

●アルコール量換算で
男性一日30g未満
女性一日20g未満
●ビール換算で
男性は一日大びん1本以内
女性は一日中びん1本以内

図⑱　非ウイルス性肝がんの成因（2011〜2015年）

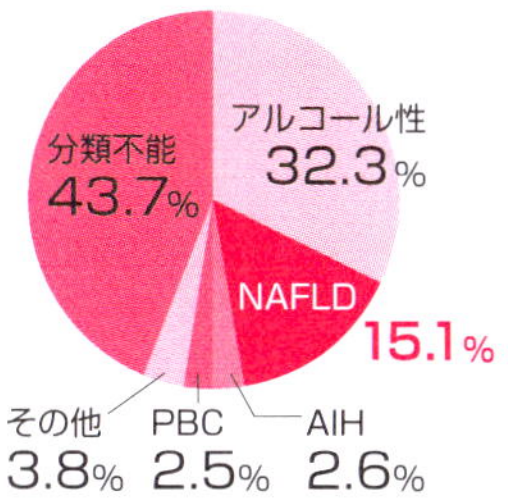

AIH：自己免疫性肝炎
PBC：原発性胆汁性胆管炎

出典：「肝がん白書」（Tateishi R. et al. J Gastroenterol.2019; 54:367-376 のデータをもとに作図）

図⑲　人間ドック受診者のNAFLD（非アルコール性脂肪性肝疾患）の年齢層別有病率

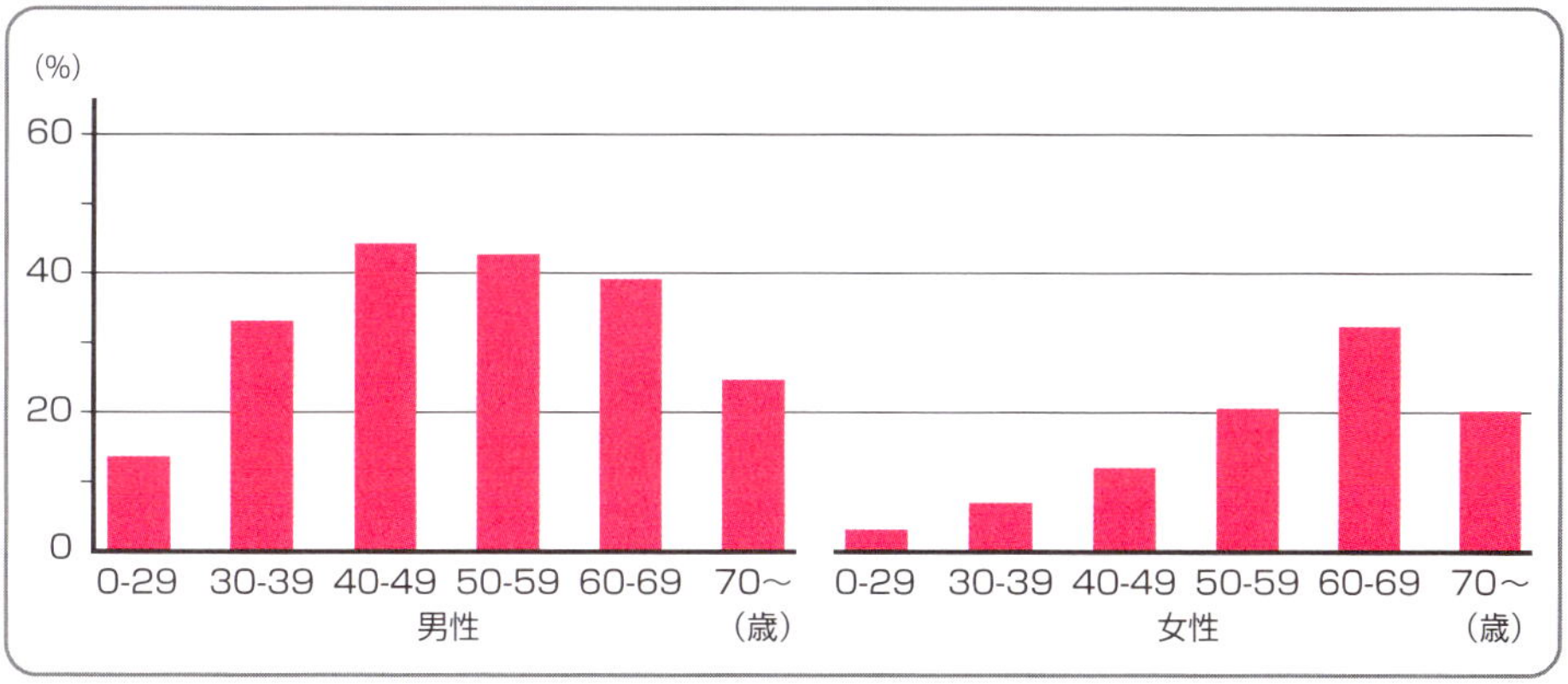

出典：国立国際医療研究センター　肝炎情報センター　「非アルコール性脂肪性肝疾患」

50%。高血糖、高血圧、脂質異常はいずれも60%とNAFLDの平均値より高く、メタボリックシンドロームも進行していると指摘されています。

そのため、NASHになると、肝硬変や肝がんに進行するリスクが高まるだけでなく、心血管疾患のリスクも増加すると報告されています。

図⑲は人間ドック受診者のNAFLD有病率報告です。男性は40歳代をピークに40%以上が罹患しており、女性は60代をピークに約30%が罹患しています。

こうした男女比は、肥満度の男女差に加え、閉経後の女性ホルモンの減少が影響していると考えられています。

なお、メタボリックシンドローム以外にも、睡眠時無呼吸症候群、下垂体機能低下症や甲状腺機能異常症などのホルモン異常も、NAFLD発症のリスクとなることが指摘されています。

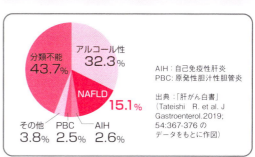

内臓脂肪組織から分泌される悪玉ホルモンが肝炎を促す

NAFLD(非アルコール性脂肪性肝疾患)を発症させる病因は、内臓脂肪の増加によるインスリン抵抗性です。

インスリン抵抗性とは、血糖値が上昇したときにインスリンの感受性が低下して、血糖をとり込んで分解する作用が滞る状態です。

内臓脂肪からは、インスリン感受性を増強する善玉ホルモンと、インスリン抵抗性を高める悪玉ホルモンが分泌され、ともに肝臓に流入します。内臓脂肪が過剰に蓄積されると、善玉ホルモンは減産され、悪玉ホルモンが増産されます。そのためにインスリン抵抗性が高まって肝細胞への脂肪沈着が進みます。悪玉ホルモンからは炎症を起こす物質も分泌され、それを処理しようと酸化ストレスが生じてさらに炎症が強くなり、肝炎が発症するというわけです。

ただ、NASH(非アルコール性脂肪肝炎)を起こすのはNAFLDの20%以下です。そこで遺伝的な素因の研究が進められ、PNPLA3という、肝細胞の脂肪化を促進する遺伝子多型が発見されています。中でもPNPLA3Gアレルという遺伝子型は、肝臓の線維化を進めてがん化を促すのですが、実はこの遺伝子型は、欧米人に比べて日本人に多いと報告されています。

肝硬変に進行するリスク因子は高度肥満と糖尿病

NASHの予後は肝臓の線維化の進行度で決まります。自然経過では、平均5・3年間で、38%は線維化し、41%は不変、21%は改善したと報告されています。

線維化した38%は糖尿病や生活習慣病が改善されなかった場合です。81ページの図⑳に示したように、NASHは5～10年で5～20%が肝硬変に進行しますが、そのリスク因子は高度肥満と糖尿病です。

図㉑と表⑨を見てください。NASH肝硬変はアルコール性肝硬変にくらべて糖尿病・耐糖能異常の合併率がほぼ2倍にも達しています。表⑨に示したように、肥満度を示す体格指数BMIも高く、男女とも高度肥満の傾向を示しています。

NASH肝硬変は、肝がんになるリスクが高いことも特徴です。図㉒に示したように、ウイルス性肝炎を除く非B非C型肝硬変の中でNASHの割合は14・5%なのに比べて、肝がんを発症しているNASHは図㉓で見るように20%と多くなっています。

2016年発表のデータでも、NAFLDの発がん率は1000人当たり0・5人なのに対して、NASHでは5・3人と、ほぼ10倍に上ると報告されています。

図⑳ 非アルコール性脂肪性肝疾患（NAFLD）の予後

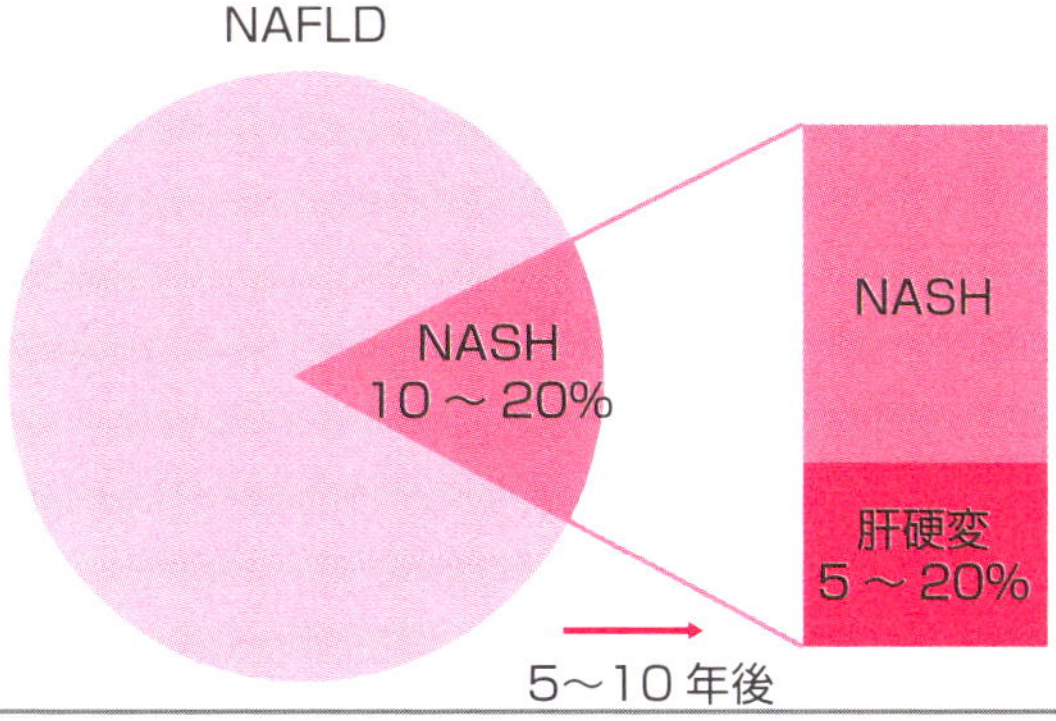

出典：日本肝臓学会「NASH/NAFLDの診療ガイドライン2010要約版」

図㉑ 肝硬変の生活習慣病合併率比較

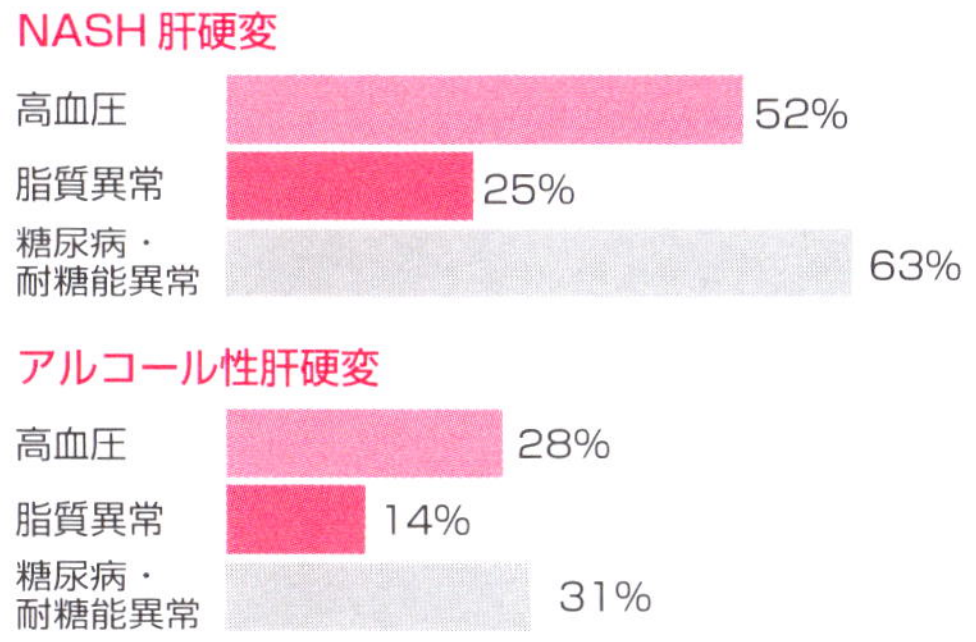

表⑨ NASH肝硬変とアルコール性肝硬変の患者のBMI※

	NASH肝硬変	アルコール性肝硬変
全体	27.0 ± 4.3	23.4 ± 6.4
男性	26.9 ± 4.2	23.0 ± 6.7
女性	27.0 ± 4.4	22.3 ± 3.9

※BMIは肥満度を示す体格指数。
算出方法は巻頭（5）ページの図4参照。

図㉒ 非ウイルス性肝硬変の成因別頻度

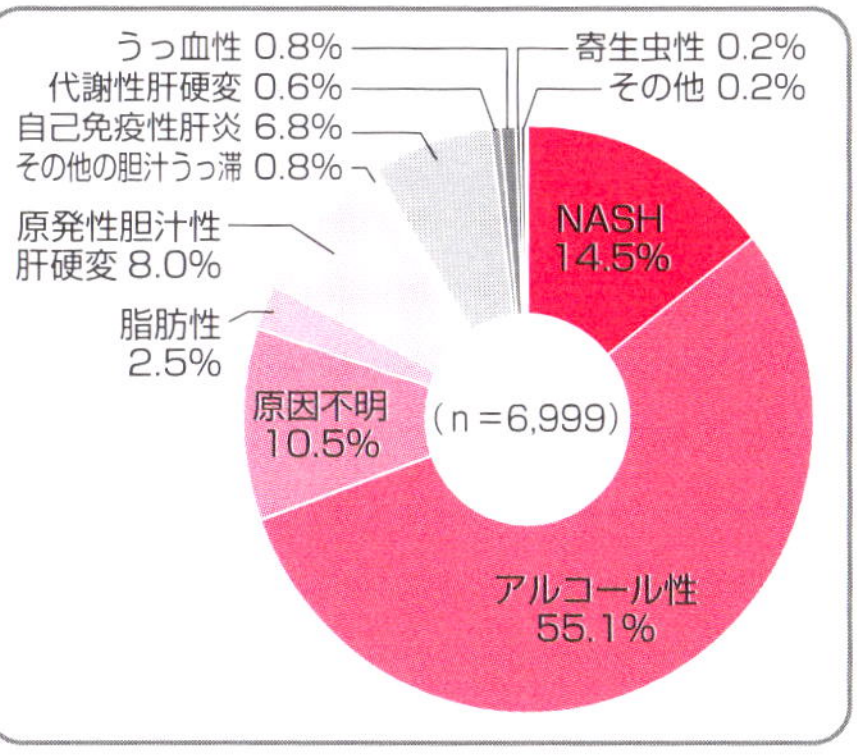

図㉓ 肝がんを発症した非ウイルス性肝硬変の成因別頻度

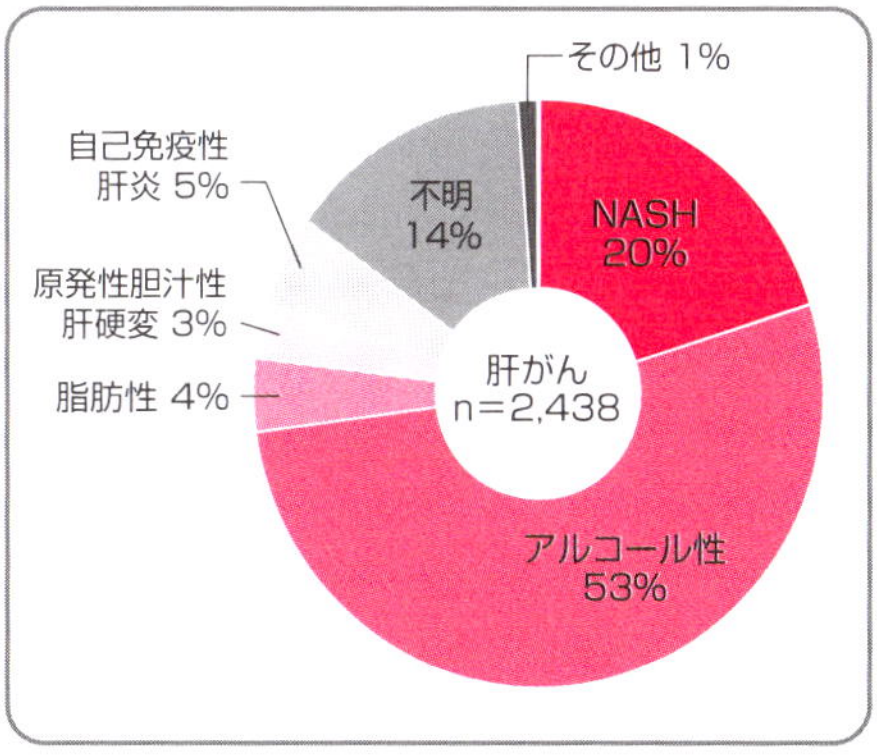

図㉑～㉓の出典：「我が国における非B非C肝硬変の実態調査2011」（響文社）

NAFLD、NASHの分かれ目は肝臓の線維化

飲酒量が過剰ではなく、他の肝臓病を発症していないのに、超音波検査で脂肪肝だとわかった場合は、ＮＡＦＬＤと診断されます。

ＮＡＦＬＤには進行しない単純性脂肪肝のＮＡＦＬと、肝炎から肝硬変へと進行するＮＡＳＨとが含まれます。ＮＡＦＬＤとＮＡＳＨの診断は83ページの図㉔に示した手順で進められます。ＮＡＦＬＤと診断されたらそこで安心せずに、進行程度を調べましょう。

ＮＡＦＬＤの進行程度を示す最も重要な要素は、肝細胞の線維化、つまり肝臓の硬さです。最初は血液検査と、その数値から算出する指標で予測します。その結果、肝臓の線維化が進んでいる疑いがある場合は、肝臓専門医を受診し、精密検査を受けましょう。

精密検査では、超音波またはＭＲＩエラストグラフィで肝臓の線維化を測定します。生活習慣病や他の肝疾患についても、くわしく検査します。

ＮＡＳＨの疑いがある場合は、肝臓の組織を調べる肝生検を行います。１〜２日の入院が必要で、体への負担もありますが、確定診断ができます。

脂肪肝のうちに、食生活と運動習慣を見直そう

ＮＡＳＨの疑いが現れないうちに、できればＮＡＦＬ（単純性脂肪肝）のうちに、肝臓に負担を与える過剰エネルギーを減らす、食事療法（１５０ページ参照）と運動（１８２ページ参照）を実践しましょう。

食事療法によって体重が減少すれば、それだけで肝臓の脂肪化や線維化が改善できるという報告が多数あります。ＢＭＩ25以上の肥満のＮＡＦＬＤでは7〜10％の減量、ＢＭＩ25未満では5％の減量で改善すると報告されています。

運動療法のみで、体重が減少しなくても、肝臓の脂肪化が改善したという報告も多数あります。有酸素運動、レジスタンス運動それぞれで改善例が報告されていますが、２つの運動を組み合わせれば、さらに大きな効果が上がります。食事療法の減量効果が加わればさらに肝臓の脂肪化、そして線維化を改善することが期待できます。

代謝異常に的を絞った新概念MAFLDが登場

ＮＡＦＬがＮＡＳＨに進行するリスクは、２型糖尿病やメタボリックシンドロームなどの代謝異常です。しかし、これらのリスクはＮＡＦＬＤの診断項目に含まれていません。

２０２０年、世界22カ国の専門医の会議で提唱された新しい疾病概念メタボリックシンドローム性脂肪肝（Metabolic dysfunction-associated fatty

図㉔ NAFLD、NASHの診断手順

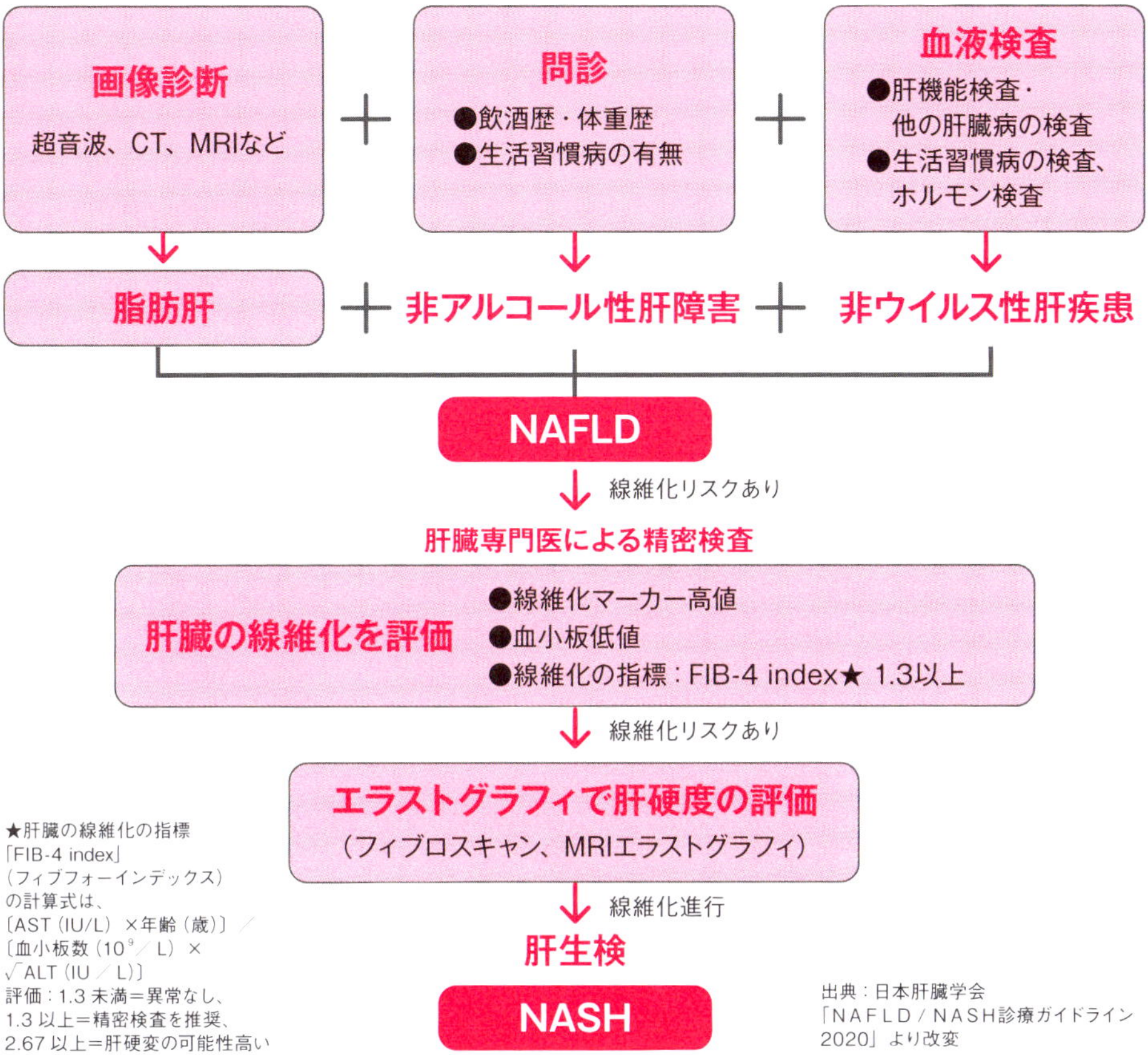

★肝臓の線維化の指標「FIB-4 index」（フィブフォーインデックス）の計算式は、〔AST（IU/L）×年齢（歳）〕／〔血小板数（10^9／L）×√ALT（IU／L）〕
評価：1.3 未満＝異常なし、1.3 以上＝精密検査を推奨、2.67 以上＝肝硬変の可能性高い

出典：日本肝臓学会「NAFLD／NASH診療ガイドライン2020」より改変

liver disease：略称MAFLD）は、脂肪肝に加えて、肥満、2型糖尿病、2つ以上の代謝異常（腹囲男性90／女性80㎝以上、高血圧、脂質異常、耐糖能異常、インスリン抵抗性など）のいずれかの合併を診断基準としています。

また、飲酒量、脂肪肝以外の肝疾患を除外しないため、過剰飲酒未満でもNAFLDの上限量より多く飲んでいる人のアルコール性肝障害、MAFLDがアルコール性肝障害やウイルス性肝疾患に及ぼす影響なども検討できます。また、日本人の脂肪肝患者の約25％を占める非肥満者（BMI23未満）の診断基準も定義され、病態解明に期待が寄せられています。

MAFLDは、診断に肝生検を必要としないため、肝臓専門医でなくても診断可能です。それでも代謝異常をチェックするため、NAFLDのなかでもNASHのリスクが高い脂肪肝患者を的確に診断できるといいます。

自己免疫性肝障害

免疫システムが自己の組織を攻撃する自己免疫疾患により肝障害が起こる病気があります。いずれも難病に指定されており、専門医による定期的なフォローアップが欠かせません。

自己免疫性肝炎（AIH）治療を継続することが肝心

自己免疫性肝炎は、自己免疫によって肝細胞に慢性的な炎症が起きる病気。自覚症状がないまま健康診断などで発見されることが多いとされます。

50～60歳代の女性に多く、男女比は1対6とされてきましたが、最近は男性の比率が増えて高齢化も進んでいます。患者数は全国で約1万人と推定されていますが、診断の進歩から今後は増加していくと見られています。

診断の条件は、肝細胞の障害を示すAST・ALT値が上昇し、自己抗体が陽性で免疫グロブリンが高いことに加え、ウイルスやアルコールなど、他の肝障害の原因がないことです。

発症後の進行はウイルス性など他の慢性肝炎より早く、肝硬変や肝不全に進行した状態で発見される場合もあります。また最近、急性肝炎として発症する症例が明らかになっており、まれに重症化すると報告されています。

慢性肝炎の状態で発見した場合の治療は、副腎皮質ステロイドのプレドニゾロンが効果的です。適量を根気よく内服することで炎症は改善し、進行も防ぐことができます。

ただ、副腎皮質ステロイドの服用を中断したり減量したりすると、肝炎が再燃しやすくなり、再燃を繰り返すと病気が進行しやすくなるとされます。

副腎皮質ステロイドは満月様顔貌《まんげつようがんぼう》（ムーンフェイス）、消化性潰瘍、糖尿病、脂質異常症、骨粗鬆症などの副作用が出ることがあります。主治医と相談し予防薬をじょうずに使い、きちんと服用しましょう。糖尿病や脂質異常症の予防のため肥満しないよう食生活に注意することもたいせつです。

いずれにしても専門医による定期的なフォローが欠かせません。肝臓に負担を与える過度の飲酒をやめ、糖尿病、脂質異常症などの予防がたいせつです。

原発性胆汁性胆管炎（PBC）無症候性のうちに治療すれば安心

肝臓の中を通る胆管が壊れて胆汁の流れが滞る病気です。以前は、病気が進行して肝硬変になってから見つかることが多かったため、「原発性胆汁性肝硬変」の名で難病指定されていました。しかし、現在は症状の出ない無症候性のうちに見つかることが多く、全国で5~6万人いると推定される患者さんの7割が無症候性です。

この病気も50~60歳代の女性に多く、男女比は1対7です。

原因は不明ですが、自己免疫反応によって胆管が攻撃されて発症します。他の自己免疫疾患を合併することもあり、患者さんの約15%に涙や唾液が出にくくなるシェーグレン症候群、約5%に関節リウマチ、慢性甲状腺炎が合併します。

根治治療薬はありませんが、胆汁の成分のひとつであるウルソ(ウルソデオキシコール酸)を服用すると胆汁の流れが促進されて肝機能が改善されます。ウルソだけで改善しない場合は、脂質異常症の治療薬であるベザフィブラートを使うことで肝機能が改善し、胆汁の逆流によって生じる合併症を予防できます。ベザフィブラートは保険適用になっていませんが、無症候性の段階であれば、この2剤を飲み続けることで進行が抑えられ、健康な人と同じ生活と寿命が得られます。

病気が進行して胆汁の流れが滞るとビタミンDの吸収が悪くなって骨粗鬆症が進行しやすくなったり、胆汁に含まれる成分が血液中に逆流するためにかゆみが出たり、食道や胃に静脈瘤が生じますが、それぞれ効果的な薬が開発されています。それら内科的な治療では効果が見られず、肝硬変が進行して肝不全となった場合は、肝移植を検討する必要があります。

原発性硬化性胆管炎(PSC) 進行したら肝移植が有効

胆管が障害されて硬く狭くなるために胆汁の流れが滞り、肝機能が低下する病気です。肝内胆管だけでなく、肝外胆管にも異常が認められる症例が多く見られます。

患者数は全国で約1200人と推定され、まれな病気です。男性がやや多く、20歳代と60歳代が発症のピークです。自己免疫疾患と考えられていますが、34~38%に炎症性腸疾患を合併することから、腸内細菌が肝臓や胆管に流入することが原因ではないかとも推定されています。

無症状の段階で発見された場合は、UDCAという胆汁排泄を促す薬やベザフィブラートなどの薬を服用し、内視鏡による胆管拡張治療などを行います。ただ、こうした治療では病気の進行を抑える効果は期待できません。

病気が進行すると、発熱や腹痛を伴う胆管炎を合併し、肝硬変や胆管がんを合併することもあります。進行例の治療は肝移植が有効で、5年生存率は75%に達します。ただし、再発することがあります。

肝硬変の特徴と経過

肝硬変は、慢性肝炎の終着点です。進行して肝臓が機能しなくなると、命にかかわる合併症が起きてきます。肝がんも発症しやすくなります。

肝臓が岩のようになり、機能を果たせなくなる

慢性肝炎が起きている肝臓では、組織が破壊と再生を繰り返しており、長年のあいだに壊死した肝細胞が線維化して、〈再生結節〉と呼ばれる構造ができます。その結果、肝臓全体がゴツゴツと岩のように硬く小さくなります。

再生結節が増えるにつれて働ける細胞は減っていき、肝機能は大きく低下するため、次第にいろいろな症状が出てきて、重篤な合併症も起きてきます。やがて、肝臓の機能が全面的に失われる肝不全の状態になり、肝がんも発症します。まさに慢性肝炎の終着点です。

非代償期に進行すると独特の症状や合併症が出現

肝硬変になっても、生き残った細胞が肝臓の機能を担っているうちは症状がほとんどないか、あっても軽微です。この段階を〈代償期〉といいます。

そうした余力をもってしても正常な機能が果たせなくなる段階を〈非代償期〉といい、以下のような肝硬変に特徴的な症状が現れることがあります。

- くも状血管拡張…首や胸、ほおに、くもが足を広げたような形に毛細血管が赤く浮き上がる。
- 手掌紅斑…手のひらの両側の盛り上がった部分がまだらに赤くなる。
- 腹壁静脈怒張…へそのまわりの静脈が太くなって浮き出る。
- 女性化乳房…男性の乳房がふくらむ。

さらに進行すると、黄疸、腹水、さらに食道静脈瘤、肝性脳症といった命にかかわる合併症が起きます。

肝硬変の診断には、血液検査による肝機能検査に加え、画像検査が欠かせません。おもに腹部超音波検査で肝臓の表面の凹凸、〈シャント〉と呼ばれる異常血管、腹水や脾臓の腫大の程度を調べます。肝がんが疑われる場合はCT検査も行い、内視鏡検査で食道・胃静脈瘤の有無を調べます。また、肝性脳症の程度を観察し、これらの検査結果を総合して重症度を診断します。判定には87ページ表⑩の「チャイルド・ピュー分類」が使われています。

図㉕　肝硬変の原因と経過

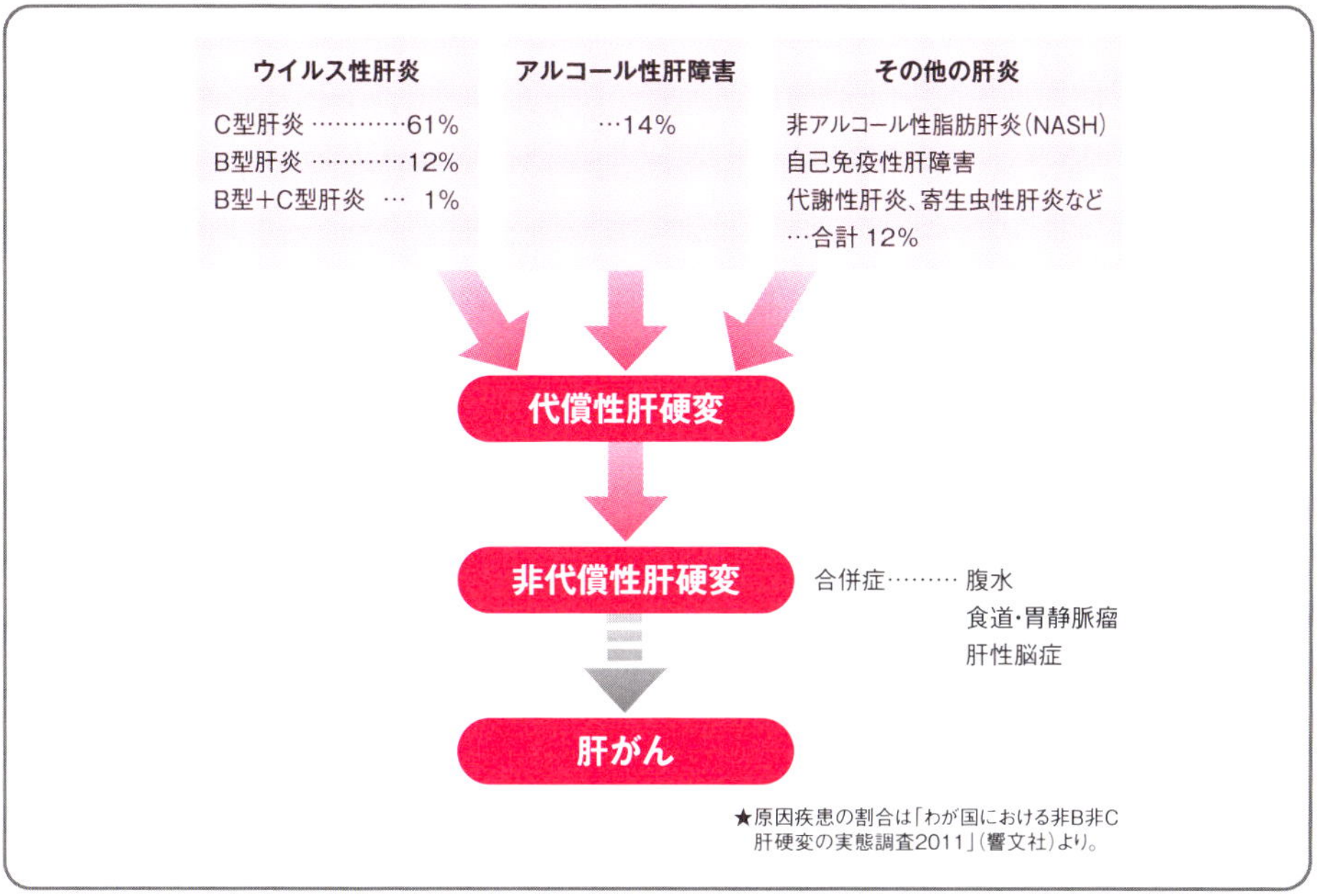

表⑩　肝硬変の重症度（ステージ）の分類（チャイルド・ピュー分類）

		ポイント		
		1点	2点	3点
項目	肝性脳症	なし	軽度	ときどき昏睡
	腹水	なし	少量	中等量
	血清ビリルビン値（mg/dL）	2.0 未満	2.0 ～ 3.0	3.0 を超える
	血清アルブミン値（g/dL）	3.5 超	2.8 ～ 3.5	2.8 未満
	プロトロンビン活性値（%）	70 超	40 ～ 70	40 未満

各項目の合計点でステージ（重症度）を分類する。
A→C で重症度が増す。

合計点	ステージ
5 ～ 6 点	A
7 ～ 9 点	B
10 ～ 15 点	C

資料：国立国際医療研究センター肝炎情報センター「肝硬変」

肝硬変の合併症―食道・胃静脈瘤、腹水、肝性脳症

肝機能が大きく低下した非代償性肝硬変になると、重篤な合併症が起こる危険が出てきます。1つでも発症すると急激に悪化するので早期治療が必要です。

食道・胃静脈瘤 門脈の圧力上昇が元凶

肝硬変が進行すると、無数にできた結節によって、小腸や大腸から肝臓に血液を運ぶ門脈の圧力が異常に高くなります。これを〈門脈圧亢進《こうしん》症〉といいます。

門脈圧が高まると、本来は肝臓を経由して心臓に戻る血液が肝臓に流入しにくくなります。滞った血液は、本来は血流の少ない食道や胃に向かう静脈に向かいます。その結果、細い静脈に大量の血液が流れ込むため、血管がふくらんで静脈瘤ができます。これが食道・胃静脈瘤です。

食道・胃静脈瘤は放置すると破裂する危険があります。破裂すると消化管内に大出血するため、吐血や下血が現れます。その場合は早急に処置をしないと命にかかわり、かつては半数近くが亡くなっていました。現在は食道・胃静脈瘤が見つかった段階で破裂を予防する処置を行うことができます。

腹水 門脈圧亢進と肝機能低下のサイン

肝硬変によって門脈圧が高くなると、血液の液体成分である血漿が血管の外に漏れ出たり、リンパ液がリンパ管から外に漏れたりして、腹部にたまるようになります。また、肝機能が低下すると血液中のたんぱく質のひとつであるアルブミンの合成が減ります。

アルブミンは血液中に水分を維持しておく働きを持っているので、アルブミンが減ると血液中の水分は血管の外にしみ出てきます。また腎臓の働きも腹水に関係しています。

これらが原因となって、肝硬変が進むと、合併症として腹水がたまっておなかが張ってきます。

はじめのうちは腹水がたまったことに自分で気づくことはほとんどありませんが、腹水がたまるような状態のときは、同時に足のむくみも出ます。

肝性脳症 肝硬変の末期症状

肝性脳症は、重い肝障害によって、89ページの表⑪に示したような、意識

障害を中心としたさまざまな精神神経症状が現れる状態をいいます。

　体の中ではさまざまな老廃物が発生し、それを肝臓が処理して無毒化しています。肝硬変など重い肝機能障害になると、この処理能力が低下し、老廃物が脳に達して障害を発生させるのです。そのおもな原因物質のひとつが、食物中のたんぱく質から大腸菌が作り出したアンモニアだとされています。

　大腸の中では常に大腸菌によってたんぱく質からアンモニアが発生し、血液中に吸収されています。肝臓の機能が正常であればそのアンモニアは肝臓で分解・解毒されますが、肝硬変になると解毒機能が極端に低下しているので、血液中のアンモニア濃度が高くなり、脳に達して脳の働きを阻害してしまうのです。また、肝機能の低下によって血液中のアミノ酸のバランスがくずれることも肝性脳症の原因になるといわれています。

表⑪　肝性脳症の昏睡度による分類

昏睡度	状態	参考
Ⅰ	睡眠と覚醒のリズムが逆転（昼夜逆転） 多幸気分、ときに抑うつ状態 だらしなく、気にとめない態度	この段階では 判断できないことが多い
Ⅱ	見当識の障害、物の取り違え 異常行動時に傾眠状態だが、ふつうの呼びかけで開眼し、会話できる 無礼な言動があったりするが、医師の指示に従う態度をみせる	興奮状態はない 尿・便失禁はない 羽ばたき振戦あり
Ⅲ	しばしば興奮状態またはせん妄状態を伴い、反抗的態度をとる 嗜眠状態（ほとんど眠っている） 刺激を与えると開眼するが、医師の指示に従えない、従わない	羽ばたき振戦あり 見当識が高度に障害される
Ⅳ	昏睡（完全に意識を消失） 痛み刺激に反応する	刺激に対して払いのけたり、 顔をしかめたりする
Ⅴ	深い昏睡 痛み刺激にも反応しない	

Q　肝性脳症を見分ける方法はありますか？

A　肝性脳症は放置するとどんどん症状が悪化していき、最終的に生命の危険さえ生じます。

　身近に肝臓病をわずらっている人がいる場合は、肝性脳症を早期に発見することを心がけましょう。

　ごく初期の肝性脳症では症状を見分けにくいのですが、簡単な計算をしてもらって、計算力が落ちていないか調べるとよいでしょう。

　また、肝性脳症では〈羽ばたき振戦〉という独特な手指のふるえが特徴です。ひじを伸ばして指を伸ばしたまま手首を反らせたとき、鳥が羽を羽ばたくように、ややゆっくりとふるえるようなら、すぐに治療を受けなくてはいけません。

羽ばたき振戦

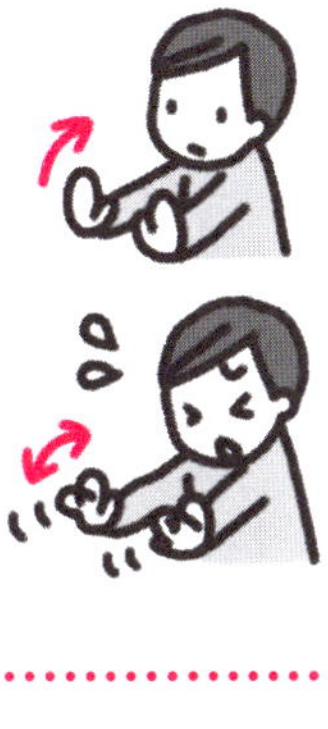

肝がんの特徴と診断

肝がんは最大の原因であるウイルス性肝炎の減少とともに近年、減少しています。その一方で近年、増加しているNAFLDによる肝がんの対策が急がれています。

罹患率、死亡率ともここ20数年来、減少傾向に

肝臓にできるがんは、大きく2つに分けることができます。もともと肝臓に発生した〈原発性肝がん〉と、他の臓器に発生したがんが肝臓に転移した〈転移性肝がん〉です。

肝臓にはたくさんの血液が流れ込むため、さまざまな場所にできたがんがこぼれ落ち、血液を介して肝臓に流れてくるため、がんの転移が多く見られます。そのため発生頻度としては、原発性肝がんよりも転移性肝がんのほうが多くなります。

原発性肝がんは、肝細胞そのものから発生する肝細胞がんと、胆管上皮細胞に発生する胆管細胞がんの、ほぼ2種類に限られます。わが国ではそのうち肝細胞がんが90％以上を占めるため、肝がんといえば肝細胞がんをさすと考えてよいでしょう。

肝がんは予後不良の疾患とされ、患者さんの死亡率は95％と高く、世界的にはがんによる死因の第3位にランクされています。

わが国での2020年の調査では、死因の第1位はがんであり、肝がんは肺、大腸、胃、膵がんに次いで第5位。男女別でもそれぞれ第5位です。

91ページの図㉖に見るように、幸いなことに、肝がんの罹患率は男性は1995年、女性も2000年ごろから減少傾向にあり、死亡率も同じように減ってきています。

ウイルス性肝がんは減少傾向、NASHによる発がんは増加傾向

わが国では、肝細胞がんの多くはB型・C型肝炎ウイルスによる慢性肝炎や肝硬変から発生しています。B型肝炎ウイルスを持つ人は、ウイルスを持たない人にくらべて150～200倍も肝がんになりやすく、C型肝炎ウイルスを持つ人では、持たない人にくらべて約800倍も肝がんになりやすいというデータもあります。

C型肝炎ウイルス感染者では、ほとんどが進行した慢性肝炎や肝硬変から肝がんに移行します。また、血液検査でALT（GPT）の値が高い人に、がん

の発生が多いことがわかっています。

一方、B型肝炎ウイルスでは、慢性肝炎や肝硬変からがんが発生するだけでなく、肝機能に大きな異常はなく、無症候性キャリアといっていいような人からでも肝がんが発生することがあり、B型肝炎ウイルスそのものに肝がんを発生させるメカニズムがあるのではないか、とも考えられています。

49ページに、肝がんの原因の年次推移を示す図④を載せました。1991年当時、C型肝炎ウイルスによる肝がんは約70%を占めていましたが、その後の治療法の進歩により、2010年には約50%に減少しています。

ただ、B型肝炎ウイルスによる肝がんは、その間も約15%前後で推移し、最近になっても減少していません。

その一方で増加傾向にあるのが、非ウイルス性肝炎です。1991年には10%前後だったのが、2015年には30%を超えています。

非ウイルス性肝がんの原因は、アルコール性肝障害と非アルコール性脂肪肝炎(NASH:78ページ参照)に二分されますが、このうち、NASHの増加が注目されています。

というのは、前がん病変である肝硬変の病因のうち、アルコール性肝障害の頻度も漸増していますが、NASHは2007年の2%から2014年の9・1%へと急増しているからです。

81ページの図㉑に示したように、NASH肝硬変は高血圧や糖尿病などの生活習慣病の合併率が高いことが特徴です。糖尿病は男女ともに増加傾向が続いており、NASHは肝がんの新たなリスクと見られるからです。

図㉖　日本人の部位別がん罹患率の年次推移

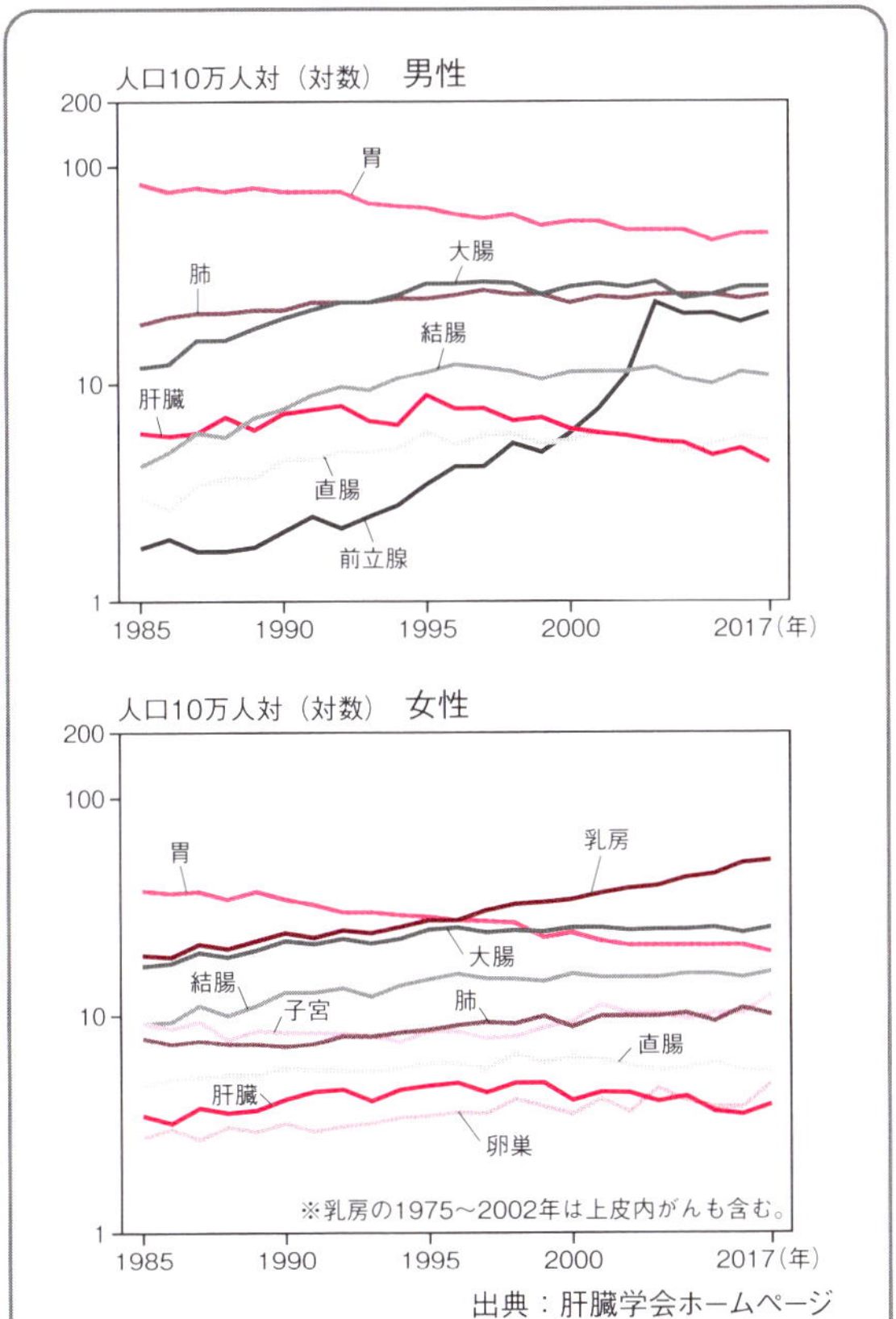

出典：肝臓学会ホームページ

肝がんは転移しにくいが、再発しやすいのが特徴

肝がんは早期に発見して局所療法ができれば、5年生存率は70％を超えます。進行すると、骨や肺、脳への遠隔転移が起きますが、他の部位のがんにくらべて転移しにくいのが特徴です。

ただ、肝がんは治療後の再発率が高いのが特徴です。とくに肝がんの過半数を占めるC型肝炎ウイルスによる肝がんは再発しやすく、切除術後3年で再発率は70％以上に達します。

治療で根治させても、肝臓の他の場所に再発し、何度も繰り返されます。再発を繰り返すごとに期間が短くなっていき、がんの悪性度が高くなり、転移もしやすくなっていきます。

再発を抑える治療法や薬の研究・開発が盛んに行われていますが、残念ながら今のところ有力なものがないのが現状です。

肝がんの高リスク群は定期的に超音波検査を

どのがんも同じですが、早期に発見するほど治療法の選択肢が多く、比較的負担の少ない治療法を選ぶことができ、予後も期待できます。

わが国では、肝がんの最大の原因であるウイルス性肝炎の早期発見と定期的な検診による肝がんの早期発見プログラムが確立されています。それにより肝がんの早期発見に関して世界トップクラスですが、今後は、ＮＡＳＨなど、肝炎ウイルスを持たない人の肝がんの早期発見が課題とされています。

現在、行われている肝がん早期発見のための検査と診断のプログラムを95ページの図㉘に示しました。

重要なことは、肝がんを発症する危険性の高い人は定期的に検査を受けるようにすることです。そこでプログラムでは危険度の高さによって該当者を高危険群と超高危険群に分け、高危険群は6カ月ごと、超高危険群は3～4カ月ごとに定期的に肝がん検査を受けることを推奨しています。

高危険群とは、B型慢性肝炎、C型慢性肝炎、肝硬変のいずれかがあること。超高危険群は、B型肝硬変、C型肝硬変患者です。

以上に、危険因子（年齢、性別、糖尿病の有無、肥満度、ＡＳＴ・ＡＬＴ値、血小板数、飲酒量、B型慢性肝炎であればＨＢＶ－ＤＮＡ値など）を加味して、高危険群か、あるいは超高危険群かに仕分けます。

さらに、肝機能の低下（ＡＳＴ・ＡＬＴ値の上昇、血小板数の減少）に、高齢者、男性、糖尿病、肥満、過剰な飲酒歴などが重複していれば、肝がんの危険群とし、定期的な肝がん検査を推奨しています。ぜひ自分の危険レベルに適したスケジュールで検査を受け、早期発見に努めましょう。

図㉗ 肝がんのリスク評価と定期検査のスケジュール

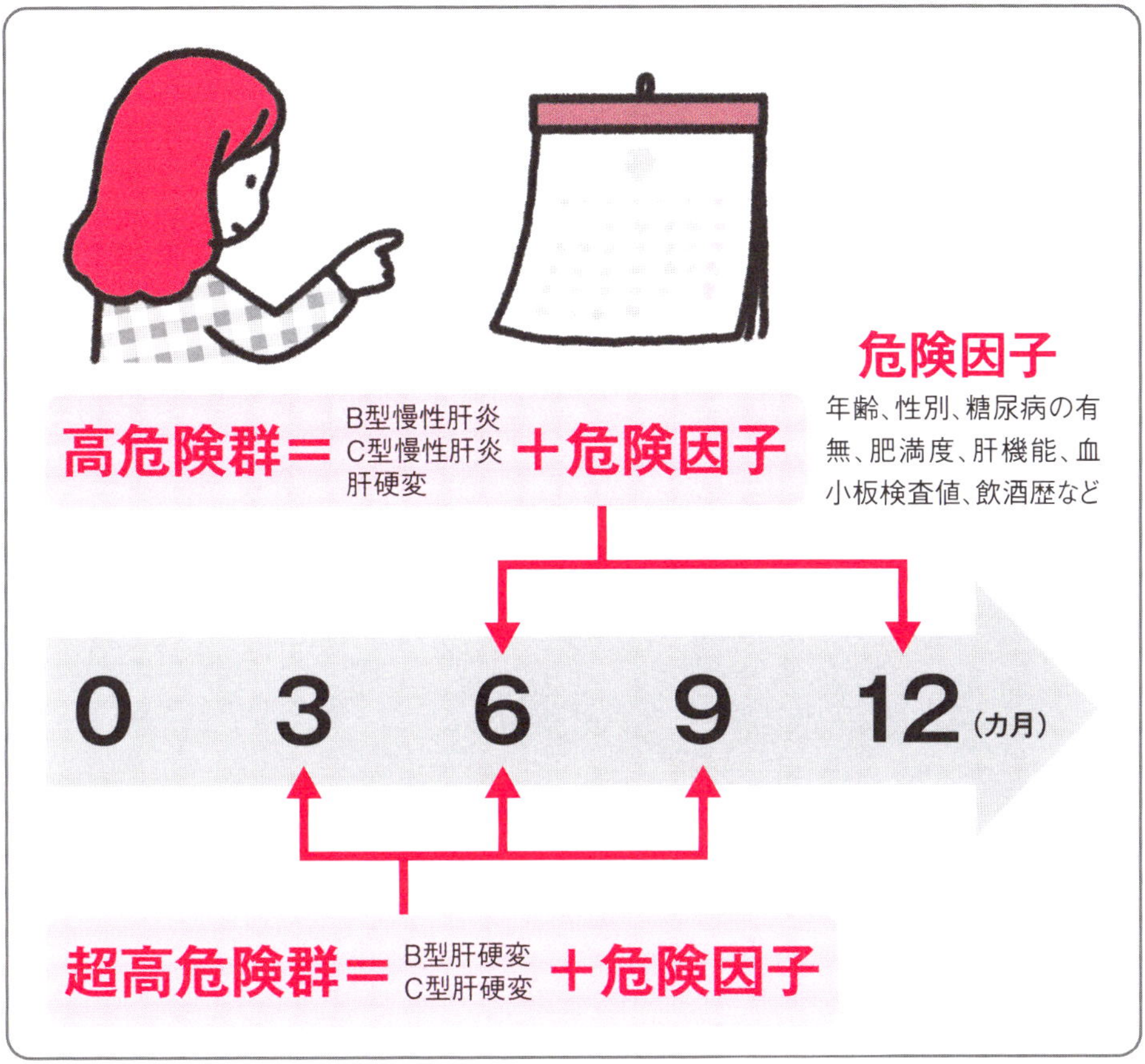

Q 胆管細胞がんとはどういう病気ですか？

A 原発性肝がんのひとつで、肝細胞がんが肝臓の実質部分に発生するがんであるのに対し、胆管細胞がんは、肝臓内にある胆汁の通り道である胆管の上皮細胞に発生するがんです。ちなみに、肝臓の外の胆管に発生するがんは胆管がんといって区別をします。

胆管細胞がんは、原発性肝がんのおよそ5％を占めます。

肝細胞がんがあまり転移しないがんであるのに対して、この胆管細胞がんはリンパ節への転移が多くみられます。

肝臓の外の胆管に発生するがんとくらべて小さいのが特徴です。また大きさが小さいと症状はほとんど現れません。

肝細胞がんと違って、基本的には慢性肝炎や肝硬変のない正常な肝臓に発生することがほとんどです。治療は手術による切除が一般的です。

肝がん検診の基本は腫瘍マーカーと画像診断

肝がんを見つける検査と診断の手順を図㉘に紹介しました。最初の検査は超音波検査と腫瘍マーカー検査です。

腫瘍マーカーは、ＡＦＰ、ＰＩＶＫＡ-Ⅱ、ＡＦＰ-Ｌ3分画（33ページ）の3項目があります。このうち、ＡＦＰとＰＩＶＫＡ-Ⅱは、超高危険群、高危険群については保険適用されていますが、ＡＦＰ-Ｌ3分画は、肝がんの可能性が高い場合のみ保険が適用されます。

超音波検査は34ページでも紹介したように、機器の進歩により直径1cm程度の小さな病変も発見できます。

超音波検査で結節性の病変が見つかった場合は、ダイナミックＣＴまたはダイナミックＭＲＩによる検査を行います。超音波検査で結節が見つからない場合でも腫瘍マーカーが上昇している場合は、これらの検査を行うことがあります。

ダイナミックＣＴとは、造影剤を急速注入し、各時間ごとに変わる血流のタイミングで反復撮影する方法です。多列式ＣＴ（ＭＤＣＴ）を使うことで短時間に検出でき、検出感度も向上し、超音波検査では検出できない肝がんも見つけることができます。

ダイナミックＭＲＩ検査は、肝細胞特異性造影剤ガドキセト酸ナトリウムを使うことで、肝臓内の組織を鮮明に映し出すことができ、肝がんの早期発見に有用です。

一度の検査でわからない場合もある

ダイナミックＣＴ、ＭＲＩ検査による肝がんの典型的な造影パターンは、「早期造影あり」と「後期低吸収域あり」がそろった場合です。

「早期造影あり」でも「後期低吸収域なし」で、腫瘍直径が1cm以上の場合、「早期造影なし」でも腫瘍直径が1.5cm以上の場合は、再度、精査するために、造影超音波、血管造影下ＣＴ、肝生検などを行います。

以上の検査結果で経過観察となった場合は、経過中、腫瘍が大きくなったり、腫瘍マーカーが上昇した場合には再度、ダイナミックＣＴ・ＭＲＩの検査を行います。

なお、画像検査で肝がんの典型的な造影パターンではなく、肝内胆管がん、転移性肝がん、良性腫瘍が疑われることもあります。その場合はそれぞれに必要な精密検査に進みます。

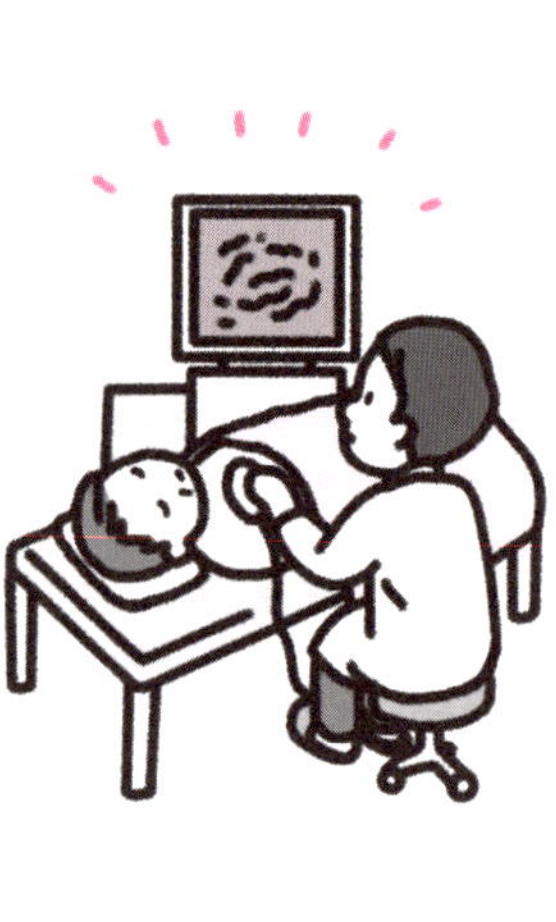

図㉘ 肝がんの早期発見と診断の手順

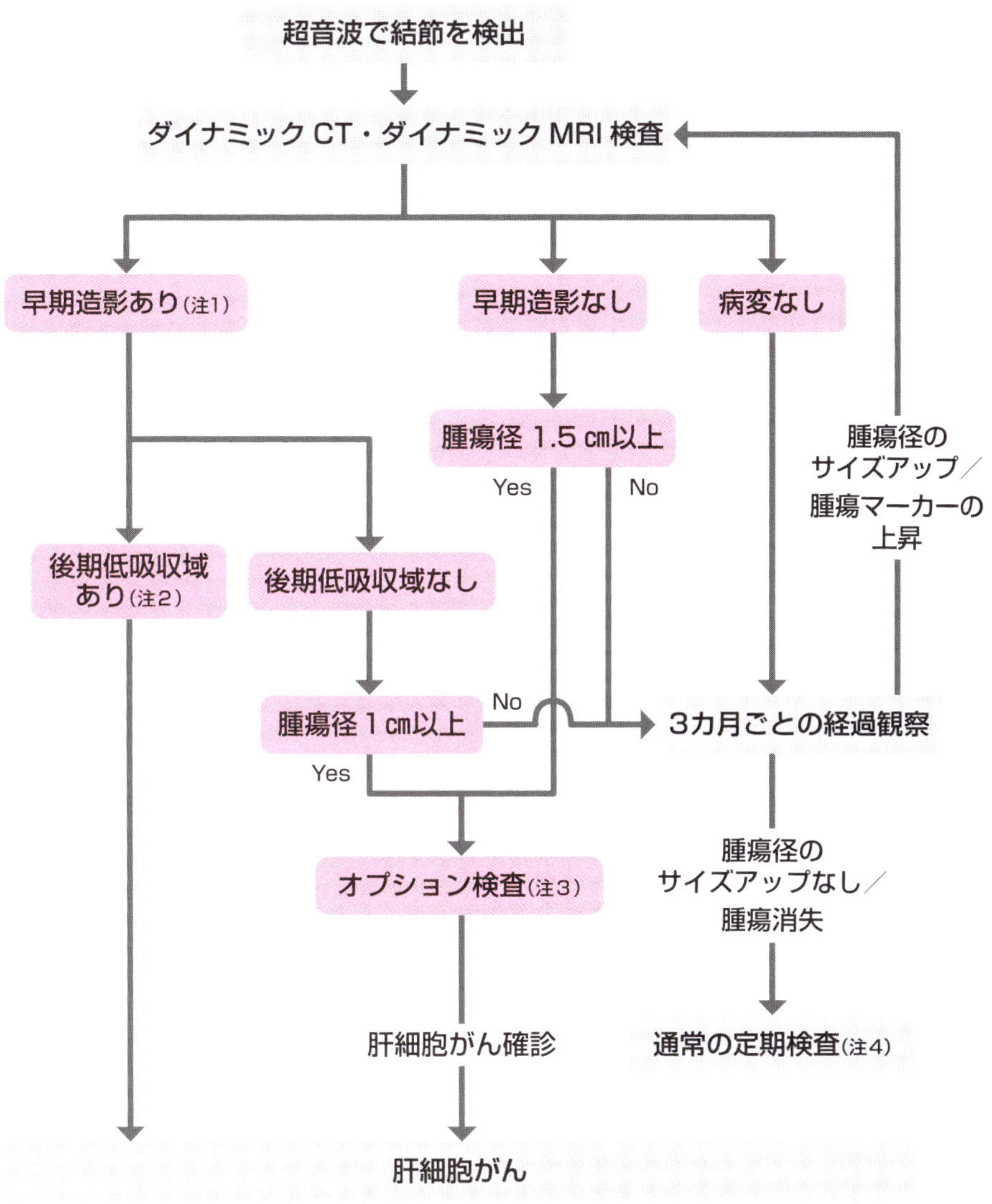

注1：「早期造影あり」とは、造影剤注入後15～30秒で、周囲の肝臓組織より濃く染まる部分が見えること。
注2：「後期低吸収域あり」とは、造影剤注入後80秒以降で、周囲の肝臓組織より白く見える部分があること。
注3：ここまでに行っていない検査など、担当医の裁量で選択する。
注4：超高危険群は3～4カ月ごと、高危険群は6カ月ごとの超音波検査と腫瘍マーカー検査。

資料：日本肝臓学会「肝癌診療ガイドライン2020年版」を一部改変

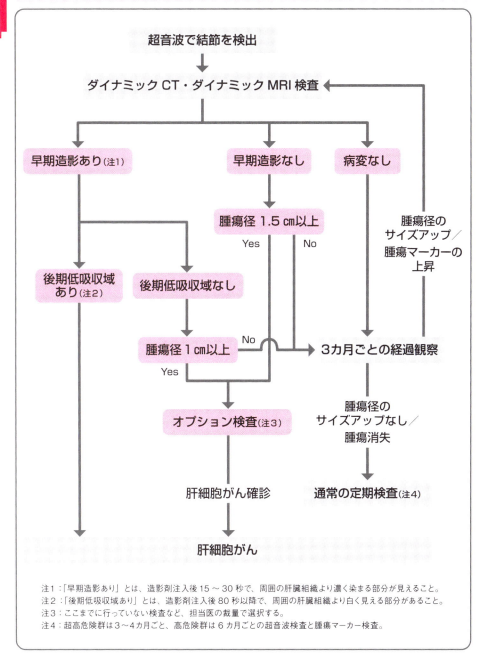

COLUMN

肝《かん》心《じん》要《かなめ》

〈肝心要〉という言葉があります。肝腎要とも書くのですが、肝も心（腎）もとてもたいせつなこと、とりわけ重要なことを意味します。古くから肝臓と心臓、または腎臓は、五臓の中でとくにたいせつなものと考えられていたのです。

　このような慣用句、あるいはことわざの中に、肝、つまり肝臓を表すことばを使ったものがあります。

◎肝胆相照らす

　肝は肝臓、胆は胆のうで、転じて「肝胆」は心の中、誠の心を意味します。そこから、「肝胆相照らす」とは、互いに心の中を打ち明けて話をすることができる、深く理解し合ってつきあえるという意味です。

　本心を打ち明けるという意味の「肝胆を吐く」、真心を表すという意味の「肝胆を披《ひら》く」などということわざもあります。

◎肺肝を出《いだ》す

　肺肝とは肺と肝臓のことで、肝胆と同じように心の中、心の奥底という意味です。「肺肝を出《いだ》す」とは、本心をさらけ出すことです。

　そのほか、肝《きも》に銘ず、肝を冷やす、肝が小さいなど、度胸や意思など、人の心に深くかかわるものとして肝ということばが使われています。

　肝は肝臓をさすだけでなく、内臓全般を意味している場合がありますが、いずれにしても、内臓のなかで最も大きく役割の大きな肝臓は、体の働きだけでなく、心の働きにも大きくかかわっていると考えられていたのかもしれません。

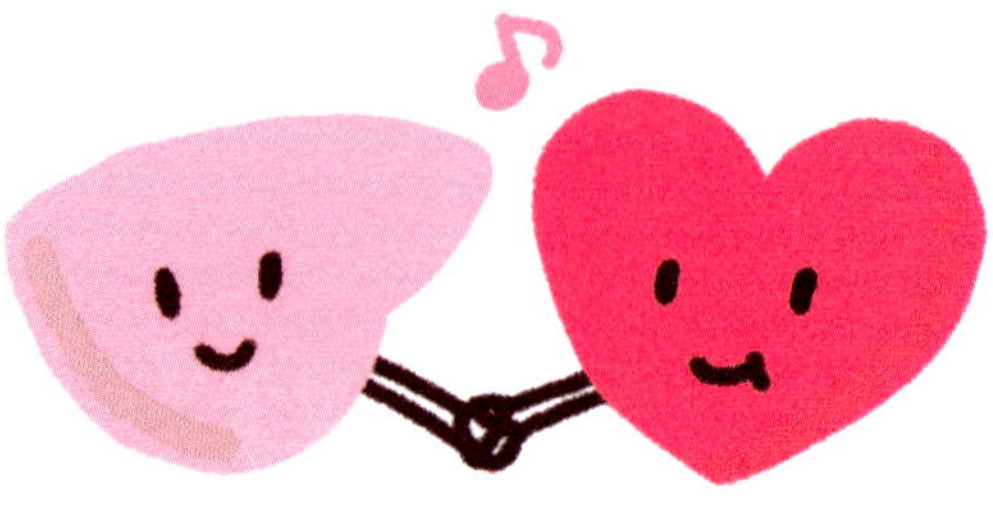

第4章

肝臓病の治療

B型・C型肝炎の治療に使われる改良型のインターフェロンや新しい抗ウイルス薬、さらに体に負担の少ない肝がんの治療法や新しい抗がん剤など、肝臓病の治療は日々進歩しています。肝臓病と闘うには治療法を理解し、積極的に治療に取り組むことがたいせつです。

肝炎の治療の基本

短期間に治ることの多い急性肝炎と異なり、慢性肝炎の治療は長いケアが必要です。C型肝炎は投薬だけでウイルスを排除できるようになりましたが、治療の効果を上げて進行を防ぐには、生活習慣の改善もたいせつです。

ウイルス性肝炎では、ウイルスの排除が第1目標

肝炎の大半を占めるウイルス性肝炎の治療は、ウイルスの排除が第一の目標となります。

急性肝炎では多くの場合、安静と栄養補給により10日くらいで炎症がおさまるとともに、ウイルスも排除されて自然治癒します。

慢性肝炎でウイルスを排除するには、インターフェロンや抗ウイルス薬を使う必要があります。

インターフェロンは、体に本来ある免疫反応を増強してウイルスを排除しようとする薬です。免疫機能を持ったんぱく質の一種で、皮下注射で投与されます。

抗ウイルス薬は、ウイルスに直接働きかけて増殖を阻止する薬剤です。近年、続々と新薬が開発され、経口薬で手軽に飲めることもあり、ウイルスによる慢性肝炎の治療の主役となっています。

肝機能の低下を防ぐ生活習慣の改善も必須

慢性肝炎では、ウイルスを排除する治療を行っても、あまり効果が上がらなかったり、鎮静化したのち、再びウイルスが増殖したりすることがあります。

そうした場合は、肝庇護薬を使った、肝臓の炎症を鎮めて肝臓の線維化を防

Q **急性肝炎ではどのような治療が行われますか?**

A 急性肝炎は、多くの場合、入院して十分な栄養をとって安静を保てば、数週間で自然治癒します。入院期間は10日程度と短期間です。安静にすると体力の消耗を防ぐことができると同時に、横になることで肝臓への血流が増え、肝機能の回復が促進されます。

点滴でブドウ糖やビタミンなどの栄養を補給し、必要に応じて薬物治療を行うことがあります。

肝臓の炎症を抑える薬や、慢性化が予測できるウイルス性肝炎の場合は、抗ウイルス薬が利用されることもあります。

ぎ、肝硬変や肝がんへの進行を抑えるための薬物療法を行います。抗ウイルス薬と併用することもあります。

肝臓障害の進行を抑えるには、日常生活に気を配ることもたいせつです。

ひとつは食生活です。肝臓に負担を与える糖質や脂質、アルコールのとりすぎを避け、良質なたんぱく質、ビタミン、ミネラルをバランスよく、適正量とることです（150ページ参照）。

適度な運動をすることもたいせつです。（180ページ参照）

かつては、慢性肝炎は、急性肝炎と同じように、安静第一とされていました。しかし、過度の安静による運動不足は肝臓の回復力を低下させ、かえって、病状を悪化させることがわかってきました。

そこで、今は、できる範囲で普通の生活を心がけることが推奨され、炎症が落ち着いているときはむしろ、適度に運動することがよいとされます。

NAFL、NASHは食事療法と運動療法が主役

肝炎ウイルスが関与しない慢性肝炎は、肝庇護療法に加えて、食事療法と運動を治療の柱とします。

アルコール性脂肪肝から慢性肝炎に進行した場合は、アルコールを断つことが最大の治療法です。

NAFL（非アルコール性脂肪肝）から進行したNASH（非アルコール性脂肪肝炎）は、食事療法と運動によって、肥満、糖尿病、脂質異常症などの合併症を改善して肝臓の負担を減らすことが肝硬変への進行を防ぐ防御策となります。

慢性肝炎の治療法

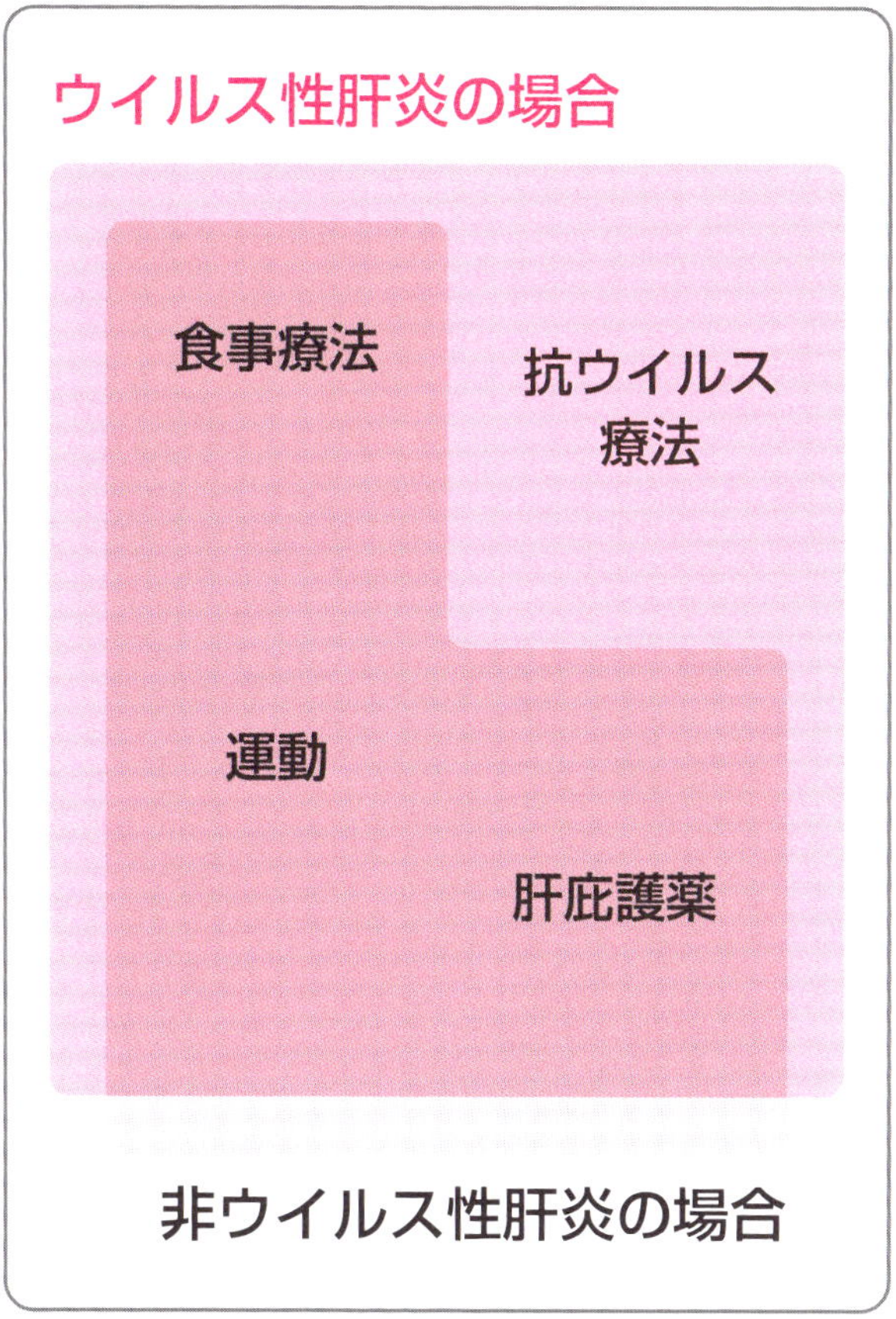

肝機能を改善する肝庇護療法

ウイルスを排除する作用はありませんが、免疫抑制作用や抗炎症作用によって、上昇したALT値やAST値を下げます。ALT値が改善することによって、肝がんの発生を遅延・抑制することが期待されています。

強力ネオミノファーゲンシー ALT値を下げてくれる

慢性肝炎などで、肝機能を改善させる目的で使われる薬です。一日1回40～60㎖（増量の場合100㎖が上限）を静脈注射あるいは点滴します。

主成分のグリチルリチンは漢方の生薬である甘草に含まれる成分で、免疫調整作用や抗アレルギー作用、抗炎症作用などがあります。

強力ネオミノファーゲンシーのおもな作用は免疫抑制で、肝細胞の破壊を抑えて、ALT（GPT）値、AST（GOT）値を下げます。

B型、C型両方のウイルス性慢性肝炎に用いられますが、ウイルスそのものを排除したり、その活動を抑制したりする作用はありません。

インターフェロンなど抗ウイルス薬の効果がない場合にも、この強力ネオミノファーゲンシーの投与によって肝機能の改善が見られ、高齢などでインターフェロンが使えない場合や副作用でインターフェロン治療をあきらめなくてはならない人にも使うことができます。また急性増悪によってALT値が急激に上昇したときにも効果を発揮します。

進展した慢性肝炎や肝硬変に投与してALT値を正常範囲に保っておくと、肝がんの発生率が下がるという報告もあります。

Q 強力ネオミノファーゲンシーの副作用は？

A 重篤な副作用のひとつとして、〈偽アルドステロン症〉があげられます。アルドステロンは副腎皮質ホルモンの一種で、血圧を上昇させ、カリウムの排泄を促す働きがあります。このホルモンが過剰になると、高血圧、浮腫、低カリウム血症などを起こし、これらを総称して〈アルドステロン症〉と呼びます。血中のアルドステロンが増加していないのにアルドステロン症の症状を示すものを偽アルドステロン症といいます。強力ネオミノファーゲンシーの主成分であるグリチルリチンにはこの偽アルドステロン症を起こす作用があります。

C型肝硬変でもALT値を低く維持すると、肝がんの発生が減る

グループ	ALT 年平均値（IU/L）	肝がん発生率（%）
ALT 持続高値群	≧ 80	10.5
ALT 持続低値群	＜ 80	3.0

出典：多羅尾和郎「多剤併用も含めた強力な抗炎症療法による肝発癌予防」、肝胆膵、38、535-544、1999

強力ネオミノファーゲンシーの投与のポイント

適応疾患	B型慢性肝炎 C型慢性肝炎 自己免疫性肝炎 薬剤性肝障害
投与量・投与方法	漸増する場合：1回40mL、週2回の静脈注射で開始。十分な効果が見られない場合は、1回100mL、週6回まで増やす。 漸減する場合：急性増悪によってALTが200IU/L以上の場合、1回100mL連日の点滴から開始。ALT値が改善したら投与量・回数を漸減していく。
副作用	ショック、アナフィラキシーショック、 アナフィラキシー様症状、 偽アルドステロン症　など
禁忌	高血圧症、低カリウム血症、 重篤な糖尿病で血糖値のコントロールが悪い場合

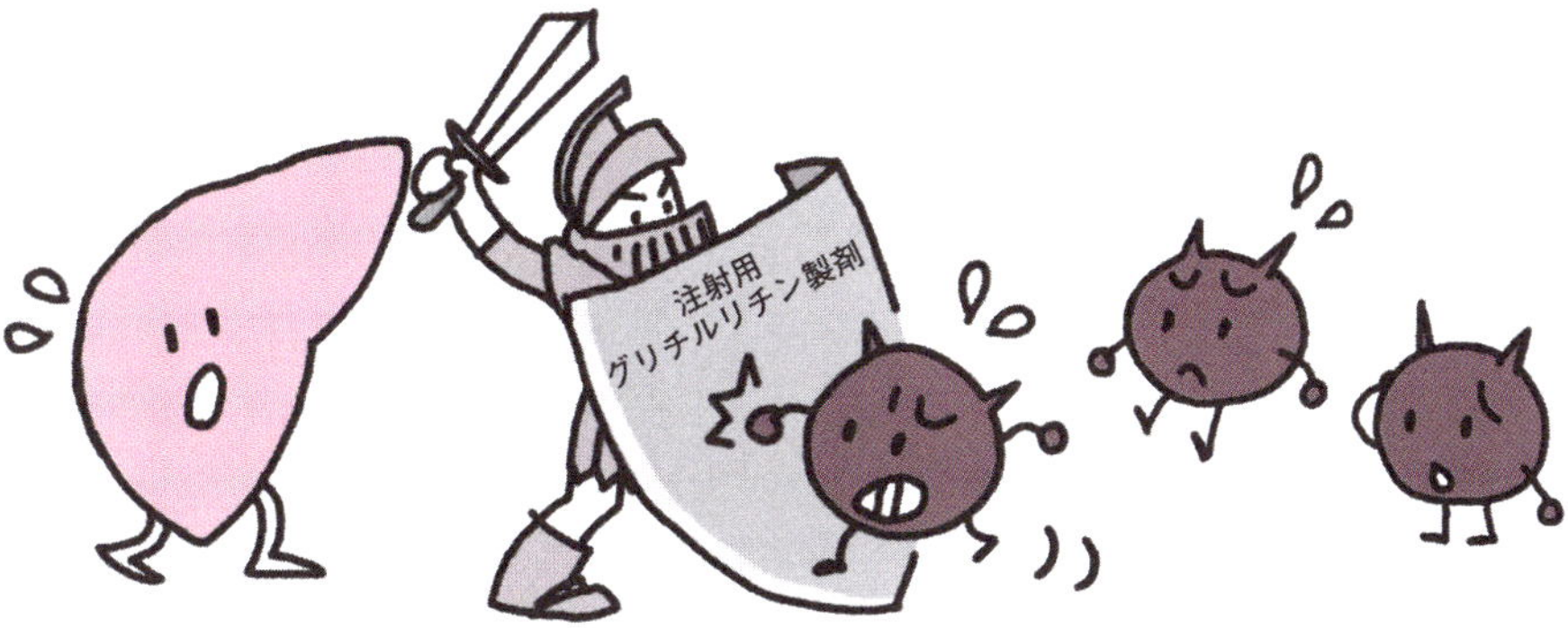

ウルソデオキシコール酸 熊の胆の成分

ウルソデオキシコール酸は胆汁酸の一種で、これは胆汁の主成分です。古くから、胆汁の分泌や排出を増加させる利胆薬として利用されている民間薬の熊《くま》の胆《い》の成分と同じものです。

胆汁の流れをよくして胆石を溶かします。また、血流をよくして肝機能を改善する作用があり、胆石や胆汁うっ滞を伴う肝臓病に使われます。慢性肝炎で肝機能を改善する働きも認められています。

さらにウルソデオキシコール酸には肝細胞膜の安定化や、免疫調整作用があり、内服することによって、ALT(GPT)の値を改善することが確認されています。

通常、内服を始めてから2~3カ月たつとALT値が低下しますが、およそ3割程度にALT値の改善が見られない例もあるとされます。

2007年に、C型慢性肝炎の治療薬として認可されていますが、ウルソデオキシコール酸には肝炎ウイルスを排除する作用はありません。

しかし、慢性肝炎や肝硬変においてALT値を低く保つことは、肝がんへの進展を抑制する効果があることが認められていて、インターフェロン療法や抗ウイルス薬の効果が不十分なとき、その副作用で使用できないときなどに利用されます。

なお、肝庇護療法には、これらの薬剤のほかに、瀉血《しゃけつ》療法といって、肝臓に沈着する鉄を減らす目的で血液を抜き取る治療法が行われ、C型慢性肝炎では保険適用されています。しかし、有効な抗ウイルス薬の登場で、現在はこの治療法を行う必要性が薄れ、ほとんど行われていません。

Q 民間薬に熊《くま》の胆《い》というものがありますが、肝臓病に対する効果は?

A 熊の胆は〈熊胆《ゆうたん》〉と呼ばれる生薬で、ヒグマやツキノワグマの胆のうを取り出し、まわりの脂肪を取り除いて乾燥させたものです。

胆汁を固形化したもので、成分には多くのウルソデオキシコール酸を含みます。またタウリンなども多く、胆汁の流れをよくするとともに、肝機能の改善に効果があると考えられます。

しかしクマの胆のうの利用が、動物保護の観点や違法取引などから問題視されており、今は使いません。ウルソデオキシコール酸が化学合成できる現代では、製剤製品の利用が推奨されます。

ウルソデオキシコール酸の内服量と内服法

適応疾患	B 型慢性肝炎 C 型慢性肝炎 自己免疫性肝炎 原発性胆汁性肝硬変 薬剤性肝障害 非アルコール性脂肪肝炎の一部
内服量と内服法	1 日 300mg を毎食後に分けて内服。 2～3 カ月服用して ALT 値が低下しない場合は、1 日 600mg に増量する。
禁忌	肝内胆汁うっ滞が高度な場合 (完全胆道閉塞、劇症肝炎など)。

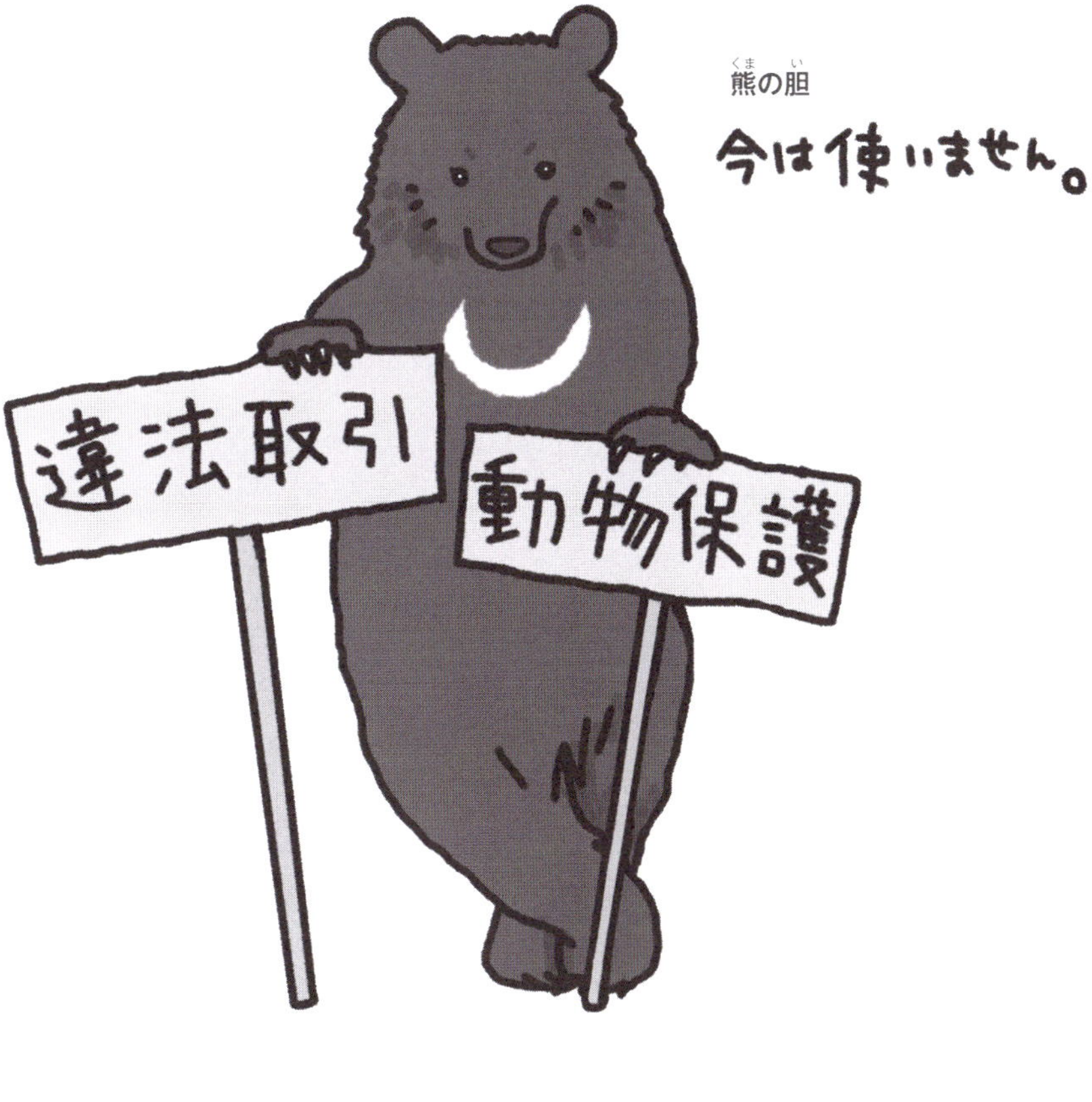

B型肝炎の治療と経過

B型肝炎の治療目標は、肝炎を抑え、肝がんを防ぐことです。治療期間が長いので、自分の生活設計に適した治療法を選ぶことがたいせつです。

無症候性キャリア、非活動性キャリアは経過観察に

62〜63ページに紹介したように、Ｂ型肝炎の感染後の経緯は複雑で、個人差も大きくなります。そのために、Ｂ型慢性肝炎と診断されても経過観察ですむ人がいる一方で、すぐに治療を必要とする人もいます。

ＨＢｅ抗原陽性の無症候性キャリア、ＨＢｅ抗原陰性の非活動性キャリアは定期検査による経過観察となります。

無症候性キャリアの人は10〜30歳代に発症することがありますが、その場合も、画像検査で肝臓の線維化が見られず、劇症化の可能性がなければ、治療を1年間待機することができます。

これは35歳くらいまでは、治療をしなくても自然治癒してセロコンバージョン、すなわち、B型肝炎ウイルスが突然変異して、ＨＢｅ抗原を作りにくいウイルスに変化する可能性があるからです。

セロコンバージョンを経て、ＨＢｅ抗原が陰性になり、ＡＬＴが正常値（30Ｕ／Ｌ以下）、ＨＢＶ－ＤＮＡ量が２０００ＩＵ／㎖未満になれば、非活動性キャリアになります。

ALT値とHBV-DNA量の上昇、線維化が治療開始のサイン

B型慢性肝炎で治療が必要とされるのは、ＨＢｅ抗原が陽性・陰性にかかわらず、ＡＬＴ値が31Ｕ／Ｌ以上であり、なおかつ、B型ウイルスの量を示すＨＢＶ－ＤＮＡ量が２０００ＩＵ／㎖（３・３ＬｏｇＩＵ／㎖）以上の場合です。さらに、画像検査で肝臓の線維化が進んでいることも条件となります。

B型肝炎ウイルスに感染している人は、そうでない人にくらべて肝がんになる確率が高いのですが、近年の研究で、ＨＢＶ－ＤＮＡ量が３・３ＬｏｇＩＵ／㎖以上で、ＨＢｓ抗原が多いと、肝がんに進行するリスクが高いことがわかっています。ＨＢｓ抗原量については、治療対象の基準に含めるか否か、まだ検討中とされています。

肝臓の線維化も、肝がんの重要なリスクとなるため、線維化の進行も、Ｂ

型慢性肝炎の治療を行う条件となります。そのため、非活動性キャリアになっても、HBV-DNAが陽性で、肝臓の線維化が進行している場合は発がんリスクが高いと判断されて治療対象になります。

また、検査の結果、治療対象にならない場合でも、ALT値が軽度、あるいはときどき上昇する場合、血小板数が15万未満の場合、肝細胞がんの家族歴がある場合、画像検査で肝臓の線維化が疑われる場合は、肝がんのリスクが高いと評価されます。そうしたケースでは、医師と相談のうえ、肝臓の線維化をより精密に検査することがすすめられています。

なお、B型慢性肝炎は、61ページの図⑪にも示したように、HBs抗原が消失して治癒したとしても、B型ウイルスは存在しています。再燃する可能性はゼロではないので、経過観察中の定期検査は確実に受けましょう。

B型肝炎の症状別治療方針

治療対象となる基準

①ALT値　31U/L以上
②HBV−DNA量
2000IU/mL
(3.3LogIU/mL)
③肝臓の線維化の進行

治療開始を1年伸ばせるケース

無症候性キャリアから肝炎を発症した35歳くらいまでの人

経過観察でよいケース

無症候性キャリア

HBe抗原が陽性
ALT値が正常(30U/L以下)

非活動性キャリア

HBe抗原が陰性
ALT値が正常(30U/L以下)
HBV−DNA量が
2000IU/mL未満
※1年以上の期間中に3回以上の血液検査を行って、上記の3つの条件が満たされた場合

B型肝炎の治療の短期目標は非活動性キャリア

B型肝炎の治療の最大の目標は、肝炎を鎮め、肝臓の線維化をくい止めて、肝硬変や肝がんへ進行させないことです。そのためには、B型ウイルスが消失すればよいわけで、ウイルスマーカーのHBs抗原が消失することが最終目標となります。

しかし残念なことに、現在の治療法ではB型ウイルスを完全に除去することはむずかしく、HBs抗原の消失に至る人はわずかにすぎません。

ただ、HBs抗原が陽性であっても、肝炎が鎮静化して肝機能が正常になれば、肝硬変への進行や肝がんの発症のリスクがかなり低くなります。

したがって、慢性肝炎で治療を開始するときの目標は、肝炎の鎮静化と肝機能の正常化を達成した非活動性キャリアになることに置きます。

B型肝炎の治療薬はタイプの異なる2種類

B型肝炎の治療に使われている薬は、インターフェロンと核酸アナログ製剤の2種類ですが、この2つは特性が大きく異なります。

まず、インターフェロンは注射薬なので、週に1回、通院する必要がありますが、核酸アナログ製剤は飲み薬なので通院の負担は軽くてすみます。

また、インターフェロンは約1年、投与すれば、その後、長期間にわたって効果が持続しますが、多彩な副作用が出るうえ、治療効果が得られる割合は20~40%にすぎません。しかし、効果がある場合は、治癒に至ることも期待できます。

一方、核酸アナログ製剤は副作用はまれで、9割の人に効果が出るものの、長期間（ほぼ10年以上）、飲み続ける必要があり、途中でやめると肝炎が再燃して重症化する危険性もあります。また、長期間飲み続けるために、耐性ウイルスが現れたり、骨粗鬆症や腎機能障害を招くリスクを伴う薬もあります。

インターフェロンはウイルスの種類にかかわらず効果を発揮するので、耐性ウイルスであっても効果が出ます。また、体の遺伝子のIL28Bがメジャー型の人には効果が出やすく、マイナー型の人には効果が出にくいという特徴があります。

ただ、近年、核酸アナログ製剤には次々と効果の高い新薬が登場していいます。そのため、インターフェロン治療を選択する症例は激減しています。

インターフェロンと核酸アナログ製剤のどちらで治療するかは、自身のライフスタイルやタイムスケジュール、症状などと照らし合わせて、専門医とよく相談して慎重に選びましょう。

表① インターフェロンと核酸アナログ製剤の特性

特性	インターフェロン	核酸アナログ製剤
作用機序	抗ウイルスたんぱくの誘導、免疫増強作用	直接的ウイルス複製阻害
投与方法	皮下注射	経口投与
治療期間	期間限定（24～48週間）	長期継続（通常は10年）
副作用	現れやすい。多彩な症状（インフルエンザ様症状、うつ症状、間質性肺炎など）	少ないが、薬によっては骨や腎臓に障害が起こることがある。
催奇形性（胎児への影響）、発がん性	なし。ただし、妊娠中は原則として不可とされる。	催奇形性は否定できないので、妊娠中は危険性が高い。
治療効果の現れやすさ	HBe抗原陽性では20～30% HBe抗原陰性では20～40%	約90%に効果がある。インターフェロンが効かない人にも有効なことが多い。
薬剤耐性	なし	薬の種類によっては、まれに現れやすいものがある。
治療効果の持続性	治療後に効果が現れることが多く、持続する。	中止後は効果が続かず、再燃することがある。

資料：日本肝臓学会「B型肝炎治療ガイドライン（第4版・簡易版）（2022年6月）」を一部改変

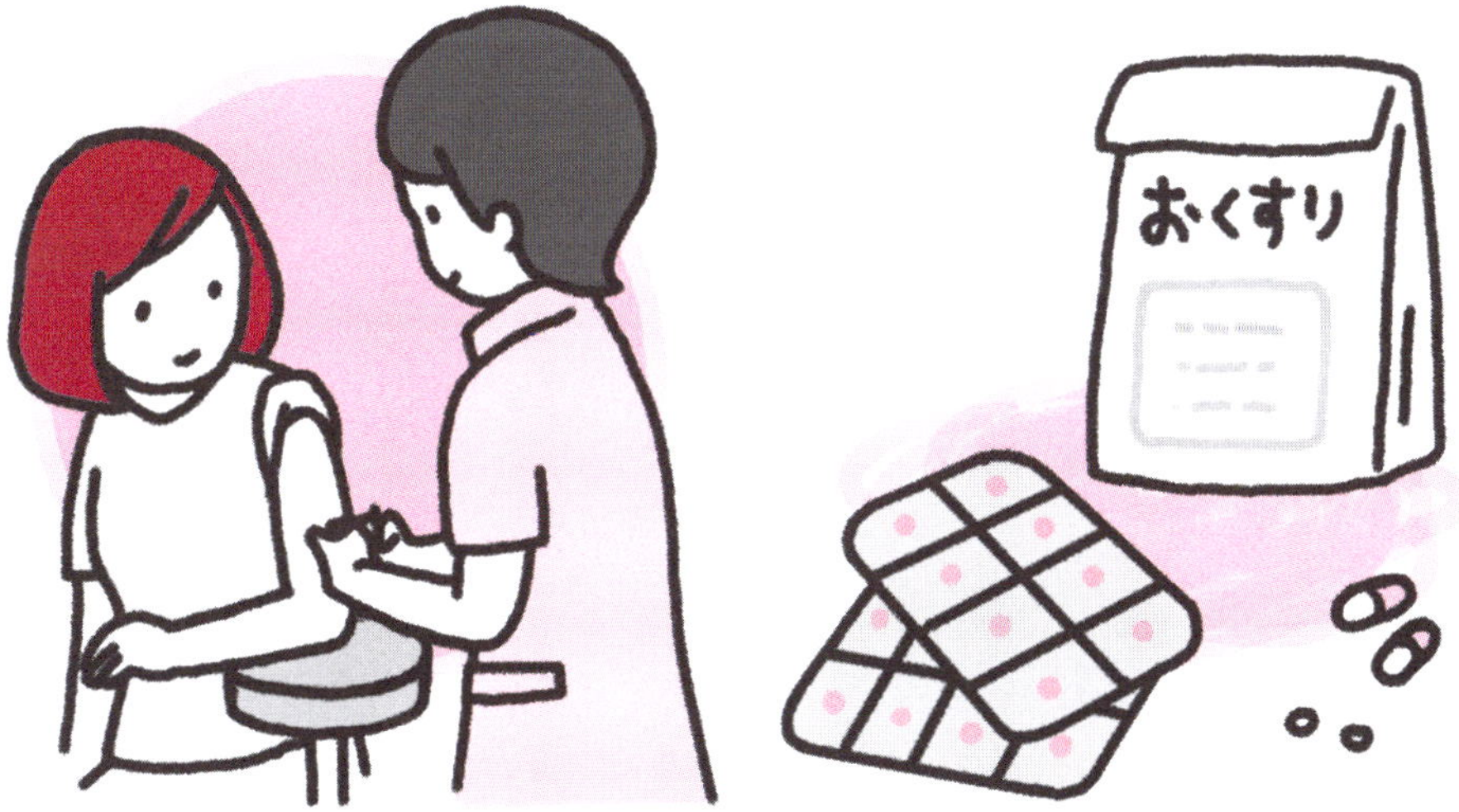

COLUMN

インターフェロン療法とは

インターフェロンは、私たち生物がウイルスなどに感染したときに、リンパ球などの免疫関連の細胞が作り出すたんぱく質の一種、糖たんぱくです。直接ウイルスを抗原として認識して、直接攻撃する抗ウイルス作用のほか、ウイルスの増強を抑える免疫の働きを助ける免疫増強作用も行います。

慢性肝炎になると、体内で自然のインターフェロンが作られています。このヒトインターフェロンを培養などで増産して薬剤を作り、これを体外から注射して補って、免疫機能を高めようというのがインターフェロン療法です。

治療薬のインターフェロンには、培養によって作られるα、β、バイオテクノロジーで量産されるα-2aとα-2bとがあり、1992年から使用されてきました。

そこに近年、作用が増強され、作用の持続時間が10倍ほど長いペグインターフェロンが誕生しました。

それまでのインターフェロン療法では、週に3回の注射が必要でしたが、ペグインターフェロンは週に1回の注射ですみます。患者さんの通院の負担が軽減されたうえ、治療効果も高く、現在では、インターフェロン療法といえばこのペグインターフェロン薬を使うのが一般的です。

インターフェロンによるB型慢性肝炎の治療期間は24～48週間で、肝臓の線維化やウイルス量によって治療期間が異なります。

治療終了時にインターフェロンの治療効果を判定し、ALTの正常化、HBV-DNA量の低下、HBe抗原の陰性化が得られた場合は、治療効果があったと見なされます。

治療効果がなかった場合には、核酸アナログ製剤（109ページ参照）の服用に切り替えて、治療を継続します。

核酸アナログ製剤には複数の種類があるので、健康状態や妊娠の希望なども照らし合わせ、医師とよく相談して適切な薬剤を選ぶようにします。

一方、幸い、インターフェロン療法で効果が得られ、非活動性キャリアになった場合でも、免疫力の低下などから肝炎が再燃することがあります。その場合は、再びインターフェロン療法を行うか、核酸アナログ製剤の服用によって再治療を行います。

B型肝炎の核酸アナログ製剤による治療

核酸アナログ製剤は手軽に飲めますが、耐性ウイルスや副作用に注意が必要です。専門医と相談しながら、飲み方や薬の調整をしていきましょう。

ウイルスの遺伝情報の伝達を阻止して増殖を抑える薬

インターフェロンと異なるしくみで抗ウイルス作用を発揮するのが、〈核酸アナログ製剤〉と呼ばれる薬です。

B型肝炎に治療効果の高い抗ウイルス薬として、近年開発が進んでいます。

B型肝炎ウイルスは遺伝情報としてDNAを持つDNAウイルスで、増殖するときには、DNA上の遺伝情報がRNAに翻訳され、そのRNAから再びDNAが作られて増殖します。

このRNAからDNAに戻る過程を逆転写といい、核酸アナログ製剤はこの逆転写を抑える働きを持つ薬です。

通常私たちの体の遺伝情報はDNAからRNAに翻訳され、そのRNAからたんぱく質を作るシグナルが送られて、必要なたんぱく質が合成されます。したがって逆転写という過程はありません。そのため核酸アナログ製剤は、ウイルスの増殖だけを効率よく抑えられることになります。

耐性ウイルスが現れやすいラミブジンは2剤併用で克服

核酸アナログ製剤は、106ページで紹介したように、飲み薬という手軽さが最大のメリットです。しかし、治療効果を得るには、長い間、飲み続けなければなりません。途中でやめると肝炎が再燃し、ときに重症化することがあるからです。

ところが、長く飲み続けることで、別の問題が生じます。〈薬剤耐性株〉と呼ばれる核酸アナログ製剤が効かないB型ウイルスが出現するのです。

とくに最初にB型慢性肝炎の治療薬として保険適用になったラミブジンは、薬剤耐性株が3年間に半数近くに現れました。そうなると効きめがないだけでなく、肝炎が再燃してしまいます。

その後に登場したアデホビルという核酸アナログ製剤をいっしょに飲むことで、薬剤耐性株ができにくくなることがわかりました。

しかし、アデホビルは2022年5月に発売中止となりました。そのため、ラミブジンを服用していた場合は、次に紹介する核酸アナログ製剤、テノホビルまたはテノホビル改良型に変更する必要があります。併用した場合、ラミブジンを中止できることもあります。

現在の第一選択薬は耐性ウイルスを作りにくい3種類

現在、B型慢性肝炎の治療ガイドラインで第一選択とされている核酸アナログ製剤は3種類、エンテカビル、テノホビル、テノホビル改良型です。いずれも治療効果が高いうえ、薬剤耐性ウイルスが出現しにくい薬です。

そのため、インターフェロン療法後の再燃時、治療効果のなかったときの再治療にも、これら3種類のいずれかを使うよう推奨されています。

◇エンテカビル（ETV）

3種類のなかで最初に保険適用されたエンテカビルは、ラミブジンにくらべて耐性ウイルスの出現率が非常に低く、抗ウイルス効果も高く、初回治療の場合には95％以上の人で、B型肝炎ウイルスがほとんど消えたといえるほど激減しました。

しかし、その後、エンテカビルも、5年ほど飲み続けると耐性ウイルスが出現することがわかってきています。

◇テノホビル（TDF）

次に、保険適用されたのは、テノホビルです。耐性ウイルスの出現率は7年間の内服でゼロで、最大の長所は、胎児への安全性が高いことです。妊娠・出産を希望する女性にとっては第一選択薬です。

テノホビルにも欠点があります。長期間、飲み続けていると、腎機能障害、低リン血症、骨密度の低下といった副作用が起きてくる危険があります。

◇テノホビル改良型（TAF）

現時点で最も新しい核酸アナログ製剤は、テノホビルの改良型です。

TAFは、薬剤耐性の出現レベルや抗ウイルス効果は、オリジナルのテノホビルと同じくらいですが、大きく変わったのは、腎機能障害や骨密度低下などの副作用が少ないことです。

そこで、治療開始時の検査で腎機能障害、低リン血症、骨量減少、骨粗鬆症が判明した場合は、TAFもしくは、エンテカビルが推奨されています。

なお、TAFは胎児への安全性については立証されていないので、妊娠を望む場合はオリジナルのテノホビルが推奨されています。

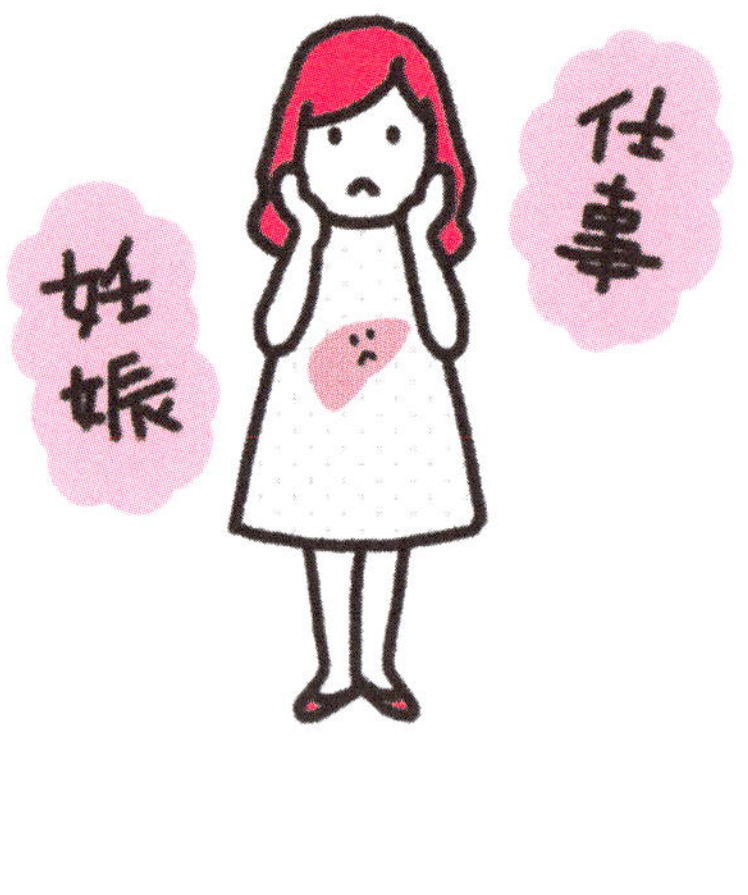

核酸アナログ製剤を中止するための必要条件

核酸アナログ製剤はウイルスを殺し排除する薬ではないので、途中でやめるとウイルスが再び増殖することが多く、しかも重症化する恐れがあります。そのため、治療をやめる判断がむずかしいのですが、一定の条件がそろったら中止することが可能です。

その条件とは以下の6つです。

・核酸アナログ製剤を2年以上服用している。
・中止後のリスクを十分に認識している。
・中止後の経過観察が可能で、再燃しても適切な対処ができる。
・肝臓の線維化が軽度で肝臓の予備能が良好であり、肝炎が再燃しても重症化しにくい症例。
・中止時、血中HBV－DNAが検出感度以下。
・中止時、血中HBe抗原が陰性。

さらにB型肝炎治療ガイドラインでは、表②に示したように、核酸アナログ製剤中止後の再燃リスクを、HBs抗原量とHBコア関連抗原量を点数化して、合計の点数で評価し、成功率を予測しています。

現在では、核酸アナログ製剤を継続している場合、HBs抗原量が0・05log未満ときわめて低くなった場合や、HBs抗体ができた場合は、中止を考慮してよいと考えられています。

中止したい場合は、これらの条件とリスクを照らし合わせて肝臓専門医とよく相談する必要があります。

表②　核酸アナログ中止後の再燃リスク

表a

中止時HBs抗原量（IU/mL）とスコア	
1.9log（80）未満	0
1.9log（80）以上2.9log（800）未満	1
2.9log（800）IU/mL以上	2

表b

中止時HBコア関連抗原量（U/mL）とスコア	
3.0log未満	0
3.0log以上4.0log未満	1
4.0log以上	2

再燃リスク	総スコア（a＋b）	予測成功率	評価
低リスク群	0	80～90％	中止を考慮してもよい群。ただし、低リスク群でも肝炎再燃症例がある。
中リスク群	1～2	約50％	状況によっては中止を考慮してもよい群。
高リスク群	3～4	10～20％	治療の継続が推奨される群。ただし、35歳未満では中止成功率が30～40％と比較的高い。

出典：日本肝臓学会「B型肝炎治療ガイドライン第4版・簡易版（2022年6月）」を一部改変

免疫抑制療法や化学療法を受けるときは再活性化に注意を

B型肝炎感染者は、免疫抑制療法やがんの化学療法によって、ウイルスが再増殖する再活性化が起こることがあります。再活性化による肝炎は重症化しやすいため、発症をあらかじめ防ぐことが重要です。

再活性化のリスクが高い人は、慢性活動性肝炎、非活動性キャリアの順ですが、すでにＨＢｓ抗体陽性（ＨＢｓ抗原陰性かつＨＢｃ抗体陰性）になって治癒と診断された既往感染者でも起こることがあります。

リスクが高い治療法は、血液腫瘍に使われるリツキマブ、フルダラビンによる化学療法、造血幹細胞移植です。その他、113ページ表③に示した多くの薬剤にも、再活性化のリスクがあるので注意が必要です。

発症を防ぐには、免疫抑制療法や化学療法を行う前にまず、ウイルス検査を行うことです。

その結果、ＨＢｓ抗原が陽性の場合、および、ＨＢｓ抗原が陰性でもＨＢＶ－ＤＮＡ量が20ＩＵ／mL（1・3ＬogＩＵ／mL）以上である場合は、核酸アナログ製剤の服用を開始し、治療前にウイルス量（ＨＢＶ－ＤＮＡ量）をできるだけ減らすようにします。

ＨＢｓ抗原陰性でＨＢＶ－ＤＮＡ量が20ＩＵ／mL（1・3ＬogＩＵ／mL）未満であれば、治療中からＮＢＶ－ＤＨＡ量を定期的に調べ、20ＩＵ／mL（1・3ＬogＩＵ／mL）以上になったら核酸アナログ製剤の服用を始めます。

いずれにしても、B型肝炎に感染した人が免疫抑制療法や化学療法を受ける場合は、肝臓専門医とも相談しながら慎重に治療を進めることがたいせつです。

B型肝硬変は核酸アナログ製剤が第一選択

B型慢性肝炎から肝硬変へ進行した場合は、HBV－DNAが陽性であれば、HBV－DNA量、HBe抗原、ALT値の数値にかかわらず、治療対象となります。

治療法は、ペグインターフェロンの肝硬変に対する保険適用はなく、核酸アナログ製剤のエンテカビル、テノホビルと改良型が第一選択とされます。治療目標は慢性肝炎と同様、ALT30ＩＵ／L以下の維持とHBe抗原の陰性化ですが、治療中止は避けます。

ただ、症状が進行した非代償性肝硬変（125ページ参照）では、核酸アナログ製剤によって〈乳酸アシドーシス〉といって、血液中に乳酸が蓄積して酸欠になりショック症状を起こす症例が報告されているので、注意が必要です。

表③　B型肝炎ウイルス再活性化に注意するべき薬剤

薬効分類	商品名
免疫抑制剤	アザニン、イムラン、サーティカン、ネオーラル、プログラフ、セルセプト、ブレディニン、スパニジン　など
副腎皮質ステロイド薬	コートン、デカドロン、レダコート、フロリネフ、プレドニゾロン、リンデロン、セレスタミン、コートリル、メドロール、ゼンタコート、レクタブル　など
抗腫瘍薬	アフィニトール、ティーエスワン、テモダール、フルダラ、メソトレキセート、ラパリムス、ジャカビ、イムブルビカ、ファリーダック、グリベック、タシグナ、スプリセル、ボシュリフ、アイクルシグ、ムンデシン、レブラミド、カルケンス、ベレキシブル、ケシンプタ、タラザレック　など
抗リウマチ薬	アラバ、ゼルヤンツ、リウマトレックス　など
抗ウイルス薬	ソバルディ、ハーボニー、マヴィレット　など
その他	イラリス、インスプリング

資料：日本肝臓学会「B型肝炎治療ガイドライン第4版・簡易版（2022年6月）」より抜粋

C型肝炎の治療と経過

C型肝炎は肝がんの最大の要因です。しかし近年、ウイルスを完全に排除できる飲み薬が次々と開発されています。確実な効果を得るには、より早く余病の少ないうちに治療を始めることです

治療目標はウイルスの排除による発がん・肝関連死の抑止

右の見出しは、日本肝臓学会が作成したC型肝炎治療ガイドラインに掲げられた治療目標の文言を借りた言葉です。ずいぶん大仰な表現に聞こえるかもしれませんが、C型肝炎はわが国では慢性肝炎の大半を占めているばかりか、肝硬変、原発性肝がんの原因としても最も多くを占めているからです。

近年、慢性肝炎、肝硬変、肝がんに占めるC型肝炎の割合が少しずつ減ってきています。それも、この治療目標のもと、C型肝炎ウイルスを排除する抗ウイルス薬が続々と開発されてきたからです。

インターフェロンなしでも根治できる飲み薬が続々誕生

C型肝炎の治療は1992年以降、インターフェロンの注射による治療が行われてきました。

インターフェロン療法は、日本人に最も多いC型肝炎ウイルスの遺伝子型1b型には効きにくいのが難点でした。そこで、1999年には免疫を強める作用を持つリバビリンという経口薬との併用が始まり、それまでより高い治療効果が得られるようになりました。

さらに2004年には、週1回の注射で効果が得られるペグインターフェロンが登場し、患者さんの負担が大きく軽減されたのです。

C型肝炎の治療に大きな革命をもたらしたのは、2011年に保険適用になったテラプレビルという経口薬です。ウイルスを直接攻撃する直接作用型抗ウイルス薬（略称DAA）のプロテアーゼ阻害薬の一種で、これを、従来のペグインターフェロンとリバビリンの2剤と併用する3剤併用療法が登場。治療効果が格段に高まり、治療期間も大幅に短縮されました。

ただ、テラプレビルは副作用が非常に強かったため、その後、副作用のより少ないプロテアーゼ阻害薬の第二世代が続々開発されてきています。

また、プロテアーゼ阻害薬とは作用の異なるNS5A阻害薬、ポリメラー

ゼ阻害薬も登場し、２０１４年、ついにインターフェロンを使わずに、経口薬だけでC型肝炎ウイルスを排除できる治療法が始まりました。

インターフェロンを使った3剤併用療法でも、ウイルスを排除できる確率が90%近くまで上がりましたが、経口薬だけの臨床試験では、おおむね96〜１００%の人に効果があったという報告も数多く見られます。

飲み薬は、非代償性肝硬変を除くすべての肝炎を治療できる

現在、C型肝炎の治療は、経口の直接作用型抗ウイルス薬が第一選択です。

治療対象は慢性肝炎、肝硬変のすべてです。高齢者や発がんリスクの高い症例ではむしろ、すみやかに治療を開始するようすすめられています。ただし、肝硬変でも肝障害が進み、黄疸や腹水、食道静脈瘤などの症状が現れている非代償性肝硬変については、内服できる薬剤は限られます。

代償性肝硬変であれば、線維化が進んで発がんリスクの高い症例も治療できます。発がんリスクが低い場合は経過観察にもできますが、経口抗ウイルス薬の効果と安全性の高さを考えれば、早期に治療するほうが得策です。

直接作用型抗ウイルス薬の弱点は薬剤耐性が現れやすいこと

経口抗ウイルス薬は、手軽で治療効果が高く、安全性も高く、いいことづくめのようですが、大きな弱点があります。C型肝炎ウイルスが薬剤耐性株に変異して、薬が効かなくなることがあることです。

C型肝炎ウイルスは変異しやすいため、治療前にすでにウイルスが薬剤耐性株に変異していることもあります。その場合は作用機序が異なる経口抗ウイルス薬を使いますが、治療を進めているうちにまた、その薬に対する耐性ウイルスが現れることもあります。

その結果、ウイルスの排除ができなかった場合は、処方を変えて再度、治療しますが、薬剤耐性ができているため、２回目までが限界です。

２回目の治療でもウイルスを排除できなかった場合は、経口薬だけの治療は多剤耐性ウイルスが現れるリスクがあるため、非常にむずかしくなります。多くの場合はインターフェロンを併用した治療を行います。いずれにしても、ウイルス性肝疾患の治療に十分な知識と経験を持つ肝臓専門医による診断が欠かせません。

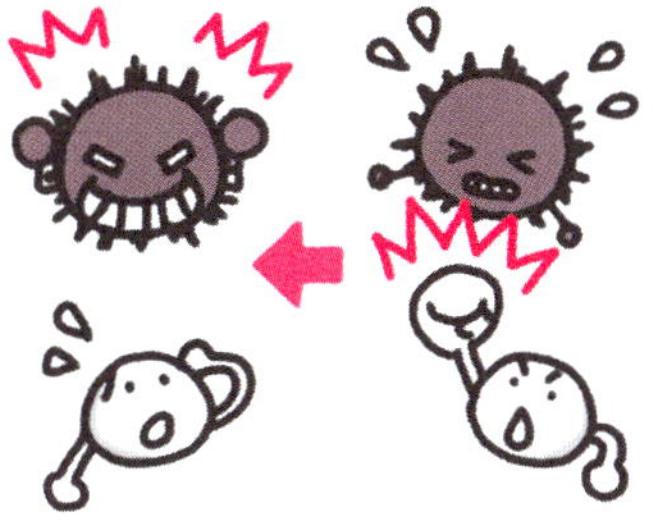

C型肝炎の治療薬を選ぶポイント

C型肝炎の経口薬は現在、5種類あります。その中から最適の処方を選ぶには、治療前に、ウイルスのタイプや患者さんの遺伝子の多型、合併症、過去の治療歴などを十分に検討することが重要です。

ウイルスの遺伝子型に加え、耐性ウイルスの有無も重要

治療法を決める一番のポイントは、C型肝炎ウイルスの遺伝子型（ゲノタイプ）です。日本人に多いC型肝炎ウイルスのゲノタイプは1a型、1b型、2a型、2b型の4つです。健康保険で検査ができるのは1型か2型かのセロタイプまでですが、治療法もセロタイプに適応しているので、通常はゲノタイプまで調べる必要はありません。

薬剤耐性ウイルスの有無も重要なポイントです。経口薬の治療歴があればもちろんですが、治療歴がない場合でも、感染したウイルスがすでに薬剤耐性株に変異している場合があります。

また、ウイルスのコアたんぱく質の70番に変異があると、インターフェロン療法が効きにくくなります。

患者さん自身の遺伝子の多型もインターフェロンの効果に影響します。IL28Bという19番染色体上にある遺伝子の型が、TTだとよく効き、TGあるいはGGだと効きにくいのです。

経口薬で効果が得られない場合は、インターフェロンとの併用療法を選ぶ可能性もあります。遺伝子を調べておけば、可能な治療法をあらかじめ予測して選ぶことができます。

持病と治療薬、サプリや健康食品も医師に相談を

経口抗ウイルス薬の副作用は少ないとされますが、肝障害や不整脈が起きたり、腎機能障害をもたらす薬もあります。肝機能が低下している場合、心臓病や重い腎機能障害がある場合は薬剤を変える必要があります。

他の病気がある場合は、その治療薬との相互作用で治療効果が低下したり副作用が強く出たりする可能性があります。とくに、高血圧症、脂質異常症、心臓病、糖尿病の薬に注意が必要です。そのほかにも多くの薬剤に注意が必要なので、お薬手帳などを利用して医師に伝えましょう。

サプリメントや健康食品に入っているセイヨウオトギリソウは禁止薬品です。治療中はサプリメントや健康食品は中止しましょう。

日本人のC型肝炎ウイルスの遺伝子型の割合

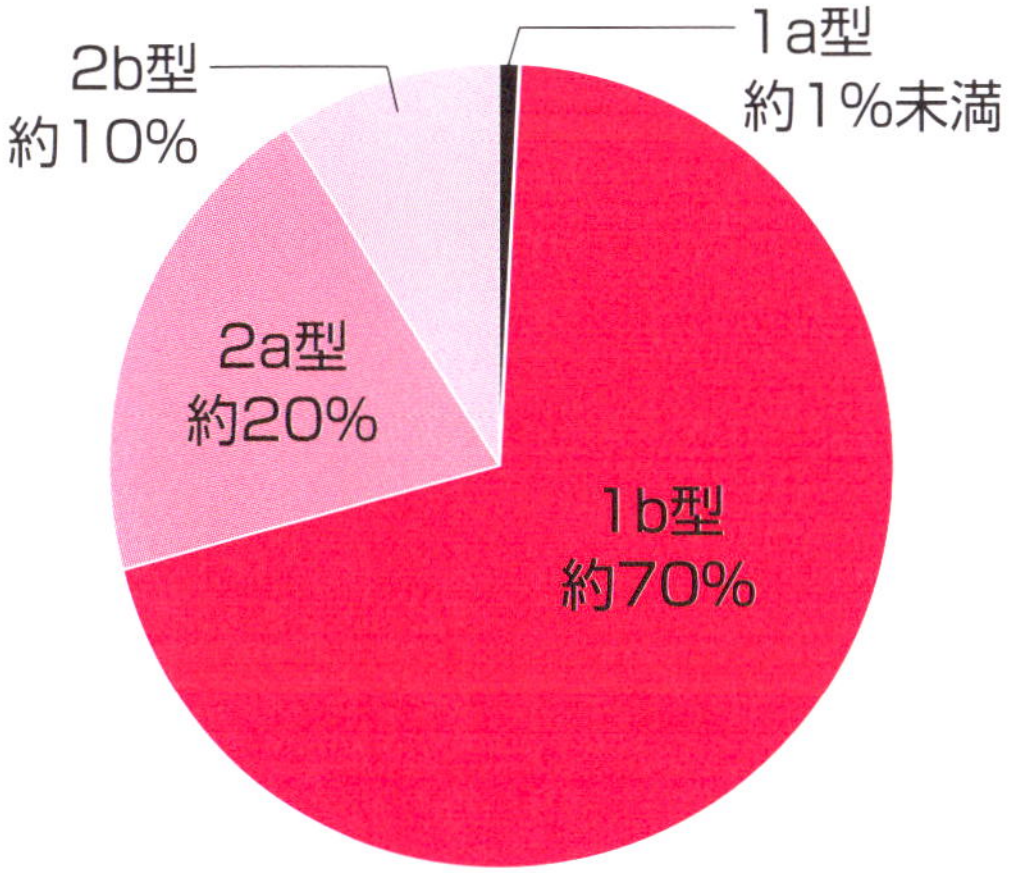

1b型はインターフェロン療法が効きにくく、2b型は効きやすい。1型でも、1a型ならインターフェロン療法が効く可能性もあり、遺伝子型（ゲノタイプ）まで調べておくと、治療法の選択肢が広がることがある。
なお、C型肝炎のセロタイプは3〜6型も存在する。その場合はゲノタイプ検査を行って判定し、適切な治療法を選択する。

資料：日本肝臓学会編「慢性肝炎の治療ガイド2008」

治療を始める前にチェックする項目

①C型肝炎ウイルスの遺伝子型
- セロタイプ1型か2型か。

②薬剤耐性ウイルスの有無
- NS3領域D168
- NS5A領域Y93、L31
- ウイルスのコアたんぱく質70番目

③変異遺伝子の有無
- IL28B遺伝子がメジャータイプかマイナータイプか。

④重度の腎臓障害の有無
- 重度の腎障害とは、eGFRが30mL/分/1.73²未満、または人工透析中。

⑤合併症の有無と処方薬
- 心臓病
- 高血圧症
- 脂質異常症
- 貧血

C型肝炎の経口抗ウイルス薬による治療

C型肝炎の経口治療薬はいまも、さらに効果が高く薬剤耐性に強い新薬の開発が続いています。治療効果を高めるには、患者さん自身も糖尿病や腎臓病などの合併症をコントロールしておくことがたいせつです。

抗ウイルス薬は攻撃する遺伝子が異なる3種類

C型肝炎ウイルスの排除を目指す直接作用型抗ウイルス薬は現在、3種類あります。ウイルスが増殖するときに必要なたんぱくをターゲットにして、遺伝子上の3つの領域の働きを阻害します。このうち3種類または2種類を組み合わせた配合剤として使われます。

C型肝炎ウイルスの遺伝子型が1型か2型かで適応できる薬剤は異なり、それぞれ数種類がC型肝炎治療ガイドラインで推奨されています。その中から、患者さんの肝機能のレベル、合併症の有無や副作用を考えて、適したものが選ばれます。

薬剤耐性を防ぐには処方を守ることが大切

抗ウイルス薬の服用中は定期的に血液検査を受けて、治療効果と副作用の有無をチェックします。副作用が現れる可能性もあるので、薬を飲み始めてから体調が変化した場合は、できるだけ早く受診してチェックしてもらいましょう。

治療効果が落ちてきた場合はウイルスが薬剤耐性株に変異した可能性があります。

薬剤耐性ウイルスができる原因のひとつは、薬の飲み忘れです。2つの薬の配合剤を一日1回飲む場合は管理しやすいのですが、一日1回飲む薬と2回飲む薬を処方されている場合もあります。服薬の自己管理ができる手帳やカレンダー、スマホアプリなどを利用して、飲み忘れないようにしましょう。

万が一飲み忘れても、2回分を一度に飲むのはタブーです。前もって飲み忘れた場合の対処法を医師と相談しておくと安心ですが、わからないときは医師に問い合わせましょう。自己判断は禁物です。

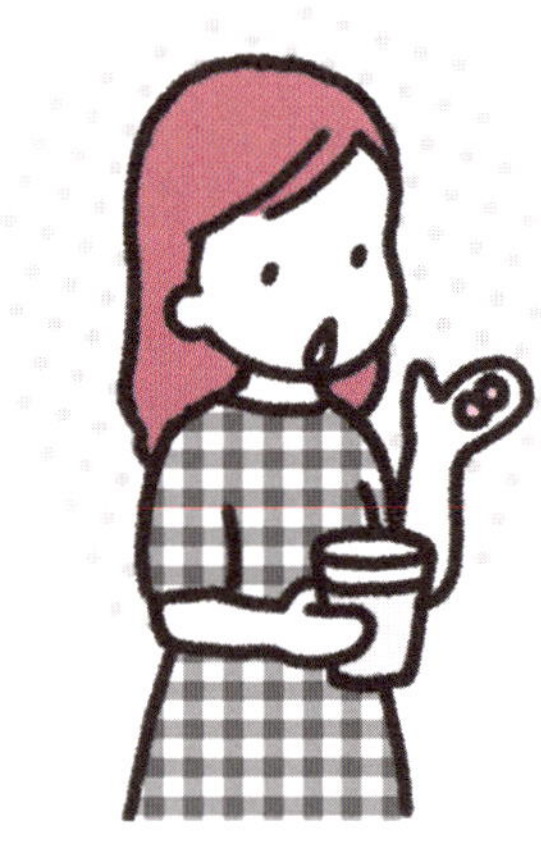

C 型肝炎に用いられる直接作用型抗ウイルス薬の分類と働き

C型肝炎の経口薬は、ウイルスの遺伝子の増殖にかかわる部分を攻撃します。攻撃する部分によって3つに分類されそれぞれ異なる働きをします。2022年 6 月現在に認可されている薬剤を紹介しましたが、今もより効果が高く、副作用の少ない薬を求めて研究が続けられています。

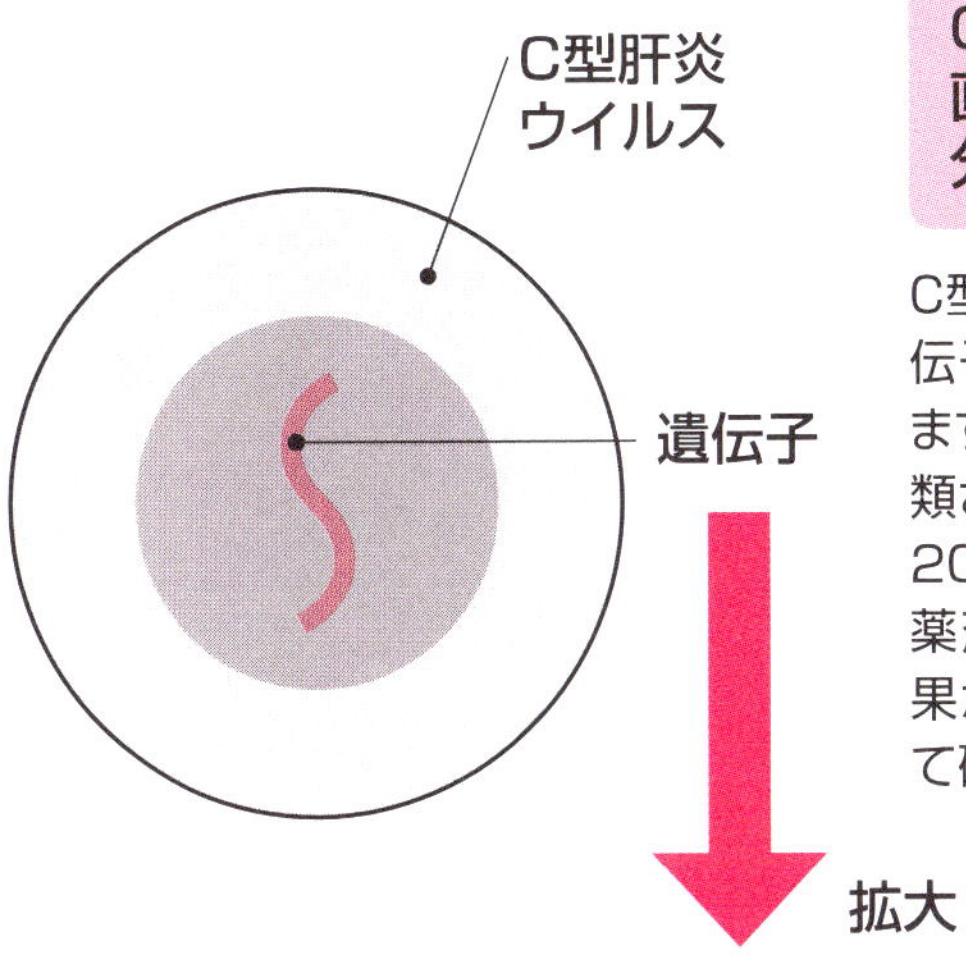

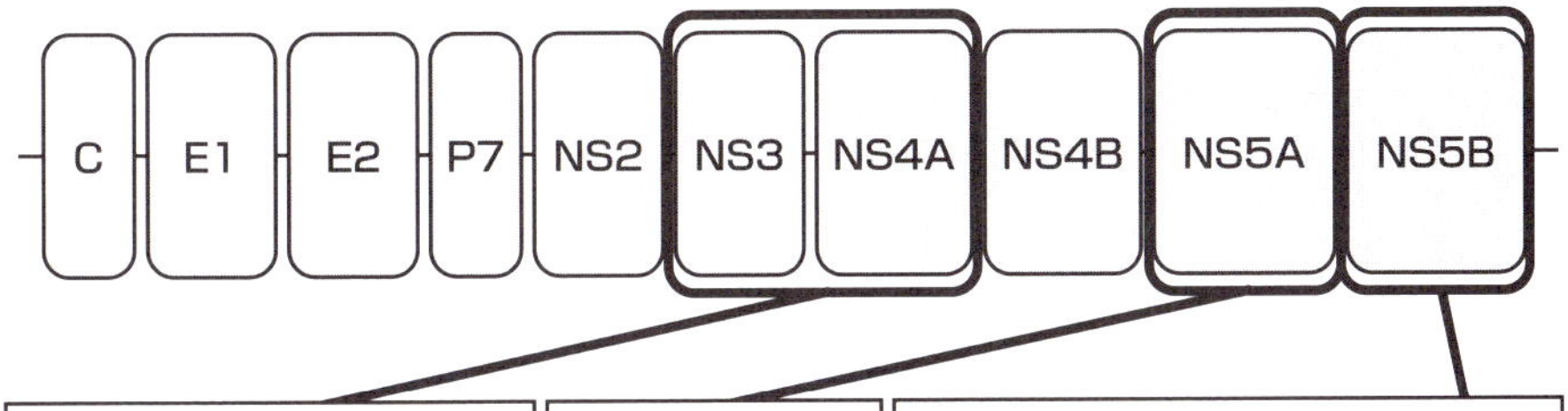

NS3/4A
プロテアーゼ阻害薬

第 1 世代 （テラプレビル）
第 2 世代 （シメプレビル）
（アスナプレビル）
（バニプレビル）
（パリタプレビル）
（グラゾプレビル）
グレカプレビル

・ウイルスの増殖に必要なプロテアーゼという酵素の活性を阻害する。

NS5A
複製複合体阻害薬

（ダクラタスビル）
レジパスビル
（オムビタスビル）
（エルバスビル）
ピブレンタスビル
ベルパタスビル

・ウイルスが立体構造を形成する働きを阻害する。

NS5B
ポリメラーゼ阻害薬

非核酸型ポリメラーゼ阻害薬
（ベクラブビル）
・核酸合成酵素の活性を阻害する。

核酸型核酸アナログ
ソホスブビル
・C 型肝炎ウイルスのRNAにとり込まれて伸長を阻害する。

※（）内は製造販売が中止された薬

出典：日本肝臓病学会「C型肝炎治療ガイドライン（第8.2版）2024年5月」

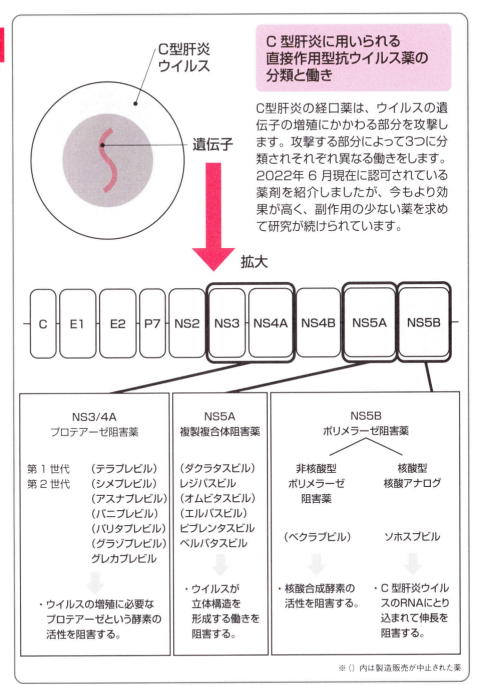

初回も再治療も、経口抗ウイルス薬による治療が基本

表④は、初めて治療する人のための経口抗ウイルス薬の組み合わせです。

初回の経口抗ウイルス薬治療が不成功だった場合は複雑な耐性変異が生じているため、肝疾患診療連携拠点病院で薬剤耐性変異を詳細に調べ、効果が得られる可能性が高い薬剤を厳選します。2回不成功になるとさらに複雑な薬剤耐性が出現して治癒が困難になる可能性があるので、2回目の治療は、肝臓専門医に依頼しましょう。

121ページの図①に示したように、再治療でも非代償性肝硬変でも高い治療成績が報告されています。

ただし、複雑な耐性変異を持ったウイルスに感染している場合は、耐性にも強い効果を期待できるインターフェロンを用いた治療がすすめられます。（104～108ページ）

表④　C型肝炎治療のための経口抗ウイルス薬の組み合わせ（初回治療）

ウイルスの遺伝子型	薬の種類と組み合わせ	治療期間	注意点、副作用など
1型、2型 1型と2型の混合型	ソホスブビル／ レジパスビル配合剤	12週間	重度の腎障害には使えない。 代償性肝硬変にも使える。
1型、2型 1型と2型の混合型	ソホスブビル／ ベルパタスビル配合剤	12週間	重度の腎障害には使えない。 代償性肝硬変にも使える。
1～3型、 1型と2型の混合型	グレカプレビル／ ピブレンタスビル配合剤	8週間 または 12週間	重度の腎障害には使えない。 代償性肝硬変にも使えるが、 治療期間は12週間。

資料：日本肝臓学会「C型肝炎治療ガイドライン（第8.2・簡易版）2023年6月」

図① C型肝炎に対する経口抗ウイルス薬の治療効果

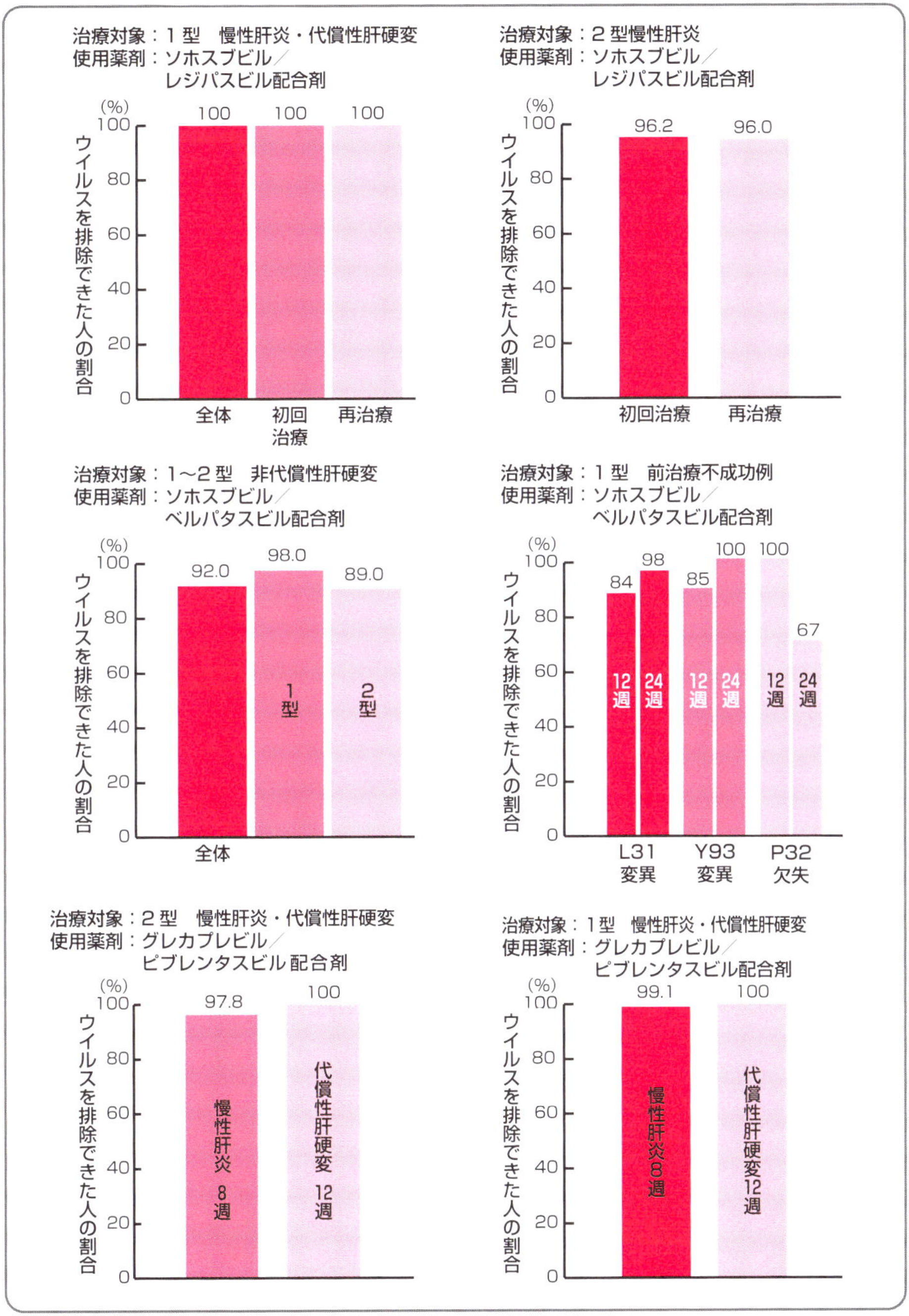

出典：日本肝臓学会「C型肝炎治療ガイドライン（第8.2版・簡易版）2023年6月」

C型肝炎の抗ウイルス療法の効果判定

C型慢性肝炎の治療では、ウイルスが消えれば治癒したと判断されます。治療でウイルスが消えない例や、治療中にウイルスが消えたように見えてもまた再び増えだすこともあります。

ウイルスが排除されたあとでも肝がんが発生することもある

C型慢性肝炎の治療では、C型肝炎ウイルスを体から完全に排除することが治療の最終目標とされ、治療の効果についてはウイルス量（HCV－RNA量）で判定します。

ウイルスの量をもとに治癒したかどうかを判断するものを、ウイルス学的効果の判定といいます。ウイルスの有無や量を調べるためには、HCV－RNA検査が使われます。

治療終了後24週（半年）たった時点で、HCV－RNA検査で陰性、つまりウイルスが排除されていればC型肝炎は治癒したと見なします。これを著効といいます。

治療終了から24週たった時点でHCV－RNAが陽性であれば、つまりウイルスが検出されれば、C型慢性肝炎は治っていないと判断されます。この場合、治療中（治療終了時点）ではいったんHCV－RNAが陰性になったものの、治療終了から24週たって検査したところ再びウイルスが増えだし、HCV－RNAが陽性となることがあります。十分にウイルスが排除されていなかったと考えられ、これを再燃といいます。

治療中も終了後24週たった時点でもHCV－RNAが陽性である場合、その治療の効果は無効であると判定されます。

治療の効果が無効であったり再燃した場合は再治療の対象となります。

ちなみに、ウイルスの有無にかかわらず、肝臓の機能が正常かどうかで治療の効果を考えることができます。これを生化学的効果といい、判定にはALT（GPT）値が利用されます。

治療を終えてから24週以上にわたってALT値が正常である場合は、生化学的に治療効果があったと判定します（生化学的著効）。この場合、ウイルスが排除されている場合とウイルスが排除されていない場合とが考えられ、ウイルスが残っていてもALTが正常値である症例が治療例の10～15％に見られます。

◇治癒しても肝がんの発生に注意

幸いなことに抗ウイルス治療が功を奏して、治療後24週たってもウイルスが消えていればC型慢性肝炎は治癒したことになります。

ウイルスが消えればそれ以上病態が進行し肝硬変に進展することはありませんが、C型慢性肝炎では、ウイルスが消えても5年ほどは肝がんが発生する可能性があるので要注意です。

感染から発病に至るまでの経過が長いため、治癒時点である程度の年齢に達していることも多く、加齢がその要因となることもありますが、長い間C型肝炎ウイルスに感染していることによって、少なからず肝臓組織の線維化が進んでいて、それが原因で肝がんが発生することもあります。

ウイルスが消えても治ったと安心しないで、その後も半年から1年に1回は超音波やCTの定期健診を受けるようにしたほうがよいでしょう。

治療中から始めたい 生活習慣・生活習慣病の改善

肝炎ウイルスが無事に排除されても、肝機能の低下が進んでしまい、最終的に肝がんになったのでは意味がありません。肝機能の低下をできるだけ防ぐために、肝臓に負担を与えない生活習慣を心がけることがたいせつです。

スタートはC型肝炎ウイルスに感染しているとわかったときからですが、遅くとも治療とともに始めましょう。

・生活習慣の改善ポイント――禁酒・禁煙

治療後、適量の飲酒は医師から許可が出るかもしれませんが、肝がんを防ぐために治療後も禁酒を続けましょう。

・生活習慣病の改善

肥満、糖尿病、脂質異常症、高血圧、高尿酸血症などの生活習慣病は、肝臓に負担をかけて、治療効果を低下させます。治療後も、肝がんのリスクとなるので、食事療法（150ページ参照）や運動（182ページ参照）を心がけてできるだけ改善しましょう。

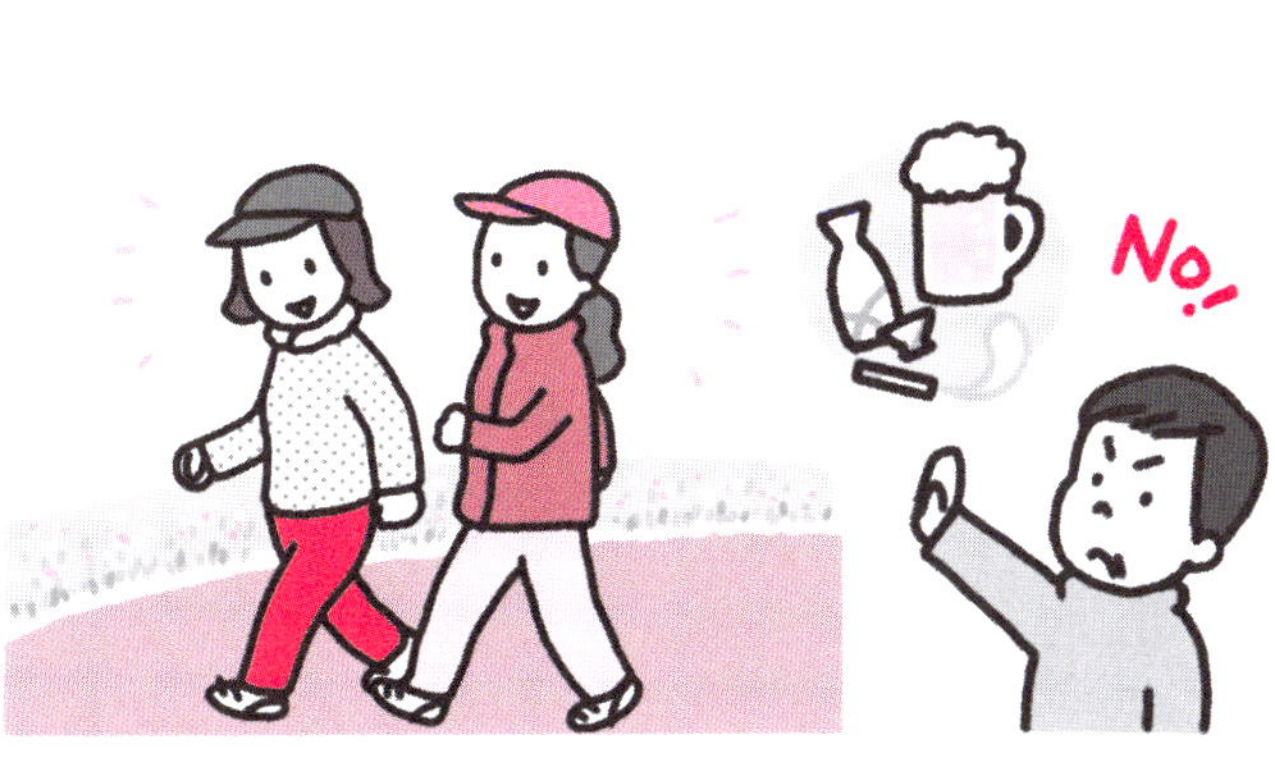

肝硬変の治療と経過

肝硬変では、非代償期に移行させないことが代償期の治療の目標となります。非代償期でさまざまな合併症が出たときには、それぞれの合併症に応じた治療を行います。

代償期の維持が最大のポイント

基本的には線維化した肝臓の組織を元に戻すことはできません。そのため肝硬変の根本的な治療はないとされてきました。しかし最近になり、C型肝炎ウイルスやB型肝炎ウイルスを原因とする代償期（症状のない時期）の肝硬変では、原因となっているウイルスを排除すると、徐々に線維が吸収されていくことも報告されています。

しかし一般には、線維化した肝臓組織が元のように戻ることはむずかしく、そのため肝硬変治療の最大の目標は、病態の悪化をくい止め、できるだけ長い間そのときの状態を維持することになります。

慢性肝炎から肝硬変に移行しても、初期のころは日常生活に支障をきたすような明らかな症状は見られません。破壊を免れている肝細胞がギリギリのところで頑張って、なんとか肝臓の機能を維持しているからです。こうした代償期の治療では、可能な限り日常生活を問題なく過ごせるように、肝臓の状態を維持することが中心です。

そのためにはまず、肝硬変の原因となっている肝炎を鎮めます。

B型肝炎であれば核酸アナログ製剤を服用してHBV-DNAの陰性化を維持します（106ページ参照）。C型肝炎では経口抗ウイルス薬治療によりウイルスを排除します（114ページ参照）。

非ウイルス性肝硬変では、アルコール性肝炎が原因なら禁酒しましょう。NASH（非アルコール性脂肪肝炎・78ページ）による肝硬変なら、糖尿病、脂質異常症、高血圧などの生活習慣病を食事療法などで改善します。

代償性肝硬変（86ページ）は自覚症状が乏しいので、禁酒や食事療法を指導されても、なかなか本気になれないものです。しかし、非代償性肝硬変（86ページ）に進行すると、さまざまな重い症状が出てきて、通常の生活を送ることがむずかしくなり、ときには命にかかわることもあります。また、肝がんが発生しやすくなります。そうなればその後、長い闘病生活を送ることになります。ぜひ、真剣に取り組みましょう。

バランスのよい食事と適度な運動を習慣に

肝炎を鎮静化させるとともに、肝臓に負担のかからない生活を送ることが重要です。肝臓の処理能力が低下するために、老廃物が血液中にたまってさまざまな症状が起きます。代償期はまだ、生き残った肝細胞の力でなんとか処理している時期。余分な負担をかけないことが大切です。

まず、食事はエネルギー量とたんぱく質を過不足なくとり、塩分を控えることです。適量は個人差があるので、主治医に相談して栄養指導をしてもらいましょう。肝臓の状態によっては、肝臓に負担をかけずに必須アミノ酸をとるために分岐鎖アミノ酸（ＢＣＡＡ）製剤をとる必要があります。

肝硬変になるとエネルギー代謝が高まり、空腹時間が長くなると飢餓状態になって肝臓の負担が増します。8時間以上絶食状態にならないよう、食事は小分けにとり、就寝前にも菓子パン1個くらいの軽食をとるようにします。ただし、肥満や糖尿病を伴う場合は、肥満の改善や血糖値のコントロールに配慮する必要があります。過剰摂取にならないよう、主治医と管理栄養士の管理のもとで食事療法を行いましょう。

代償期には、適度な運動も必要です。肝硬変になると、肝臓の働きであるアンモニアや糖の処理を、骨格筋がかわって行っているからです。安静にしていると、筋肉はすぐにやせてしまいます。ウオーキングなど軽く汗をかく程度の運動をできるだけ毎日、続けましょう。

非代償性肝硬変の徴候を見逃さずに

非代償性肝硬変の症状が現れたら、手遅れにならないうちに治療をする必要があります。そのためには、肝硬変が進行しないように注意するとともに、悪化し始めたときにいち早く気づくことがたいせつです。

定期的に受診して血液検査や画像検査で調べるのはもちろんですが、自覚症状にも注意しましょう。

非代償期に進行するときによくみられる症状は、倦怠感、食欲不振、体重減少、皮膚のかゆみ、こむら返り、尿量の減少などです。気になる症状が出てきたら、早めに受診しましょう。

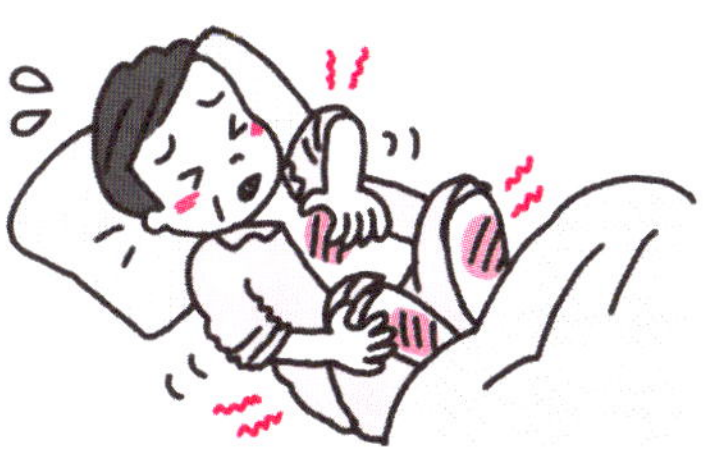

非代償性肝硬変の治療

非代償性肝硬変が進行すると、肝機能が大きく低下して肝不全になり命の危険が生じます。症状が現れたら早急に治療をして代償性肝硬変に戻すことを目指します。

腹水
減塩が基本。進行したら利尿剤やアルブミンの点滴投与も

腹水に気づいたら、まず減塩をします。塩分をとりすぎると水分の代謝が悪くなって体内に水分がたまりやすくなり、腹水を助長するからです。食事でとる塩分を初めは一日7g以下にしますが、改善しない場合は一日5g以下にします。減塩すると食欲が低下しがちです。食事を工夫して長続きするよう心がけます（168ページ参照）。

減塩だけで症状が改善しない場合は利尿剤を使います。従来から使われてきた抗アルドステロン性利尿剤、ループ利尿剤は、体内のカリウムやナトリウムなどのバランスが崩れ、長期間、使うと腎機能が低下するなどの副作用が出ることがあります。その後、こうした副作用が起きないトルバプタンという新薬が登場しています。

ただ、トルバプタンは水分を強力に腎臓から出させる薬です。そこでまず、従来の利尿剤を使って、効果が出なかったり副作用が出たりしたら、トルバプタンに切り替えるのが普通です。使い始めは1週間ほど入院して様子を見ながら使います。

肝機能が低下してくると、肝臓で作られるアルブミンが減少するために腹水がたまってきます。その場合はアルブミンを点滴で補給して対処します。

また、低アルブミン血症が起きていると、アミノ酸の代謝異常も生じているので、肝性脳症を防ぐために分岐鎖アミノ酸（ＢＣＡＡ）製剤を服用する必要もあります。

肝性脳症
便秘解消とたんぱく質制限、感染症予防も大切

肝性脳症の原因のひとつは、肝臓が分解・解毒できなかったアンモニアが血液中に増えて脳に達し、脳の働きを妨げることです。

腹水の徴候が出てきたら、肝性脳症が起きないよう予防しましょう。まず、アンモニアの発生源となる便が腸内にたまらないように、便秘を防ぐことです。食物繊維の多い野菜や海藻、雑穀

や豆類などをとりましょう。

便通をよくするには、食事、睡眠、運動のリズムを整えて自律神経のバランスをよくすることも大切です。朝食後など、決まったタイミングでトイレに入る時間を作ることも大切です。便通は一日2回が目安です。むずかしいときは下剤を処方してもらいましょう。また、風邪などの感染症がきっかけになるので、外出先から帰宅したら、手洗いとうがいを心がけましょう。

アンモニアはたんぱく質が分解されるときに発生するので、たんぱく質をとりすぎないことも重要。医師の指示に従って、たんぱく質の摂取量を制限し、不足分をBCAA製剤で補います。

食事や生活習慣の改善をしても症状が治まらないときは、ラクツロールなど、血中アンモニアを下げる二糖類の薬、アンモニアを作る悪玉腸内細菌を死滅させる抗生物質などが処方されます。

腹水の最終的治療法
腹水ろ過濃縮再静注（CART）／経頸静脈肝内門脈大循環シャント（TIPS）

減塩や薬物療法を行っても腹水が減らず、大量の腹水によって呼吸困難感や腹部膨満感が非常に強くなり、日常生活が困難になった場合は、腹水を抜く穿刺排液療法を行うことがあります。

腹水を抜いたままでは、腹水とともにアルブミンが排出されるので、すぐにまた腹水がたまります。そこで、抜いた腹水を血液浄化装置によって浄化・濃縮して、患者さんの静脈に点滴投与します。これによって、腹水中のウイルスや細菌なども除去され、アルブミンの血中濃度が上昇するので、再び、腹水がたまる速度を遅らせることができます。この腹水ろ過濃縮再静注（CART）療法は健康保険が適用されますが、発熱、血圧上昇や低下、嘔吐などの副作用が報告されています。

CARTでコントロールできない場合には、経頸静脈肝内門脈大循環シャント（TIPS）を行うことがあります。腹水のたまった腹腔と頸静脈の間にカテーテルを留置し、自動的に腹水を頸静脈に注入する方法です。肝機能が比較的よく、肝性脳症がなく、消化管出血がない場合に効果的で、約半数で腹水が改善すると報告されています。ただし、生存期間を延長するものではなく、保険の適用外治療となります。

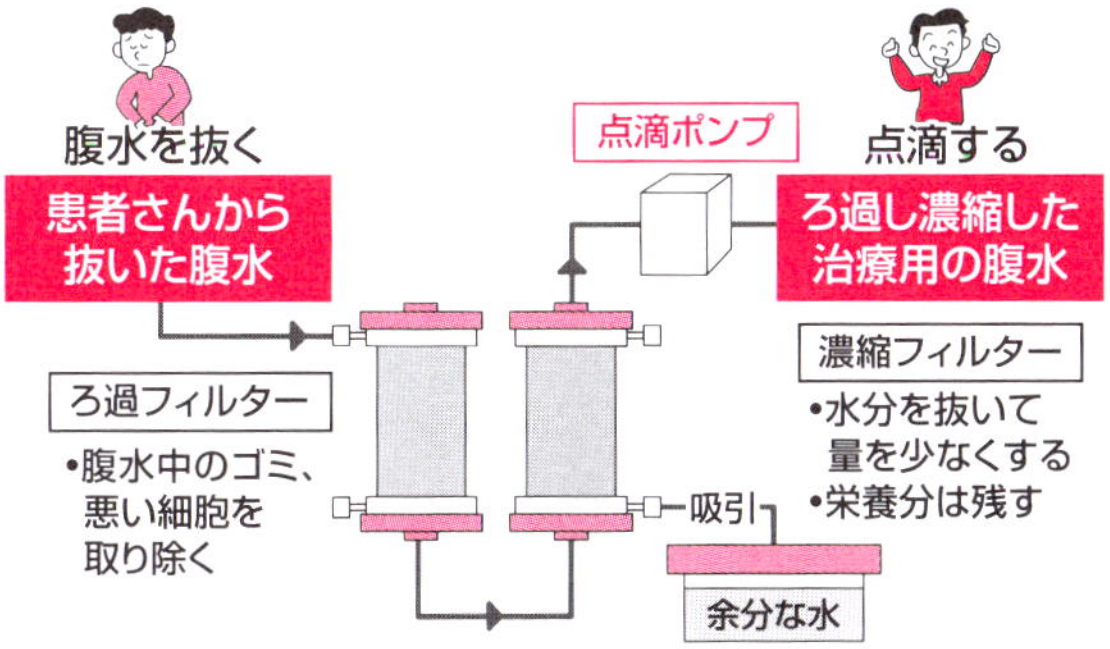

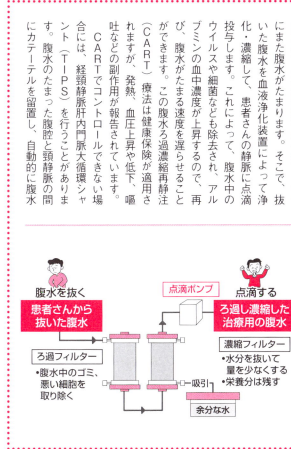

食道静脈瘤
内視鏡による治療で救命率が各段に向上

食道静脈瘤は破裂すると消化管の中に大出し、吐血や下血を引き起こし、出血量が多い場合は生命に危険が及ぶこともあります。

かつては直達手術やシャント手術などの外科的治療を行っていましたが、患者さんの負担が大きく、治療成績もふるいませんでした。

現在は定期的に内視鏡検査を行い、静脈瘤が発見された場合は破裂を予防する治療を行うため、破裂して亡くなる患者さんは激減しています。

内視鏡を使った治療では、おもに内視鏡的食道静脈瘤結紮《けっさつ》術と内視鏡的食道静脈瘤硬化術が行われます。

内視鏡的結紮術は、内視鏡を使ってゴムバンドで静脈瘤を縛り、出血を止め、静脈瘤を小さくする方法です。この方法は静脈瘤が破れて出血している場合や出血直後の止血に最適ですが、再発することが多いため、併せて内視鏡的硬化術を行います。

内視鏡的硬化術では、バルーンを取り付けた内視鏡を食道に入れ、バルーンをふくらませて静脈瘤の血流を止めたうえで、針のついたカテーテルで静脈瘤に硬化剤を注入し血流を止めてしまいます。

静脈瘤は再発することが多いため、治療後も定期的に検査をする必要があります。再発防止のため、アルゴンガスとともに高周波電流を流すアルゴンプラズマやレーザーで、発症しやすい組織を凝固させてしまう処置をすることもあります。

また、食道静脈瘤の原因となっている門脈圧を低下させるために、β遮断薬、アンジオテンシン受容体遮断薬などの薬物療法を行うこともあります。

ウイルス性の非代償性肝硬変の治療

B型肝炎から非代償性肝硬変になった場合は、核酸アナログ製剤による肝炎の治療を継続して行います。

ただ、C型肝炎でのウイルス排除を目指す治療は、非代償性肝硬変になるとリスクが高くなるため、使用に注意が必要です。合併症の治療を進めますが、肝炎の治療はむずかしくなるため、肝移植が適応されます。主治医に相談してみましょう。

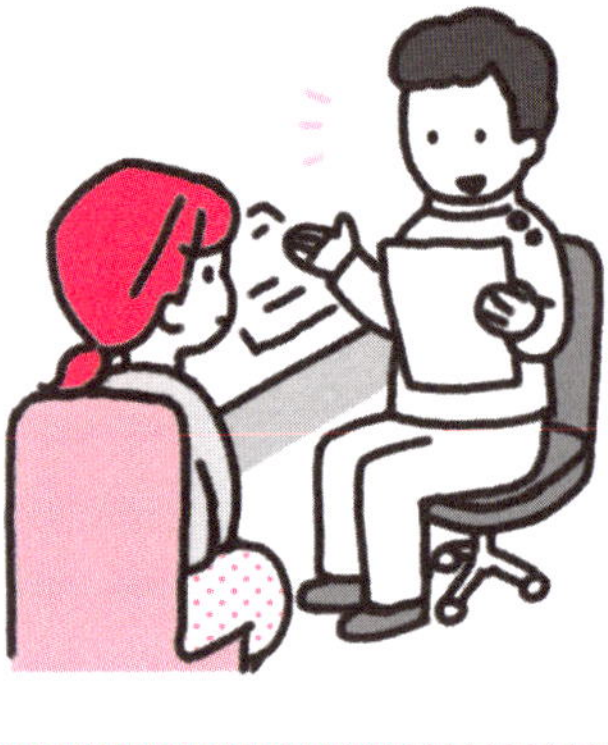

内視鏡的食道静脈瘤結紮術と内視鏡的食道静脈瘤硬化術

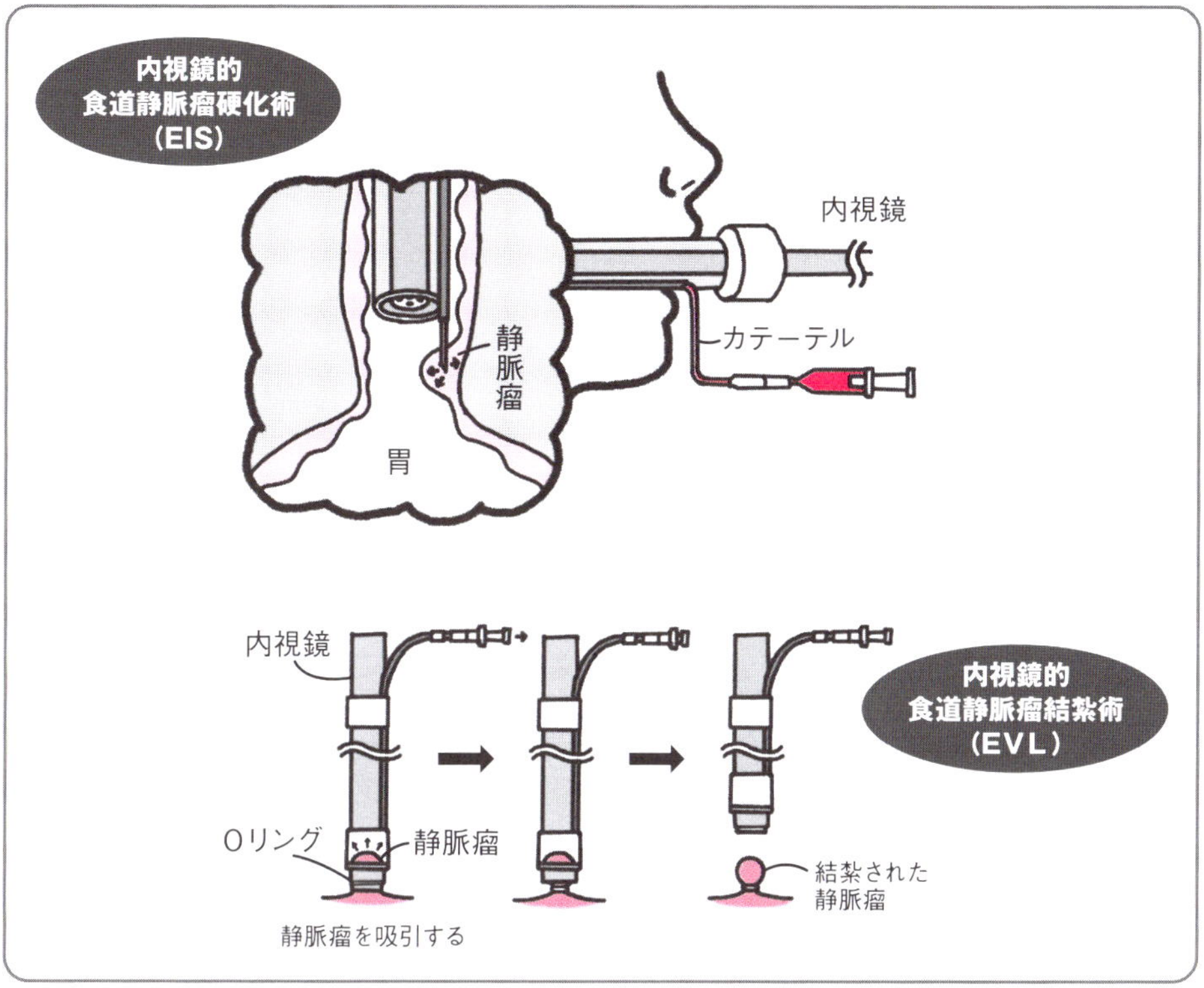

Q こむら返りは治療できますか?

A 肝機能が低下すると、とくに肝硬変になると有痛性限局性筋痙攣《けいれん》、いわゆるこむら返りを起こす人が多く見られます。こむら返りは健康な人でも起こり、それ自体が命にかかわることではありませんが、こむら返りの痛みを軽減することは、患者さんのQOL（生活の質）を考えると、とても重要なことです。

こむら返りには漢方薬の芍薬甘《しゃくやくかん》草湯《ぞうとう》が効果があるとされますが、甘草を含むため大量に服用するとむくみが出るなど弊害もあります。また、分岐鎖アミノ酸（BCAA）がこむら返りの発生を抑えるという報告もあり、その効果に期待したいところです。

最近はカルマチンという内服薬が効果を発揮することが報告されています。

肝細胞がんの治療法

肝細胞がんは、再発しやすいものの、手術以外にも多くの治療法があります。それぞれの特徴をよく知り、医師とよく話し合って、自身のがんと肝臓の状態に適した治療法を選びましょう。

手術より内科的局所治療が主流

肝がんは、他の部位のがんにくらべて、手術以外の治療法が多く開発され、用いられています。

その理由のひとつとして、肝がんの患者さんのほとんどが肝炎や肝硬変をかかえているということがあります。

肝機能が悪いために出血しやすく、また肝臓で作られる血液の凝固に必要なたんぱく質も減っていて、出血したときに止血をするのも大変です。さらに肝硬変では肝臓が硬くなっていて手術そのものがむずかしいということもあります。

また、肝がんの場合、肝炎ウイルスの感染や肝臓組織の線維化といった、肝がんを発生する母地ができあがっているため、どうしても再発のためがん治療を繰り返すことが多くなります。そのため手術では患者さんの体への負担が大きすぎるということもあって、手術以外の方法が多く行われる理由になっています。

肝がんの治療法の基準とされるのは、日本肝臓学会が策定する治療アルゴリズムです。掲載は「肝癌診療ガイドライン2021年版」です。

肝臓の予備能力、肝外への転移、脈管への侵襲状態、がんの数と大きさの5つの要件に適する治療法が推奨されています。

肝外転移がなければ複数の治療法から選択できます。どの治療法にもメリットとデメリットがあります。本書の132ページ以下で紹介しますが、

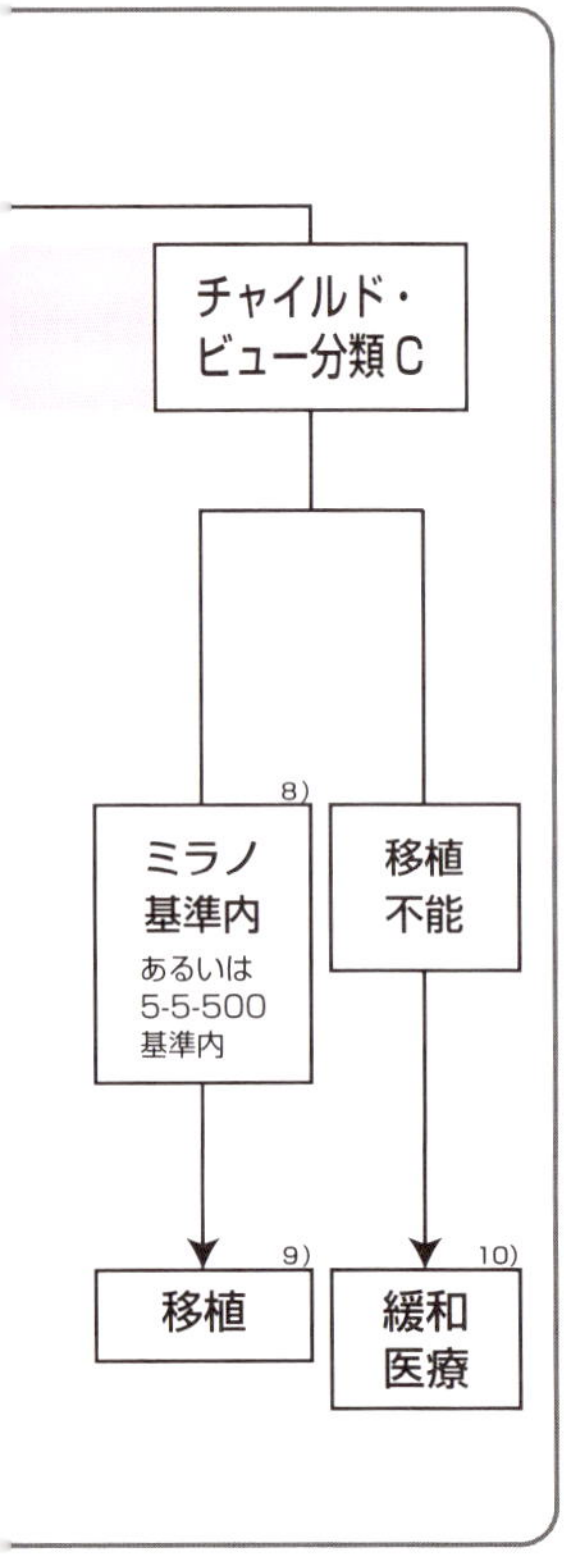

肝細胞がんの治療アルゴリズム2021年版

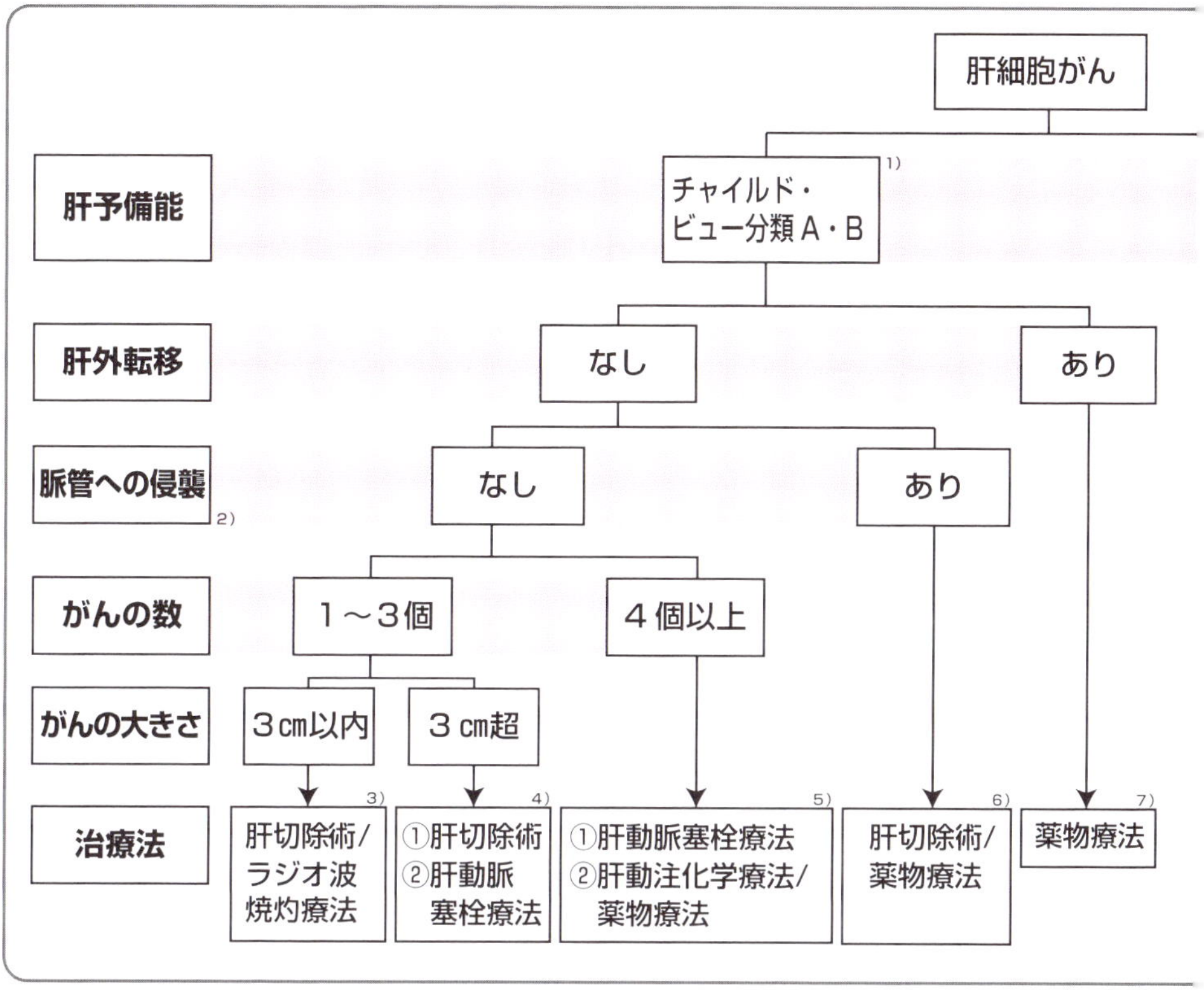

資料：日本肝臓学会編『肝癌診療ガイドライン2021年版』
※治療法の①②は優先順位を示す。スラッシュ（／）はどちらも等しく推奨される。

1） 肝臓の予備能力の評価は、肝硬変の重症度分類で使われているチャイルド・ビュー分類（87ページ参照）が用いられる。なお、肝切除の場合は、ICG検査を含む検査によって肝障害度を評価する（133ページ表⑤参照）。
2） 門脈、肝静脈、胆管へがんが広がっていること。
3） がんの数が1個なら肝切除が第一選択、がんが2～3個なら、肝切除とラジオ波焼灼療法が等しく推奨される。
4） がんが大きくても3個までなら肝切除が第一選択とされる。ただ、全身状態がよくない場合は塞栓療法が有利。
5） がんが4個以上の場合は肝動脈塞栓療法が第一選択とされる。第二選択は、肝動注化学療法と薬物療法が等しく推奨される。
6） 肝機能が比較的よく、門脈への侵襲が限局しているなど、切除可能な症例では肝切除が推奨される。切除不能な症例では全身薬物療法が推奨される。
7） 肝外転移がある場合は局所療法ではなく、全身療法の薬物療法が推奨される。ただし、肝予備能がチャイルド・ビュー分類のステージAの場合に限定される。
8） 移植可能な肝がんの基準を示す。詳細は147ページ。
9） ただし、肝移植ができるのは65歳以下。
10） 緩和医療とは、がんの治療ではなく、患者さんの痛みや苦しさをやわらげ、QOLの改善と向上を目的として行う心身のケア。

今の自分のがんに対して、なぜその治療法が推奨されるか、医師がさらにくわしく解説してくれるはずです。納得できるまで説明を求めて、最善の治療法を選んでください。

肝がんの肝切除術

がんの根治には有効だが、体への負担は大きい

がんを含めたがん周辺の肝臓を切って取り去るのが肝切除術です。最も確実にがんを取り除ける方法といえますが、ラジオ波焼灼療法や肝動脈塞栓療法などの局所療法にくらべて、体への負担が大きく、治療期間も長くなります。

131ページに紹介したように、比較的肝臓の機能がよく、がんが大きな場合や、がんが1つだけあるいは数が少ない場合に肝切除術が検討されます。

肝がんはB型・C型肝炎ウイルスを持つ患者さんから発生することが多いため、専門医の管理下で、肝がんの早期発見のための手法が計画的に行われています。そのため定期的に医師の診察を受けている患者さんの場合、がんが発生しても早期に見つけることができるため小さく、多くはラジオ波焼灼療法で治療できます。そのため最近は、切除術は減りつつあります。

しかし、通院が不定期でがんの発見が遅れるなど、すでにがんの大きさが4cmを超えている場合は、ラジオ波焼灼療法で治療することはできず、切除術が検討されます。また、がんはまだ2cmほどと小さいが、すでに門脈に入り込んでいる場合、さらに肝臓の同じ区域内に転移によると思われる病巣が見つかった場合も肝切除術の対象となります。

手術前に肝障害の程度を厳密にチェック

他の治療法では、87ページの表⑩で示したように、治療前の肝予備能を、チャイルド・ピュー分類で評価して適応を決めます。チャイルド・ピュー分類は肝予備能を評価する世界基準で、「肝癌診療ガイドライン」では2017年版から採用されました。

しかし、肝切除の手術前に行う肝機能評価は、これまで日本で広く使われてきた〈肝障害度〉（133ページ表⑤）が採用されています。

肝障害度は、ICG（インドシアニングリーン）という色素を肝臓に注入して、ICG15分停滞率を検査することで、肝切除の適不適、切除許容範囲をより的確に判断できます。日本の肝切除術は手術死亡率が3％以下ですが、この肝障害度検査がこの高成績をもたらす一翼を担っています。

図② 肝臓の解剖図

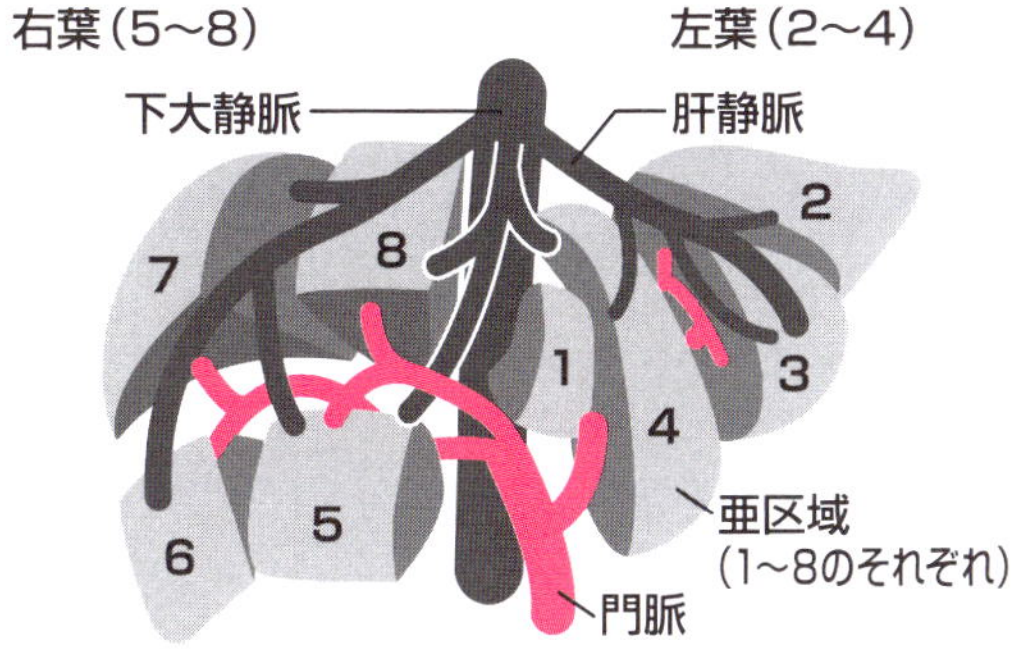

肝臓は門脈から枝分かれした血管が支配する領域ごとに8つの領域に分けられる。この領域を「亜区域」といい、亜区域をまとめて「区域」、区域をまとめて「葉」と呼ぶ。切除術には、切除する量が大きい順に、葉切除、区域切除、亜区域切除、さらに部分切除、がんだけを切りとる核切除がある。

表⑤ 肝障害度の分類

	A	B	C
	肝障害度 弱 ←→ 強		
腹水	なし	少量	中等量
血清ビリルビン値(mg/dL)	2.0 未満	2.0 ~ 3.0	3.0 超
血清アルブミン値(g/dL)	3.5 超	3.0 ~ 3.5	3.0 未満
ICG15分停滞率(%)	15 未満	15 ~ 40	40 超
プロトロンビン活性値(%)	80 超	50 ~ 80	50 未満

日本肝癌研究会(編)臨床・病理原発性肝癌取扱い規約第6版より改変

腹腔鏡下肝切除は適応が限られます

腹腔鏡下手術は、1㎝くらいの穴を数カ所開け、スコープ視野下で切除を行います。2016年には血行再建や胆道再建を伴わないすべての肝切除術式が健康保険適用されました。

しかし、腹腔鏡下手術は、開腹術より患者さんの負担が少ないのは事実ですが、広範囲切除では確立した手技ではなく、リスクも否定できません。とくに肝臓の上部(亜区域7、8)の切除では、開腹術より手術時間が長く、出血量が多く、結局開腹手術に移行する例が多いと報告されています。

そこで、いまは肝切除における腹腔鏡下手術は、肝臓の表面に位置する(上の図②:亜区域2~6の末梢)5㎝以下の単発がんに限定するよう、日本肝臓学会の「肝癌診療ガイドライン2021年版」では推奨しています。

肝がんのラジオ波焼灼療法

肝がんの局所療法の第一選択肢

肝切除より患者さんの負担が少ない局所療法として、現在、最も広く行われているのがラジオ波焼灼療法です。

肝がんの局所療法は、以前は、病変に針を刺してエタノールを注入するエタノール注入療法が主流でしたが、エタノールが腫瘍内に均一に拡散せずに局所再発するなどの問題がありました。

そこで、均一に凝固壊死させるマイクロ波凝固療法が開発されて1996年保険適用されました。次に登場したのがラジオ波焼灼療法です。400KHzの周波数の電流を流し、より広範囲に凝固させることができ、2004年に健康保険が適用されました。

局所麻酔ですみ、患者さんの負担は軽い

ラジオ波焼灼療法は、超音波診断装置で腫瘍や電極の位置を確認しながら行います。まず、直径1㎜程度のガイド針を体外から肝臓のがんをめがけて刺し、ガイド針に沿って外筒針を刺し、その針ががんの直前に達したら電極針と入れかえます。

通電針は通電部以外は氷で冷やされているので、皮膚や筋肉がやけどすることはありません。患者さんの太腿に薄い対極板を貼り、肝臓に刺した電極との間に交流電流を流します。目標温度90～100℃で、1回に12分ほど通電します。通電回数はがんの場所によって異なりますが、通常は1度の治療で2～5回、通電します。

局所麻酔で、入院期間は1週間で、肝切除術にくらべると患者さんの体への負担は少なくてすみます。また、肝実質を喪失せずにすむため、肝予備能が低下した症例にも適応できます。

高度な技術が必要とされ、再発することも多い

ラジオ波焼灼療法は、患者さんにとっては負担の少ない治療法ですが、体外からがんに確実に針を刺すのは高度な技術が必要です。肝臓の周囲には近接して腸や肺などの臓器があり、周囲の臓器や横隔膜にやけどによる穴をあけてしまうなどのリスクも考えられます。そのため、治療成績は施設によって差があるのが現実です。

また、肝切除にくらべて、病変が体内に残っているため、再発率が高く、

数回の治療が必要になることもあります。ラジオ波焼灼療法は、肝機能が良好で、がんの大きさが３cm以内、３個までが適応とされていますが、現在、その同じ条件で、肝切除術との有効性を検証する臨床試験が行われました。

肝切除術とラジオ波焼灼療法の３年無再発発生率には差がなく、生存期間も両者に差はなく、早期がんではどちらで治療しても成績は同じでした。

一方、最初に登場したマイクロ波凝固療法も、場所によっては使いにくいものの、ラジオ波焼灼療法より高温で短時間に焼灼できる利点があります。さらに２０１７年に保険適用になった第二世代はより広範囲を焼灼できる可能性があります。

ただ第二世代のマイクロ波凝固療法とラジオ波焼灼療法との比較検証は十分ではなく、「肝癌診察ガイドライン２０２１年版」では、現時点での第一選択はラジオ波焼灼療法としています。

図③　ラジオ波焼灼療法

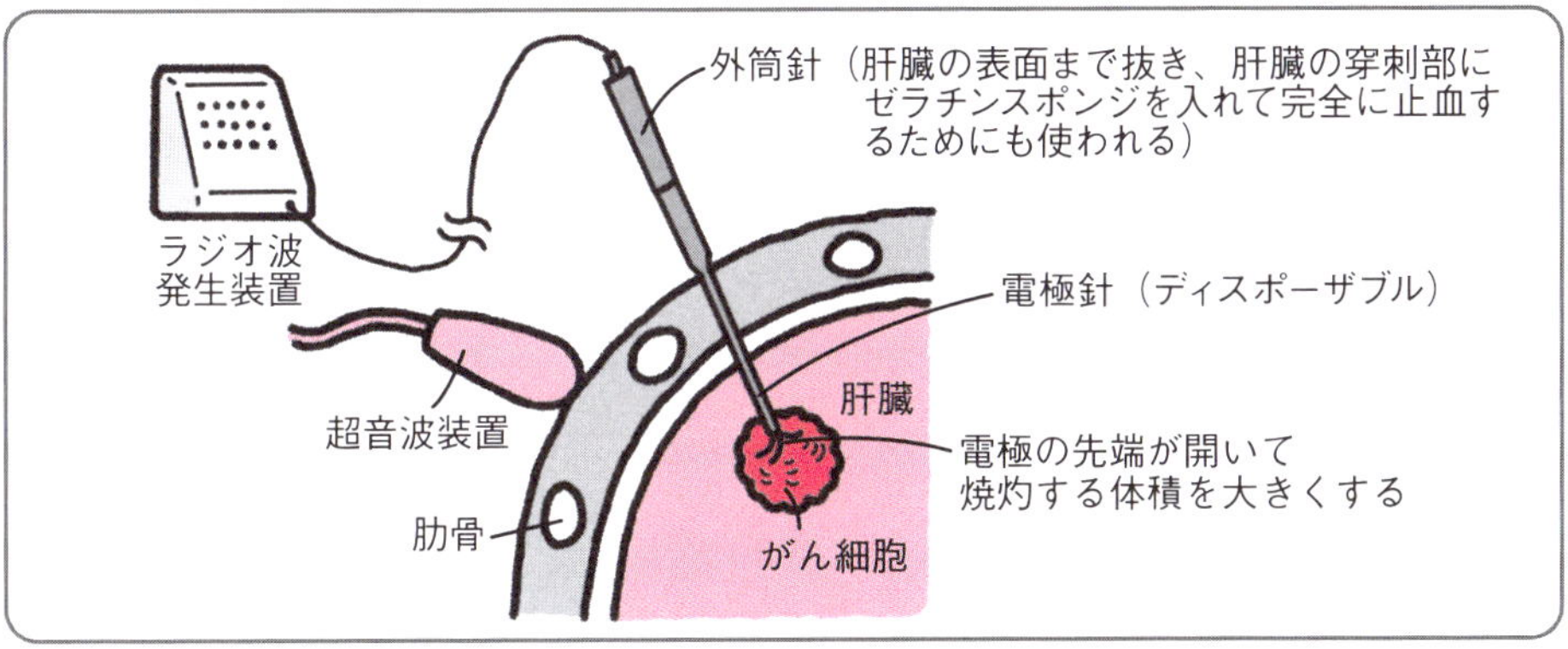

腹腔鏡を使った肝がんのラジオ波焼灼療法

がんが肝臓の表面に突出していたり、腸に接している場合などでは、ラジオ波焼灼療法で針を刺したときに、がん細胞が腹膜などに飛び散ったり転移するリスクが高くなります。そのような場合には腹腔鏡で肝臓を直接確認しながらラジオ波焼灼療法を行います。腹腔鏡を使うことで出血の程度や、がんが飛び散っていないかを確かめながら治療を行うことができます。

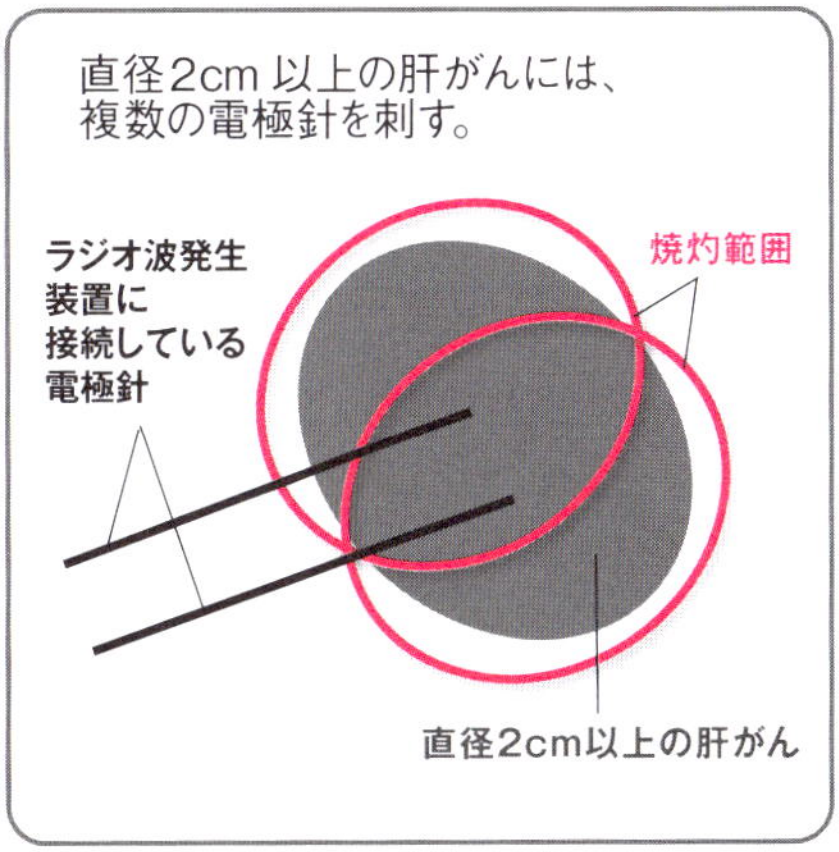

肝がんの肝動脈塞栓術・肝動脈化学塞栓療法

血管をふさいでがんを兵糧攻めにする

肝臓に流れてくる血管には、他の臓器と異なり、肝動脈と門脈という2つのルートがあります。ごく早期のものを除くと、肝がんにはおもに、肝動脈経由の血液によって酸素や栄養が供給されています。そこで、このがんに血液を送っている動脈を詰まらせて血流を減らし、がんを壊死させてしまおうというのが肝動脈塞栓術です。

なお、がんでない部分には門脈からの血流があるため、がんだけを血液不足にすることが可能です。

カテーテルの開発が進み、現在は細い血管にまでカテーテルを入れられます。がんのすぐ手前までカテーテルを入れられれば、がん以外の部分への影響は少なく、がんだけ血流を遮断することができます。

肝がんはしばしば肝臓内で転移します。また慢性肝炎や肝硬変からがんが発生するため、肝臓内の別々の場所で同時にいくつものがんが発生することもまれではありません。がんが多発してしまうと切除術やラジオ波焼灼療法はできません。その場合、4カ所以上に多発していても治療可能なこの肝動脈塞栓術が選択されます。また、がんが大きい場合でも治療可能です。逆に2㎝以下の早期がんは肝動脈の支配を受けていないので効果が出にくくなります。

塞栓物質に抗がん剤をまぜても、ほかの治療法ほど効果は高くない

137ページの図④に示したように、肝動脈化学塞栓療法では、カテーテルにリピオドールという油性の造影剤に抗がん剤をまぜて注入し、多孔性ゼラチン粒、または薬剤溶出性球状塞栓物質などを使って、肝動脈をふさぎます。リピオドールは、がんの血管内に長くとどまるので、肝臓内の小さながんを見つけることもでき、抗がん剤が長くとどまることからも治療効果が高まります。

リピオドールにまぜる抗がん剤はこれまでさまざまな薬剤が使用されてきました。日本ではおもに、シスプラチン製剤とプラチナ製剤が使われていますが、いまだに治療効果の高い薬剤は報告されていません。

肝動脈化学塞栓療法は、これまでの報告では、術後の5年生存率は肝切除

やラジオ波焼灼療法より低く、再発率は逆に高いという結果です。そのため、繰り返し行うことも多く、ラジオ波焼灼療法と組み合わせることもあります。

また、治療時、がんを壊死させる際に、周囲の正常な組織も多少、障害を受けるため、肝機能が悪化します。

ただ、患者さんにとって比較的負担の少ない治療法であり、肝内に多数のがんが発生している進行例にも対応できるのが大きなメリットです。

なお、肝硬変が進んで肝機能がかなり低下している患者さんでは、治療により正常な組織の壊死による肝不全を起こすことが考えられ、この肝動脈塞栓術は禁忌とされています。

また、太い門脈にがんが浸潤して血流が途絶えている場合は、治療によって動脈をふさいでしまうと、血流がなくなった広い範囲の正常な組織が壊死してしまう可能性があり、この場合も肝動脈塞栓術では治療できません。

図④　肝動脈化学塞栓療法

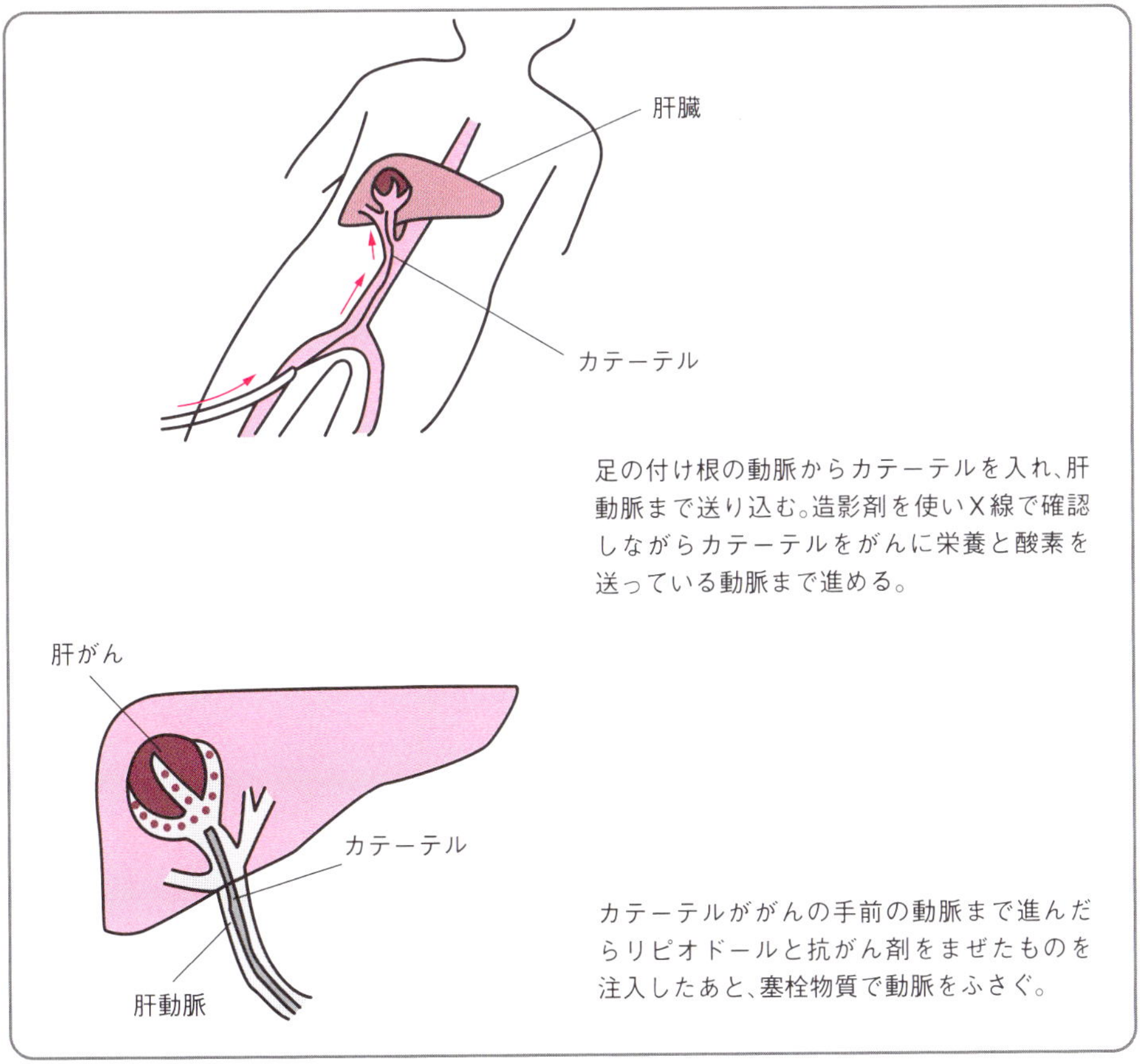

足の付け根の動脈からカテーテルを入れ、肝動脈まで送り込む。造影剤を使いX線で確認しながらカテーテルをがんに栄養と酸素を送っている動脈まで進める。

カテーテルががんの手前の動脈まで進んだらリピオドールと抗がん剤をまぜたものを注入したあと、塞栓物質で動脈をふさぐ。

肝がんの薬物療法

がんの増殖や転移を抑える分子標的薬の登場

肝がんは、門脈や胆管などに入り込んでしまったり、肝臓以外の臓器に転移してしまった場合には、ラジオ波焼灼療法や肝動脈塞栓療法で壊死させたり、あるいは手術で切除することができません。その場合は抗がん剤で治療することになりますが、これまで肝がんに有効な抗がん剤はとても少なく、効果があったとしても患者さんの20%ほどでした。

ところが2009年、ソラフェニブ（商品名ネクサバール）という飲み薬が登場して、進行した肝がんの抗がん剤治療に一筋の明かりが見えるようになりました。

ソラフェニブは分子標的薬というグループの薬で、従来の抗がん剤とは異なった作用で効果を発揮します。

がん細胞の増殖や浸潤、転移は、がんの遺伝子を介して、特有の分子がかかわっています。その分子を標的にして機能を阻害するのが分子標的薬です。がんの増殖にかかわる因子や、新しい血管を増やすことにかかわる因子をターゲットとしてその作用を抑制し、がんの増殖を阻害します。

従来の抗がん剤が、がん細胞を壊してがんを小さくしていくのに対し、分子標的薬は、がんが大きくなるのを抑えます。効果を確認するためには、最低でも1～2カ月飲み続ける必要があります。その結果、がんが大きくならなければ効果あり、と判断します。

ソラフェニブが認可されて以来、さらに治療効果を高めようと、多くの分子標的薬や抗がん剤との併用療法などが試されてきました。その結果、2017年9月にようやく、ソラフェニブの効果に劣らない分子標的薬レンバチニブという薬剤が登場しました。

2018年3月より保険適用され、第一次治療のもうひとつの選択肢になっています。

分子標的薬の副作用は手足症候群

従来の抗がん剤はがん細胞だけでなく正常な細胞にも障害を与えるため、白血球や血小板の減少をはじめ、共通する重篤な副作用がありました。一方、分子標的薬は特定の分子だけを標的にするため、特有の副作用があります。

最も問題となるのが〈手足症候群〉

と呼ばれる手や足裏の皮膚に水ぶくれや湿疹が出たり、皮がむけたりする症状です。

　この症状が出るのは手のひらや足の裏などの厚く硬い角質のある部分で、あらかじめ角質を取り除いておけば、手足症候群を軽く抑えることが可能です。そこで、分子標的薬を飲み始める前に角質を溶かすクリームなどで角質を取り除く治療を行います。また硬い靴をはくと手足症候群は悪化するので、やわらかい靴をはくと症状を軽くすることができます。

免疫チェックポイント阻害薬が登場し、複合免疫療法に

　その後、肝細胞がんに対する薬物療法は大きく進歩しました。2019年には、肝細胞がんに初めて、免疫チェックポイント阻害薬のアテゾリズマブと分子標的薬ベバシズマブを組み合わせた治療法が承認されました。

図⑤　分子標的薬ソラフェニブの作用

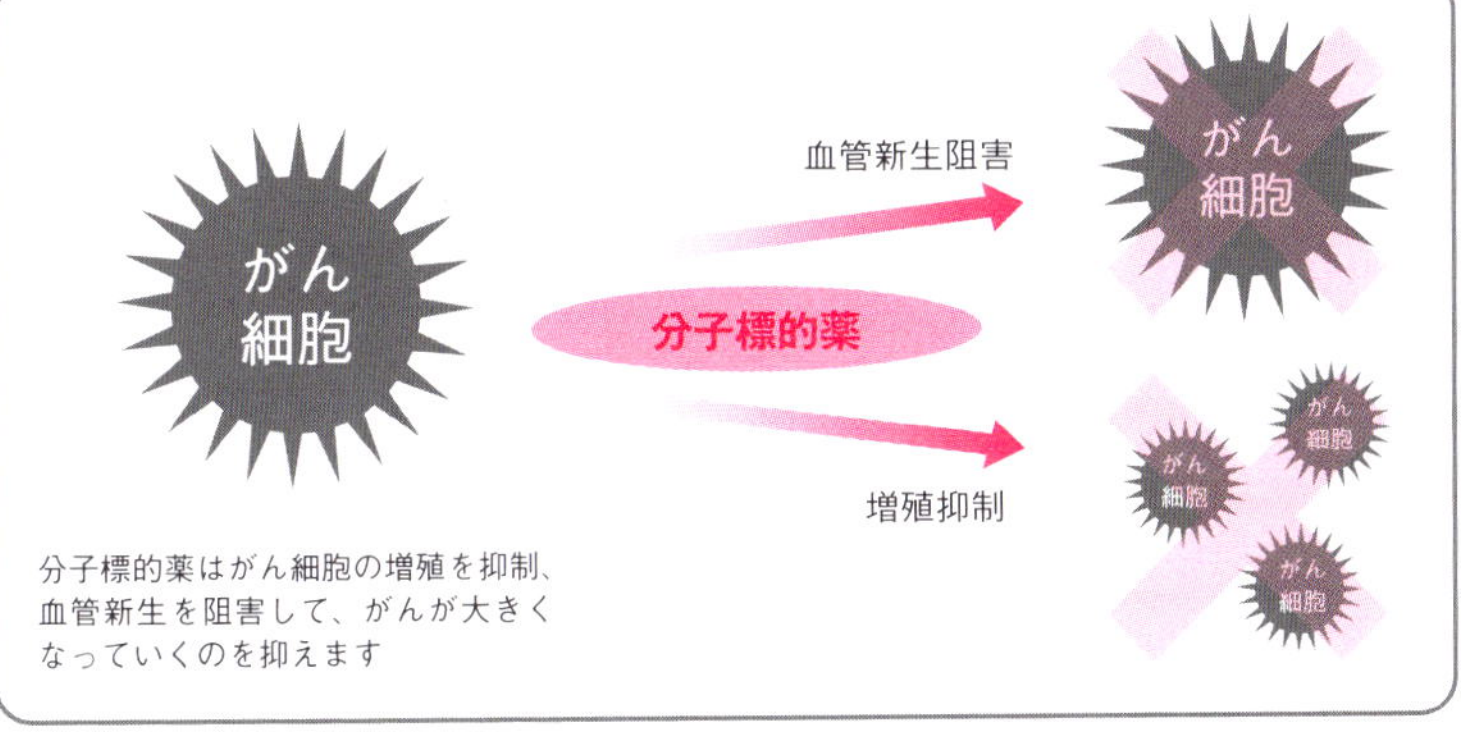

分子標的薬はがん細胞の増殖を抑制、血管新生を阻害して、がんが大きくなっていくのを抑えます

　さらに2022年には、免疫チェックポイント阻害薬のデュルバルマブが承認され、翌年、デュルバルマブとトレメリムマブを組み合わせる免疫チェックポイント阻害薬同士の併用療法が承認されました。

　これら免疫チェックポイント阻害薬を使う薬物療法は、分子標的薬のソラフェニブにくらべて生存期間やがん細胞の縮小率などに良好な成績を示しました。そこで、2023年4月、日本肝臓学会は「肝癌診療ガイドライン」を変更。優先的に行う第一次薬物療法として、これら2つの複合免疫療法を推奨し、「薬物療法アルゴリズム」も変更しました（141ページ、図⑥）。

複合免疫療法の適用と副作用

　免疫チェックポイント阻害薬は、私たちの体に備わった免疫機能が、がん細胞を攻撃する力を維持できるよう働

きかける薬です。がん細胞を攻撃する免疫細胞はT細胞ですが、がん細胞はT細胞にブレーキをかけて攻撃力を弱めることで増殖します。そのブレーキをかける仕組みを免疫チェックポイントといい、ブレーキがかかるのを防ぎ、T細胞の攻撃力を強めるのが免疫チェックポイント阻害薬というわけです。

免疫チェックポイント阻害薬は点滴で投与するため、3〜4週間に1回、通院する必要があります。

なお、免疫チェックポイント阻害薬は、免疫機能が過度に働くため、自己免疫疾患がある場合などには、複合免疫療法は使えません。

複合免疫療法が適用できた場合でも、副作用として、間質性肺疾患、甲状腺機能低下症・亢進症などの副作用が現れる場合もあります。その他、高血圧、下痢、食欲不振、疲労、たんぱく尿などが生じることもあります。

また、頻度は低いものの、自己免疫による副作用が出ることがあります。気になる症状があれば、医師や看護師に相談しましょう。

二次治療薬にも新薬が続々登場

分子標的薬のソラフェニブによる治療後、画像検査でがんが進行した症例に対する第2次治療薬として、レゴラフェニブという薬剤が、生存期間の延長効果を示し、2017年、保険適用されました。

さらに、腫瘍マーカーAFP400ng／mL以上の症例で生存期間の延長効果を示したラムシルマブ、一次薬物療法後に悪化した症例で生存期間の延長を示したカボザンチニブと、新しい分子標的薬が二次薬物療法として次々に承認されました。その結果、左図に示したように、二次薬物療法の選択肢は大幅に増えました。

ただ、下線の薬剤以外は、一次薬物療法後に悪化した症例での生存期間の延長などに、十分なエビデンスが得られていません。どんな場合にどの薬剤を使えば効果が高いのか、いまも検討が続いています。効果が出ている場合はがんの進行を抑えられるため、継続しますが、効果が得られない場合は専門医と相談して選択しましょう。

図⑥　肝細胞がんの薬物療法

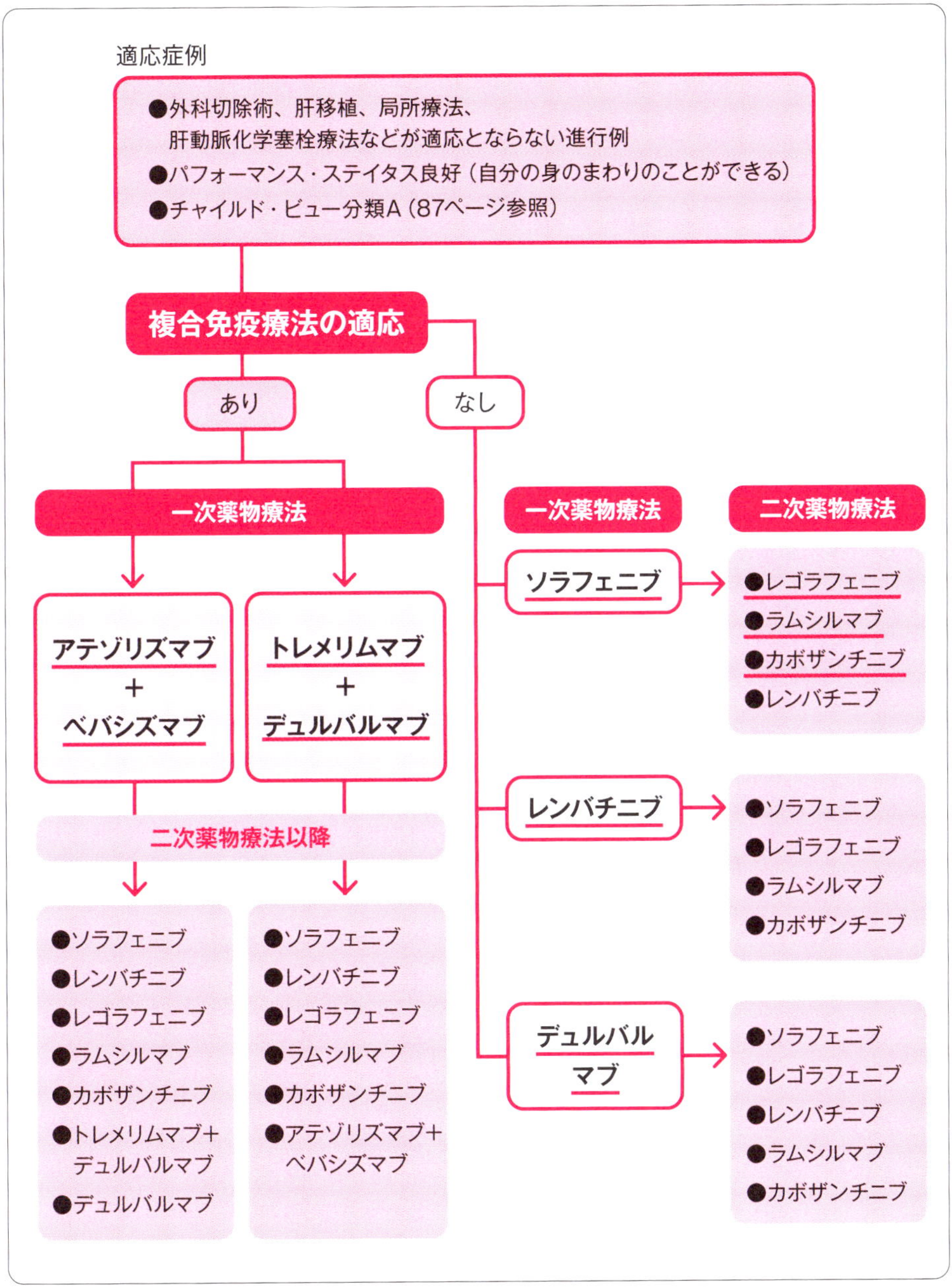

注：下線の薬剤は、生存期間の延長、腫瘍制御率などに十分なエビデンスが得られている
出典：日本肝臓学会「肝癌診療ガイドライン　2021年版」「薬物療法アルゴリズムとCQ39の変更」（2023年5月30日）を一部改変

肝がんの肝動注化学療法

体内にリザーバーを設置し、肝動脈に常時、抗がん剤を注入

肝がんの抗がん剤治療のひとつとして、肝動注化学療法があります。肝がんに血液を送っている動脈に直接抗がん剤を注入する治療法です。

高濃度の抗がん剤をがんに直接送り込むため、静脈注射で全身投与する場合にくらべて効果が高く、また抗がん剤の総量を少なくすることができるので副作用が少なくなるなどのメリットがあります。

まず入院して器具を埋め込みます。足の付け根（鼠蹊部《そけいぶ》）の動脈からカテーテルを入れ、肝動脈まで進めます。足の付け根の皮膚の下にはリザーバーと呼ばれる小さなタンクのような器具を埋め込み、カテーテルを接続しておきます。その後は1週間に1回程度通院して、このリザーバーに抗がん剤を注射器で注入して補充すれば、常時がんの部分に抗がん剤が送り込まれることになります。

近年、複数の薬物療法が登場したことで、肝動注化学療法の治療は減りつつあります。ただ、肝臓以外に転移がない場合、脈管への侵襲がある症例などでは、分子標的薬のソラフェニブより良好な成績が報告されています。

そこで「肝癌診療ガイドライン2021年版」では、「肝内多発または脈管侵襲を伴う進行した肝細胞がんでは行ってよい」と推奨しています。そのような症例では驚くほどの効果が出る場合があるとの報告もあります。医師と十分に相談したうえで、試してみるとよいでしょう。

図⑦ 肝動注化学療法の抗がん剤の注入方法

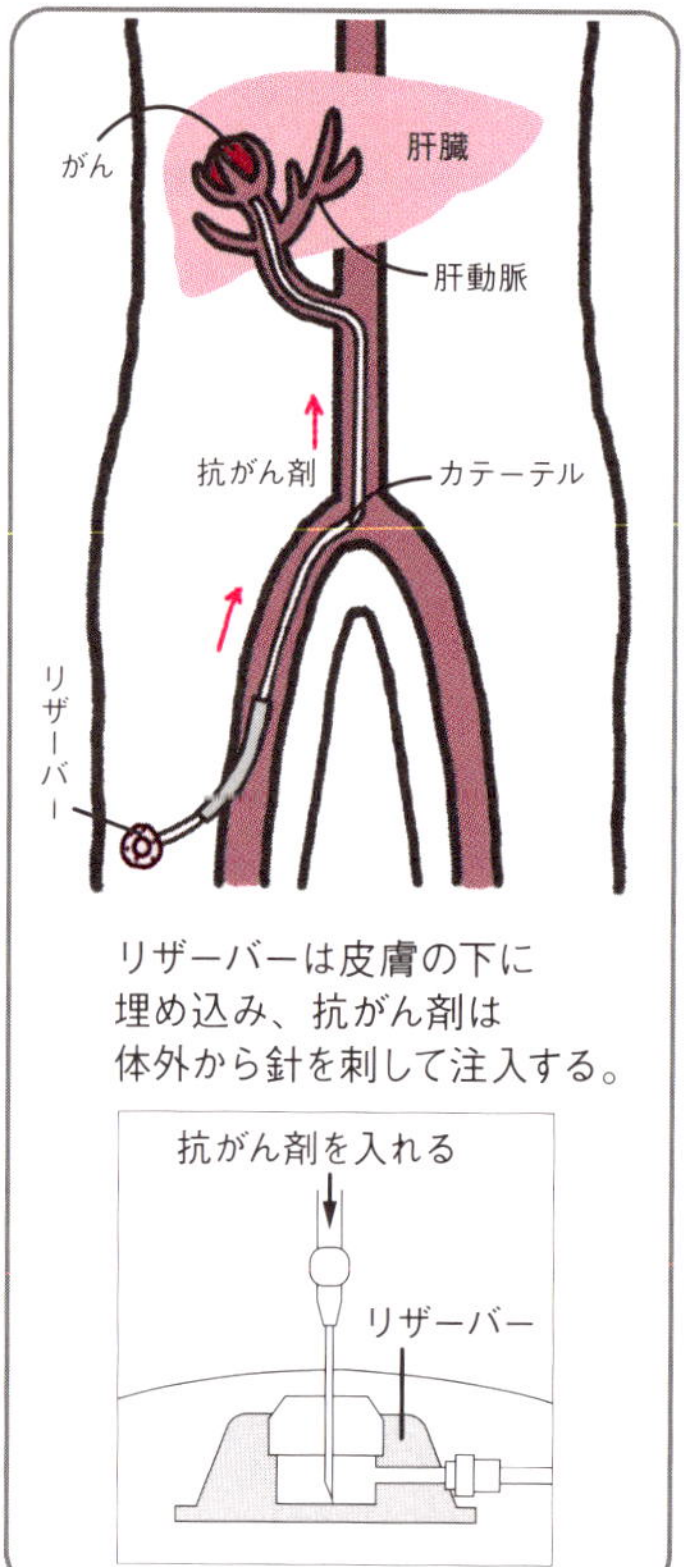

COLUMN

人工肝臓は実現可能か？

末期の肝硬変や進行した肝細胞がんの治療で最後の手段となるのが肝臓移植です。しかし臓器移植はその臓器の提供者が必要になります。肝臓移植の場合は肝臓の再生力を利用した生体肝移植も可能ですが、臓器提供者のリスクも否定できません。

そこで移植にかわる治療法として考えられるのが人工臓器の利用です。

人工臓器は、工学的な技術を駆使した文字どおりの人工臓器と、生体が持つ細胞の機能を利用したものが考えられますが、近年、機能が低下した臓器の代替や補助となる治療法として、細胞と人工的なものを組み合わせたハイブリッド型の人工臓器が注目されています。とくに肝臓は知られているだけでも500種類以上の複雑な機能を持っていて、これを化学工場に置き換えると、とうてい実現できない規模の工場が必要になるとされます。そのため肝臓では、肝細胞そのものの機能を利用したハイブリッド型の人工肝臓に唯一可能性があるのではないかと、研究が進められています。

欧米では、肝移植までの短時間の橋渡しを目的として機能を数時間ほど維持できる人工肝臓が開発されています。しかし日常的に臓器移植が行われている欧米とは事情の異なる日本では、可能な限り長時間利用できる人工肝臓が必要と考えられ、その実現には長期的に肝細胞の機能を維持できる培養技術の開発、肝細胞を高密度に培養できるバイオリアクター(生物反応器)の開発など、クリアしなくてはならない課題がいくつもあり、実現はまだ少し先といったところですが、九州大学を筆頭に、生物化学工学といった分野でのさまざまな研究や実験が進められています。

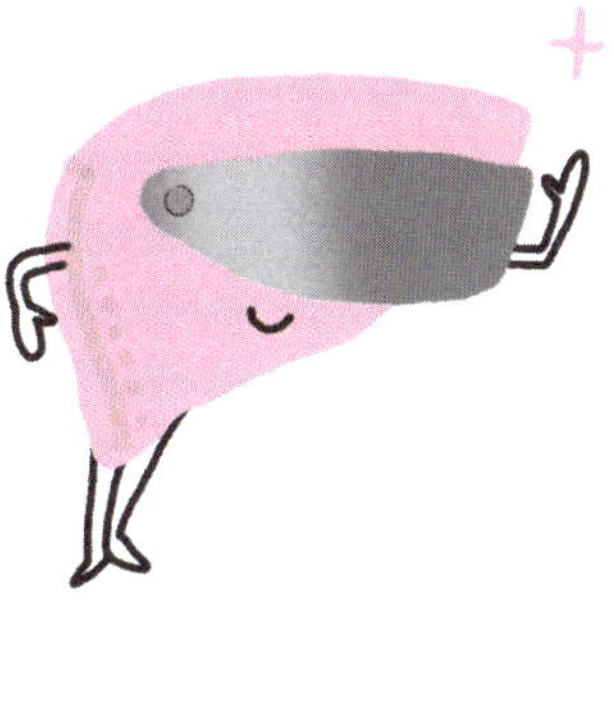

肝がんの重粒子線・陽子線療法

正常な組織にダメージを与えずにがんだけを破壊できる

重粒子とは原子から電子を取り除いた粒子（原子核）の総称で、電子よりはるかに重いため重粒子と呼ばれます。この重粒子を光速の60～80％まで加速したビームを重粒子線といい、放射線の一種です。重粒子線のなかで最も軽い水素原子核（陽子）のビームをとくに陽子線と呼んでいます。重粒子線療法では炭素原子核のビームが使われます。

この重粒子線や陽子線をがんにあて、がんを破壊しようというのが重粒子線療法や陽子線療法で、がんの放射線治療の一種と考えることができます。

X線やγ線、電子線などは、体外から照射すると、体の表面近くで最も線量（放射線の持つエネルギー）が大きく、体の中を進むに従って、エネルギーは減少していきます。このため、体の深いところにあるがんにダメージを与えようとすると、がんに到達するまでに減衰することを考えて、強力な放射線を照射しなくてはならず、がんより手前の正常細胞に大きなダメージを与えることになります。

一方、重粒子線や陽子線は、その持っているエネルギーの強さによって人体の中に入る深さ（飛程）が決まっていて、その最大深度近くで急激にエネルギーを放出して止まります。この現象をブラッグピークといいます。粒子線（重粒子線と陽子線）のビームは加速器という装置で作り出しますが、加速器で粒子線のエネルギーを調整して、ちょうどがんの位置でエネルギーを放出して止まるようにすれば、体の表面からがんの手前までの正常な細胞にはあまりダメージを与えず、がんだけを効率的に破壊できます。

標準的な局所治療ができない人に安全・有効

こうした粒子線の特徴を生かして、粒子線治療は、10㎝を超える大きな肝がん、門脈や下静脈にまで侵襲した進行性肝がんの治療を安全に行うことができ、標準的な局所療法ができない場合に有効な治療法だと評価されています。

2016年以降、陽子線療法は、肝動脈化学塞栓術やラジオ波焼灼療法との比較試験で良好な結果が報告されています。また、脈管侵襲性陽性肝細胞がん、巨大肝細胞がん、高齢者など、手術やラジオ波焼灼療法が困難な症例において、重粒子線療法、陽子線療法とも、良好な生存率が報告されました。

重粒子線治療法は3年生存率50%、5年生存率25〜36・3%、陽子線療法では2年生存率59〜66%、3年生存率33%、5年生存率38・7〜42・3%と報告されています。

また陽子線療法は、肝動脈化学塞栓術より高い局所治療効果が得られ、入院期間を短縮できることが報告されました。

そこで2022年4月、手術による根治的な治療が困難な直径4cm以上の肝細胞がんについて、陽子線療法は保険適用となりました。

副作用として、肝不全、消化管障害、肋骨骨折、肺炎などが報告されていますが、発症頻度は3・2〜8・1%と低率です。ただし、粒子線療法の分割方法や総線量に科学的に実証されたルールはまだ定まっていません。肝門部や腸に近い場所にがんがある場合には障害が生じる可能性があるため、工夫をして治療を行います。腸に近い場合は、治療を行わない選択もあり得ます。

重粒子線療法

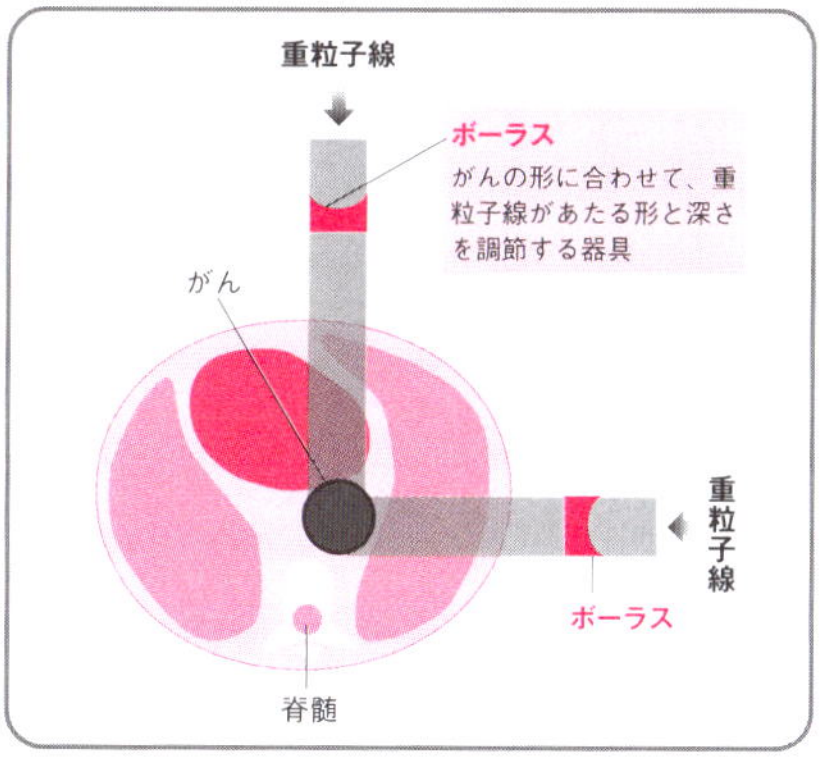

さまざまな放射線の生体内でのエネルギーの様子

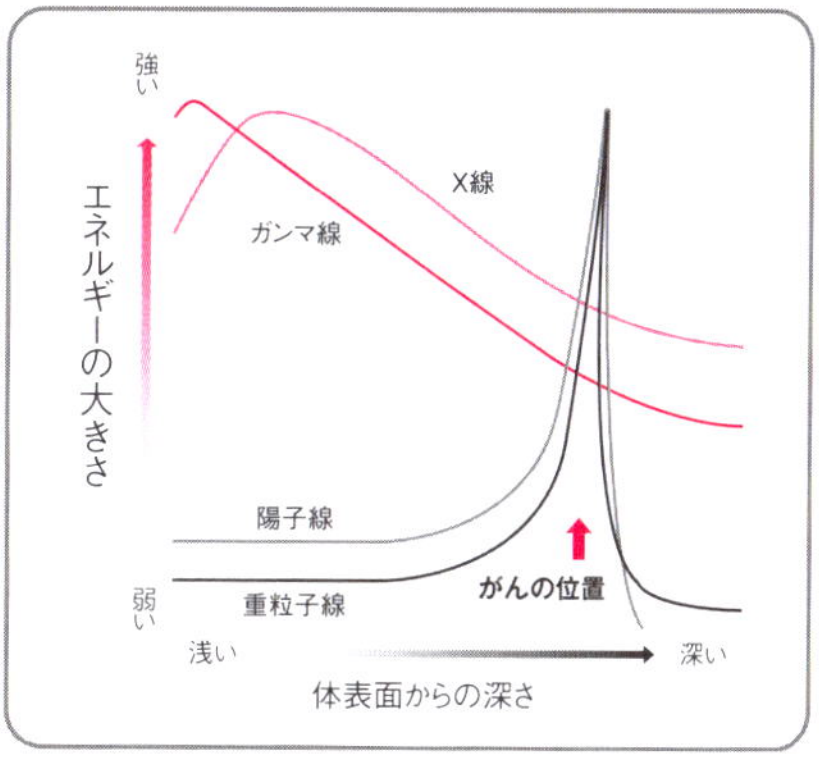

粒子線治療は、肝がんでは発見が遅れたときの手段

粒子線を作るには巨大な装置が必要なため、粒子線治療が受けられる施設数は全国で13カ所と限られます。

現在、重粒子線療法や陽子線療法は、肝がんをはじめいくつかの部位のがんに対して、非常に強力ながんの治療法です。ただ肝がんに限っていえば、肝がんは早期発見がしっかりとできるので、発見が遅れて重粒子線治療や陽子線治療でないと治療できないような状態になることはまれです。ラジオ波焼灼療法や動脈塞栓療法で十分治療が可能と考えることができます。

肝移植

海外では脳死肝移植、日本では生体肝移植が主流

肝臓は体に1つしかない臓器で、その機能は多岐にわたり複雑です。現在の最先端の科学をもってしても、肝臓の機能を完全に代替する装置を作ることはできません。重い肝臓病で末期の肝不全に陥ってしまった場合は、現状では肝移植のほかには患者さんの命を救う方法はありません。

肝移植には、脳死肝移植と生体部分肝移植があります。海外ではおもに脳死肝移植が行われますが、日本では特異的に生体肝移植が多くなっています。

脳死肝移植は、脳死と判定された方から肝臓の提供を受けて移植します。成人の場合は肝臓全体が移植され、小さな子どもの場合は肝臓の外側区域と呼ばれる小さな部分が移植されます。

日本では1997年に臓器移植法が制定されて、1999年に1例目の脳死肝移植が行われています。

移植を希望される患者さん（レシピエント）は、肝機能などから移植の必要性があるかどうか判定され、移植が必要と判定されると臓器移植ネットワークに登録され、臓器提供者（ドナー）が現れると、緊急性の高い人から順に移植が行われます。

生体部分肝移植（生体肝移植）は、健康な人の肝臓の一部を提供してもらい移植する手術です。日本では1989年から行われています。

肝臓には高い再生能力があり、ドナーに残した肝臓も、移植された肝臓も、時間とともにしだいに大きくなり、十分な肝機能を取り戻すようになります。成人の生体肝移植では、おもに肝臓の右葉が移植されます。レシピエントが小さな子どもの場合は、肝臓の外側区域が移植されます。

ドナーとなれるのはレシピエントの身内あるいは一定の基準を満たした人で、レシピエントと血液型が一致または適合していることが望ましいとされています。移植を行う施設ごとに倫理委員会があって、レシピエントとドナーについての適応基準について厳正な審査が行われます。

肝移植の適応は、「ミラノ基準」を満たす非代償性肝硬変の症例

肝移植は、表⑥に示した進行性の肝疾患により、末期状態にあって移植以外の治療法では余命が1年以内と考え

られる人が対象です。ただし、先天性肝胆疾患、先天性代謝異常は例外とされています。

肝がんもそのひとつですが、肝がんで移植が適応されるのは、非代償性肝硬変を伴い、肝移植以外に有効な治療法がないこと、また、病変が「ミラノ基準」（表⑦）の範囲内である症例とされます。

「ミラノ基準」とは表⑥に示した移植を適応できる肝がんの病変の基準です。この基準により、それまで移植後再発が多かった肝がんの移植成績が向上し、以来、世界基準とされています。

なお、肝移植を受ける年齢は70歳までが望ましいとされていますが、施設

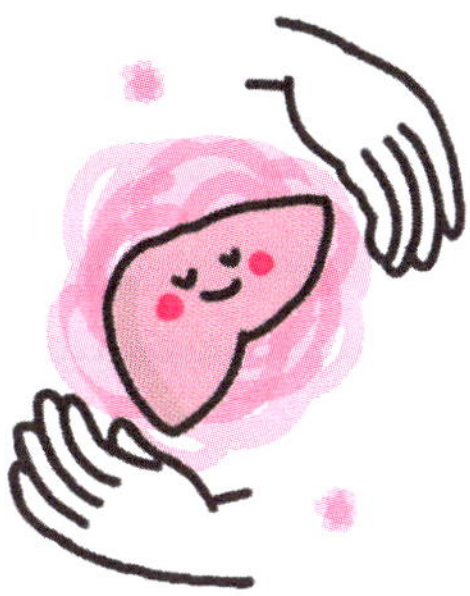

表⑥　肝移植の適応となる疾患

出典：日本移植学会「ファクトブック 2021」

Ⅰ群：緊急に肝移植を施行しないと短期間に死亡が予測される（予測余命 1 か月以内）病態や疾患群
a）急性肝不全昏睡型、遅発性肝不全（LOHF）　b）尿素サイクル異常症
Ⅱ群：c）非代償性肝細胞性肝硬変
d）先天性肝・胆道疾　e）先天性代謝疾患患
f）バッド・キアリ（Budd-Chiari）症候群
g）原発性胆汁性胆管炎 h) 原発性硬化性胆管炎
i）肝細胞癌（ミラノ基準内あるいはミラノ基準外でも腫瘍径 5cm 以内かつ腫瘍個数 5 個 以内かつ AFP 500 ng/mL 以下のものとする）
j）肝芽腫（肝外転移のない症例に限る）
k）肝移植後グラフト機能不全

肝移植の移植成績（2021 年までの累積生存率）

移植後年数	1 年	3 年	5 年	10 年	20 年
脳死肝移植	89%	86%	83%	76%	58%
生体肝移植	86%	82%	79%	74%	65%

出典：日本移植学会「ファクトブック 2021」

表⑦　ミラノ基準

肝がん（肝細胞がん）に対して肝移植が適切かどうか判断するための基準。1996 年にミラノの肝移植チームが示したもので、広く世界で用いられている。
①腫瘍が径 5cm 以下の単発、または径 3cm 以下が 3 個以下
②血管への浸潤が認められない
③肝外への転移・リンパ節転移が認められない

肝がんの再発を防ぐために

肝がん治療は再発予防がむずかしい

B型・C型慢性肝炎の人は肝がんになるリスクが非常に高いことがわかっています。そのため日本ではB型・C型肝炎ウイルスに感染している人は定期的に超音波検査やCT検査でチェックするなどの肝がん早期発見のシステムが確立しています。6割は大きさが2cm以下で早期発見され、ラジオ波焼灼療法などで治療することが可能です。

B型・C型慢性肝炎から発生した肝がんの場合は、完全に治療しても、また肝臓で再発することが少なくありません。C型肝炎では、肝がんの治療後、1年間に2～3割が、肝臓内の別の場所にがんが再発すると報告されています。

臨床試験中の再発予防の治療法

肝がんを根治治療をしたあとの再発予防法として、これまで多くの治療法が試みられてきています。そのひとつが分岐鎖アミノ酸製剤です。

分岐鎖アミノ酸（BCAA）はバリン、ロイシン、イソロイシンという3種の必須アミノ酸です。進行した肝硬変では肝臓内の分岐鎖アミノ酸が不足するためにたんぱく質合成がうまくいかず、アルブミンなどのアミノ酸が減少します。それを補うためにリーバクトという分岐鎖アミノ酸製剤を使います。

非代償性肝硬変では、リーバクトの長期投与により静脈瘤破裂・肝不全の進行・肝がんの発生を抑制することが大規模臨床試験で確認されています。

最近、このリーバクトに、肝がんの再発を予防する効果があることがわかってきました。ラジオ波焼灼療法によって完治した後、リーバクトを長期間飲んだ患者さんは、累積生存率が向上して、3回目の再発が抑えられたのです。まだ臨床研究段階ですが、その効果に大きな期待が寄せられています。

ビタミンKに肝がんの再発予防効果があるのではないかという報告もあります。ただ、大規模な臨床試験の結果、残念ながら初回再発の評価ではその効果が認められませんでした。

また、B型肝炎の患者さんに対して、核酸アナログ製剤による有効性が報告されています。これも今後の研究の成果が期待されています。

第5章

肝臓病の予防と治療のための生活

暴飲暴食を避け、運動不足にならないように適度な運動を心がけるなど、日常生活における肝臓へのいたわりで、肝臓病の多くは予防できます。また、肝臓病の治療においても、生活全般の自己管理がとても重要です。

肝臓病の食事療法

日々、私たちが口にする食べ物はすべて分解され肝臓に送られて処理されています。肝臓病の治療中はもちろん、治療後、あるいは予備軍の人も、できるだけ肝臓に負担のかからない食生活を心がけましょう。

肝臓の再生力をサポートし、負担をかけない食生活を

第1章12～17ページに紹介したように、食事からとった栄養の代謝、有害物質の解毒、胆汁の製造を行っている肝臓は、いわば化学工場です。しかも、昼夜交代要員もおかずに24時間フル操業しています。

肝臓はまた、驚異的な再生力を持っています。慢性肝炎によって肝細胞が破壊されると、残った肝細胞は自ら増殖して再生します。しかもその間も、肝機能は維持されているのです。

そんな自分たちの肝臓に対して私たちができるのは、再生力をサポートする栄養をとること、肝臓の仕事を増やして負担をかけないこと。そのための最大のポイントは、栄養バランスのとれた食事です。

3大栄養素は過不足なくとることが大切

肝臓は、3大栄養素である糖質（炭水化物）、脂質、たんぱく質の代謝を行っています。

糖質と脂質はおもにエネルギー源として使われ、余った分は肝臓に蓄積されます。したがって、毎日の活動で消費するエネルギーより余分に食べれば、肝臓にたまる脂肪が増えて脂肪肝が促進されてしまいます。

かといってエネルギー不足では、肝細胞が再生する余力がなくなり、治療効果が得られません。自分の活動に見合うエネルギー量を把握して、糖質と脂質の摂取量を調整し、必要十分なエネルギーをとることがたいせつです。

たんぱく質も過不足なくとることが重要です。肝臓は食品中のたんぱく質を代謝して血液中のアルブミンなど、体に必要な成分を合成し、一方で自らの修復材料としても利用しています。

したがってたんぱく質不足は禁忌ですが、過剰にとると肝臓の仕事量が増えて負担になります。

ビタミン・ミネラルをまんべんなくたっぷり

肝臓が行っているエネルギー代謝やたんぱく質の再合成には、各種ビタミ

ンやミネラルの助力が欠かせません。そのために肝臓は一部のビタミンやミネラルを貯蔵しますが、肝機能が低下してくると保持力も低下するため欠乏しがちになります。

したがって、肝臓が栄養の代謝をスムーズに行うためには、糖質、脂質、たんぱく質に加えて、ビタミン、ミネラルをたっぷりとる必要があります。

現代人は3大栄養素はとりすぎで、ビタミン、ミネラルが不足している人が少なくありません。ビタミン、ミネラルを豊富に含んでいる食材は、野菜、海藻、大豆、果物、雑穀などです。これまでなじみが薄かった食材を積極的に食卓にのせてみましょう。それだけで、肝臓の再生力を助け、負担を軽減することにつながります。

バランスのよい食事をとるために、何をどれだけとればよいかを152～153ページに示しました。参考にしてください。

COLUMN

規則正しい食生活をしよう

肝臓をはじめとする内臓の働きは自律神経によってコントロールされています。自律神経には交感神経と副交感神経があり、活動中は交感神経が優位に、安静時には副交感神経が優位に働き、栄養の消化・吸収、代謝もこの時間帯に活性化します。

自律神経の活動を支配しているのは、私たちの体に備わっている24時間周期の日周リズムです。大脳中枢にあるマスター時計が、全身の細胞の時計遺伝子にリズムを伝えています。肝臓にも時計遺伝子があり、マスター時計に同調した日周リズムに従って活動しています。

ところが、肝臓の活動リズムに、時計遺伝子より強く作用するのが、食事のタイミングです。日周リズムに沿った規則正しい食生活をしていれば、肝臓は効率よく活動できます。しかし、朝食を抜いたり、夜遅く食べたり、不規則な食生活をしていると、肝臓は食事のタイミングに応じてリズムを刻むようになります。そうなると肝臓は、日周リズムに従って動くさまざまな生理現象との調整に四苦八苦。その負担が日々重なれば、肝機能の低下にもつながります。

不規則な食生活は肝臓に負担を与えるだけでなく、代謝異常、肥満や脂質異常症を招くことが、動物実験から明らかになっています。

逆に、1日3食以上の回数で規則正しい食生活を続けると、肥満、脂質異常症、耐糖能症などの生活習慣病が改善することが報告されています。

脂肪肝からNAFLDやNASH予備軍になっている人はもちろん、肝炎ウイルスのキャリアや治療中の患者さんも、肥満や高血糖、脂質異常症を予防・改善して、肝臓の負担を軽くするために、規則正しい食生活を実践しましょう。

栄養をバランスよくとる食事の基本

「栄養のバランスよく食べましょう」と言われても、では、自分の食事をどう改善したらよいか、さっとわかる方は少ないでしょう。自分が何をどのくらい食べたらよいかを知るための基本を紹介します。これまでの食事とくらべてみると、改善点が見えてくるはずです。

自分の適量を計算しましょう

（1）の空欄に自分の身長を入れて標準体重を計算することからスタートします。（2）～（5）を計算してみると、栄養のバランスがよい食事とは、その標準体重を維持するために必要な栄養をとることだとわかります。

（1）標準体重は？

身長（　）m×身長（　）m×22（☆）＝［　　］kg

☆：肥満度を判定する体格指数として国際的に使われているBMI値。50～64歳の目標値は20.0～24.9が正常で、22が最も病気になりにくいとされる

（2）1日の適正エネルギー量は？

標準体重（　　）kg×25～30kcal（★）

★：肝硬変の場合は30～35kcal。非代償性肝硬変の場合は医師の指示に従う

（3）1日のたんぱく質の摂取量の適量は？

適正エネルギー量（　　）kcal×14～20%＝［　］kcal分

［　　］kcal÷4kcal＝［　　］g

（注）たんぱく質の量は、肉や野菜などの食品の重量とは異なります。
食品中のたんぱく質の含有量は157ページ表①を参照のこと

（4）1日の糖質（炭水化物）の摂取量の適量は？

適正エネルギー量（　　）kcal×50～65%＝［　　］kcal分

［　　］kcal÷4kcal＝［　　］g

（5）1日の脂質の摂取量の適量は？

適正エネルギー量（　　）kcal×20～30%＝［　　］kcal分

［　　］kcal÷9kcal＝［　　］g

（6）肝臓の活動を助け、肝細胞の再生に必要な栄養素

・ビタミンA・E・Kなどの脂溶性ビタミン

・ビタミンB群、葉酸、ビタミンCなどの水溶性ビタミン

・カルシウム、リン、鉄、亜鉛、銅などのミネラル

栄養バランスのよい食品と摂取量の目安

栄養バランスのよい食事をするには、何をどのくらい食べたらよいのでしょうか？　その目安となるのが、食品中に含まれる栄養素の似ているものを集めて分類した食品群です。それら食品群を組み合わせて食べることで、栄養バランスがとれるわけです。

食品群の分類法はいくつかありますが、下記の「4つの食品群」は、具体的な食品の種類と量を示していてわかりやすく、現在、多くの高校の家庭科教科書にも採用されています。

紹介した目安量は、50～64歳男性の身体活動量が低い人の適正エネルギー量1日2200kcalの場合です。あなたの適正エネルギー量に合わせて加減するには、第4群の穀物を増減し、さらに調整したい場合は、油脂の量を増減します。たんぱく質源の第1・2群、ビタミン・ミネラル源の第3群は基本の量をキープすることで、栄養バランスがとれます。

図①　4つの食品群と一日の目安量（一日2200kcalの基本）

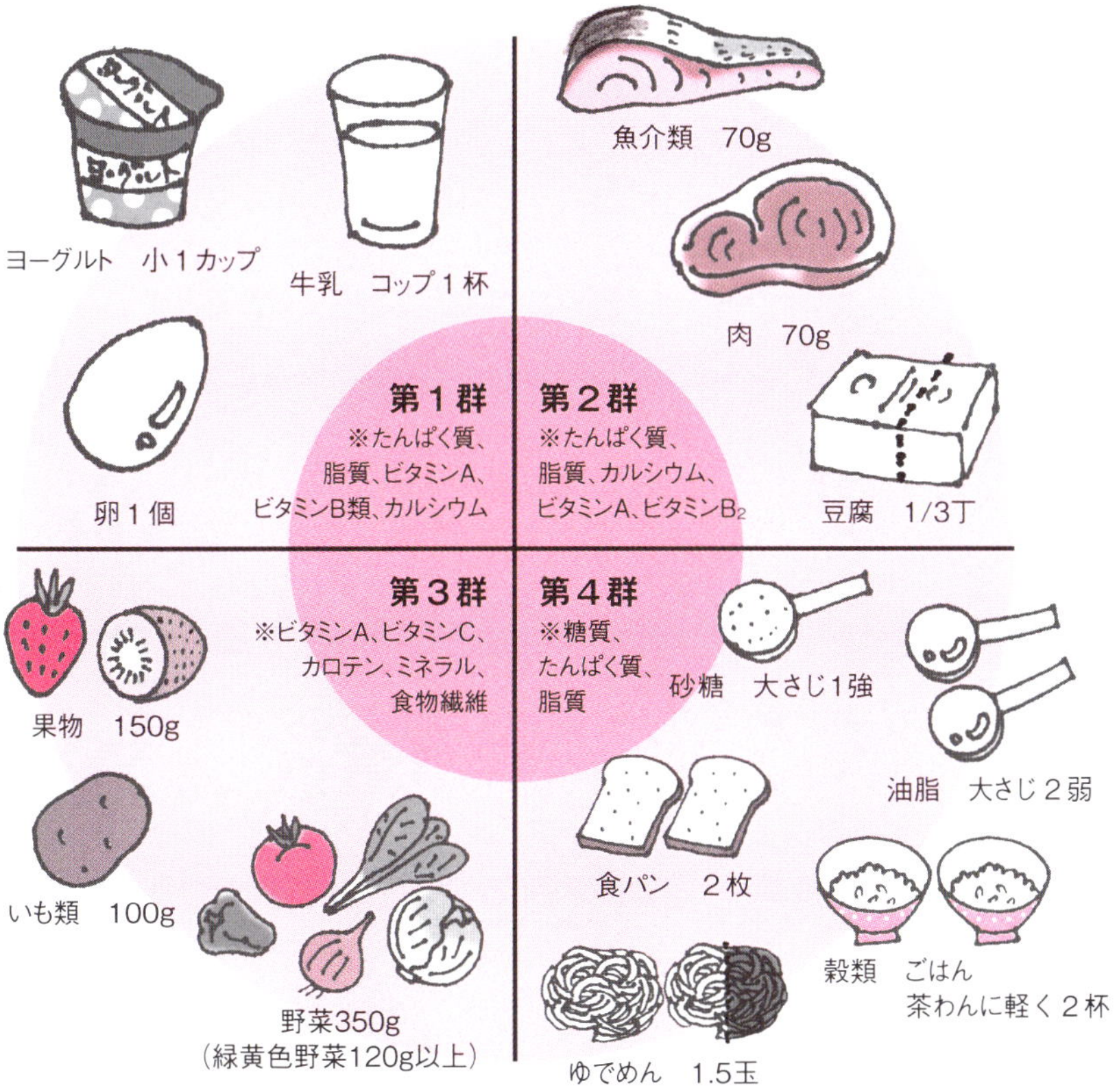

※：おもに含まれる栄養素
資料：『八訂食品成分表2021』資料編（女子栄養大学出版部）を一部改変

主菜の選び方——良質たんぱく質を確保しよう

主菜になるのは肉、魚、卵、大豆製品といったたんぱく質食品です。肝細胞の再生を助け、肝機能を維持するために必須アミノ酸がそろった良質たんぱく質を含む食材をじょうずに選びましょう。

肝細胞の再生に欠かせないのは必須アミノ酸がそろった良質たんぱく質

肝臓が自らを再生する力をサポートするには、良質たんぱく質をとることが重要です。

たんぱく質は、50個以上のアミノ酸がつながってできています。食品中のたんぱく質はアミノ酸に消化・分解されて小腸から吸収され、肝臓に運ばれて体に必要なたんぱく質に合成されます。そのときに20種類のアミノ酸が必要とされますが、そのうち体内で合成されないために食事から必ずとらなければならないアミノ酸が9種類あります。これが必須アミノ酸です。

良質たんぱく質とは、必須アミノ酸9種類が、体たんぱく質の合成に利用されやすい割合で含まれているものをいいます。理想的なアミノ酸の組成に対してたんぱく質の栄養価を算出したものがアミノ酸スコアですが、これが満点の100に達しているのは、卵、肉、乳製品、魚と、動物性のたんぱく質です。

アミノ酸スコアが低い穀物は良質たんぱく質食品を添えて

植物性たんぱく質は動物性たんぱく質にくらべてアミノ酸スコアが劣ります。なかでは、大豆製品はアミノ酸スコアが100に近いのですが、白米は65、食パンは44と低く、良質たんぱく質とはいえません。

しかし、白米のごはんに豆腐入りみそ汁を添えればスコアは78に、さらに卵を添えれば97に改善されます。パンも、卵を添えればスコアは76に、牛乳を添えれば82に改善されます。

つまり、日本でも欧米でも、伝統的な食習慣には、現代科学を先取りした健康の知恵が秘められていたのです。

その意味で注意したいのはめん類です。そば、うどん、パスタなどを、のど越しを楽しみたいからと、具なしで食べる人が少なくありません。卵1個、納豆1パック、乳製品を添えて食べましょう。そうすれば良質たんぱく質がとれて、肝臓の再生をサポートしてくれます。

図② アミノ酸の種類と分類

準必須アミノ酸
アルギニン
チロシン
グリシン
☆シスチン
グルタミン
プロリン

必須アミノ酸
★イソロイシン
★ロイシン
★バリン
リシン（リジン）
メチオニン
☆フェニルアラニン
トレオニン（スレオニン）
トリプトファン
ヒスチジン

非必須アミノ酸
アラニン
アスパラギン
アスパラギン酸
セリン
グルタミン酸

【注】
★は分岐鎖アミノ酸（略称BCAA）。肝硬変が進行したときに減少しやすい。同時に☆の芳香族アミノ酸（略称AAA）が血液中に増えるため、BCAA製剤の投与が必要になる。

たんぱく質は余分にとってもムダ。むしろ肝臓や腎臓の負担が増す

必須アミノ酸以外の11種類のアミノ酸も、体たんぱく質の合成に欠かせません。必須アミノ酸との違いは、体内で合成できるため、食事からあえてとる必要がないことです。しかし、6種類は、生理状態や病気などにより、体内で合成できないことがあるため、準必須アミノ酸とされています。

なお、アミノ酸の研究が進み、疲労回復や成長促進など、単独の働きが期待されて、サプリメントに使われているものもあります。しかし、特定のアミノ酸を過剰にとっても利用されずに排泄されるだけです。むしろ代謝処理のために、肝臓の負担を増やして肝機能を低下させることがあります。

153ページに紹介したように栄養バランスのよい食品をとっていればアミノ酸は十分に足ります。

主菜の選び方
――脂肪の含有量に注意しよう

良質たんぱく質を確保するには、脂肪の含有量に注意して食材を選ぶことも大事です。魚の脂肪は積極的にとりたいものの、優先したいのはたんぱく質の確保です。

肉、魚、乳製品は低脂肪の食材や部位を

一日にとりたい肉や魚、大豆製品、乳製品の目安量を153ページの「4つの食品群」で紹介しましたが、実際の食品に含まれるたんぱく質の量はまちまちです。とくに肉や魚、乳製品は脂肪がつきものです。おいしさだけで選んでいると、たんぱく質が十分にとれないうえ、肝臓の負担になる高脂肪高エネルギー食になります。

過剰な脂肪摂取、とくに飽和脂肪酸とコレステロールの過剰摂取は、NAFLD（78ページ）の発症や進行を促します。さらにインスリン抵抗性があれば、内臓脂肪の分解が抑制されるため、肝臓に流入する脂肪酸が増加し、脂肪肝が進みます。その結果、肝機能が低下すると脂質処理能力も低下するため血糖値が上昇し、負のサイクルが続くことになります。

ただ、脂質は細胞膜や血液の成分として必要です。欠乏すると脂溶性ビタミンの吸収が悪くなり、肝臓の代謝活動がより困難になります。

そこで、良質たんぱく質を確保し、脂質を適量にとるためのポイントを食品ごとに紹介しましょう。

（1）牛肉、豚肉は、赤身の多い部位を選ぶ

理由：同じ量を食べても脂肪が多いほどたんぱく質が少ない。牛や豚肉の脂肪は、コレステロールを増やして動脈硬化を促進する飽和脂肪酸が多い。

（2）鶏肉は皮を除く

理由：鶏肉の脂肪は牛肉や豚肉にくらべて飽和脂肪酸が少ない。低脂肪・高たんぱく質の部位はささ身だが、苦手なら胸肉、もも肉の皮を除く。

（3）魚は青背魚の背身や幼魚を選ぶ

理由：青背の魚は脂肪肝や動脈硬化を改善するn－3系不飽和脂肪酸が豊富だが、脂ののった腹身や大型魚や遠洋魚は、高脂肪・低たんぱく質。

（4）乳製品はバター、生クリーム、クリームチーズを控える。

理由：乳脂肪は牛肉や豚肉にくらべ飽和脂肪酸が少ないが、乳脂肪の多いバター、生クリーム、クリームチーズは高エネルギーで、たんぱく質は期待薄。

表① 肉と魚の栄養価比較

☆表中のたんぱく質と脂質は、肉と魚各70g（適正体重60kgの男性の一日の目安量※）中の含有量。

※出典「日本人の食事摂取基準（2020年版）」（厚生労働省）

★一日にとりたいたんぱく質60～72g、脂質50gから、卵、乳製品、大豆製品、穀物や野菜など他の食品からとる分を差し引くと、肉と魚でとりたいたんぱく質は20g、脂質は10g弱。

食品名	たんぱく質	脂質	食品名	たんぱく質	脂質
和牛肩ロース肉	9.7 g	26.2 g	まあじ	13.8 g	3.2 g
和牛もも肉	13.4	13.1	まいわし	13.4	6.4
乳牛肩ロース肉	11.3	18.5	うなぎ	12.1	13.5
乳牛もも肉	13.7	9.3	かつお（春）	18.1	0.4
豚バラ肉	10.1	24.8	かつお（秋）	17.5	4.3
豚ヒレ肉	15.5	2.6	べにざけ	15.8	3.2
鶏胸肉（皮つき）	14.9	4.1	大西洋さけ	14.1	11.6
鶏もも肉（皮つき）	11.6	9.9	まさば	14.4	11.8
鶏ささ身	16.7	0.6	大西洋さば	12.0	18.8
			さんま	12.7	17.9
			ぶり	15.1	12.3
			天然まぐろ赤身	18.5	1.0
			養殖まぐろ赤身	17.4	3.2

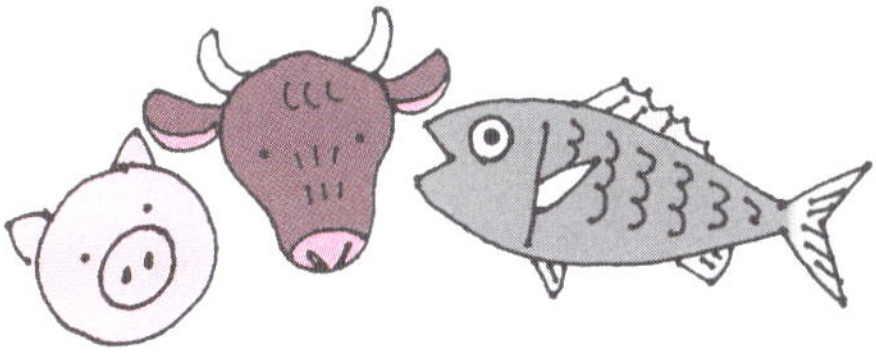

魚&野菜&オリーブ油 地中海食を手本に

魚の脂肪に含まれるｎ－３系不飽和脂肪酸のＤＨＡ（ドコサヘキサエン酸）やＥＰＡ（エイコサペンタエン酸）は、血管壁の炎症を抑えて血栓を防ぎ、動脈硬化の予防に役立ちます。ｎ－３系不飽和脂肪酸は、インスリン感受性を増加させ、肝臓内の脂肪量を低下させるといわれています。

ただ、ｎ－３系不飽和脂肪酸は、肉に多い飽和脂肪酸、植物油に多いｎ－６系不飽和脂肪酸にくらべて、酸化しやすいので注意が必要です。

ｎ－３系不飽和脂肪酸が酸化されると過酸化脂質になります。過酸化脂質は血管壁に炎症を起こして蓄積し、動脈硬化を招く一因となります。

ｎ－３系不飽和脂肪酸の酸化を促すのは鮮度の低下です。脂肪の多い青魚はとくに鮮度に注意しましょう。

主菜の選び方
——ビタミンB群の多いものを選ぼう

主菜になるたんぱく質食品は、ビタミンやミネラルの供給源としても重要です。ここでは食材選びのポイントを紹介します。

肝機能が低下するとビタミンが不足しがちになる

ビタミンは3大栄養素のたんぱく質、糖質（炭水化物）、脂質の代謝を促す補酵素として働くほか、体内で行われるさまざまな化学反応をサポートして、生命活動を維持していくうえで欠かせない栄養素です。

そのビタミンのほとんどは肝臓に存在し、活性化されて送り出されています。脂溶性ビタミンのA、D、E、Kは肝臓に貯蔵され、ビタミンAは、肝臓でレチノールとなって各細胞に輸送され、ビタミンDも肝臓で活性化されることでカルシウムの吸収を調整する仕事をすることができます。

水溶性ビタミンも、3大栄養素の代謝に欠かせないビタミンB群は肝臓に補酵素として貯蔵され、必要に応じて送り出されています。

肝機能が低下すると、こうした肝臓のビタミン活性化の機能が落ちるだけでなく、貯蔵力も低下するため、ビタミンが不足しやすくなります。

肝臓の治癒に欠かせないビタミンB群を十分に

ビタミンB群の機能を159ページの表②に紹介しましたが、B群の不足は、エネルギーとたんぱく質の代謝という生命力の根幹を担う栄養の補給を妨げます。慢性肝炎があれば、肝細胞の再生にエネルギーもたんぱく質も必要になるので不足しやすくなります。

ビタミンB群は米や小麦、そばなどの穀物にも含まれますが、159ページの図③に示したように、より豊富に含まれているのは、肉や魚、大豆製品などです。「4つの食品群」（153ページ参照）にならい、毎日、卵、乳製品、大豆製品を必ずとり、それに肉か魚を組み合わせれば最低限のビタミンB群がとれます。

肝臓病の患者さんは、健康な人の2倍のビタミンが必要になるといわれています。だからといって食べる量を単純に増やすと、エネルギーや脂質の過剰摂取を招きます。要は、量より質。同じ量を食べてもビタミン含有量の多いものを選ぶことです。

表② ビタミンB群のおもな働きと一日にとりたい量（50～64歳の推奨量）

ビタミンの種類	おもな働き	欠乏症	一日にとりたい量
ビタミンB_1	糖質（炭水化物）の代謝、神経機能の正常化	脚気、むくみ、ウェルニッケ脳症	男性：1.3mg 女性：1.1mg
ビタミンB_2	アミノ酸、糖質、脂質の代謝の促進	眼精疲労、皮膚炎	男性：1.5mg 女性：1.2mg
ビタミンB_6	アミノ酸の代謝促進	皮膚炎、貧血、免疫力低下	男性：1.4mg 女性：1.1mg
ビタミンB_{12}	アミノ酸の代謝、体たんぱく質、核酸の合成	悪性貧血、神経疾患、疲労感	男性・女性：2.4μg

「日本人の食事摂取基準（2020年版）」（厚生労働省）

図③ ビタミンB群を多く含む食品

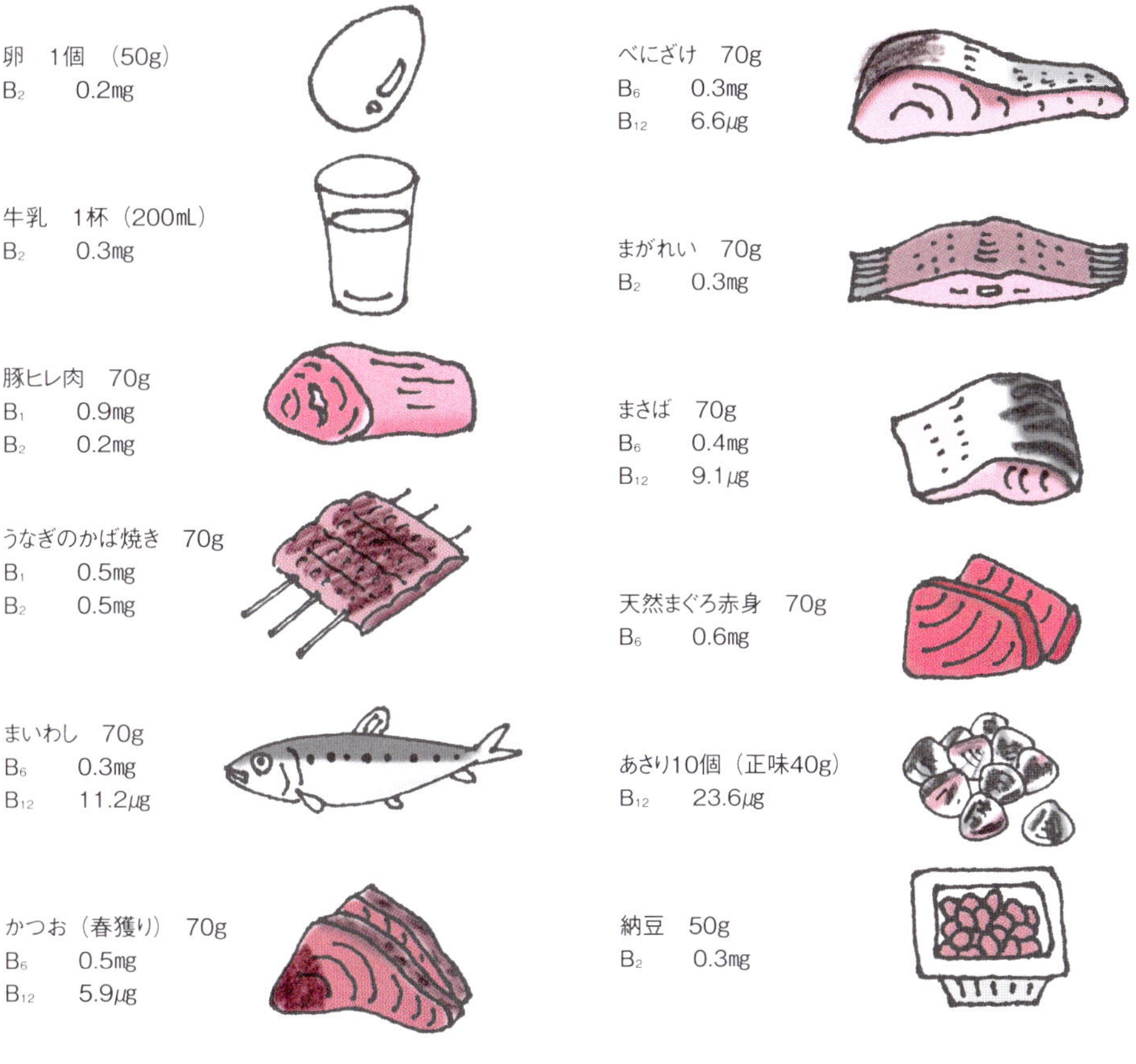

主菜の選び方
——ミネラルも十分に補給して。ただし、鉄は控えめに

ミネラルも肝機能が低下すると不足しやすくなるので、十分に補給したい栄養素です。ただ、鉄だけは過剰にとらないように注意が必要です。

不足しがちなカルシウムは乳製品や魚からとると効率的

ミネラルは、骨や筋肉、血液など、体を構成する成分となり、血液や体液のpHや浸透圧、筋肉の収縮や神経の興奮を調整するほか、3大栄養素の代謝に必要な酵素の活性化など、多彩な働きをしています。

肝機能の低下により不足しやすいミネラルはカルシウムと亜鉛です。

カルシウムの吸収を促すビタミンDは肝臓に貯蔵されています。肝機能が低下するとビタミンDの貯蔵量が減り、カルシウムが不足しやすくなります。

カルシウムは骨や歯の材料になるほか、筋肉や神経の働きにもかかわっています。血中のナトリウムを体外に排出する作用もあるため、降圧効果も期待できます。不足すれば骨粗鬆症を招き、心臓を含め、全身の筋肉のしなやかさが失われる心配もあります。

カルシウムは大豆製品や青菜、海藻など、植物性食品にも含まれていますが、吸収率が低いのが難点です。カルシウムの吸収率が最も高いのは乳製品です。カルシウムの含有量が多いうえ、カゼインホスペプチドという吸収を促すたんぱく質が含まれているためです。

魚にもカルシウムは豊富です。骨ごと食べられる小魚、缶詰めがおすすめです。魚に含まれるカルシウムの吸収率は植物性食品より高く、外遊魚はビタミンDも豊富です。

C型肝炎の人は鉄の多いレバーや赤身肉は控えめに

肝臓は鉄の貯蔵庫です。体内にある鉄の30％が肝臓に存在し、その3分の2は貯蔵されています。

鉄は、赤血球中のヘモグロビンや筋肉中のミオグロビンなどの構成成分として、酸素の運搬、電子伝達系などにも重要な役割を果たしています。

ただ、過剰になると活性酸素を発生し、肝障害を引き起こします。肝臓は貯蔵鉄の吸収を調整する酵素を生成しています。ところが、C型肝炎では、その酵素の産生が減ってしまうため、鉄が吸収されやすくなって肝細胞に鉄が過剰に沈着し、肝炎が進行して肝臓

図④　カルシウムを多く含む食品

☆一日にとりたい量は、50〜64歳の男性で750mg、女性は650mg　　※出典「日本人の食事摂取基準（2020年版）」（厚生労働省）

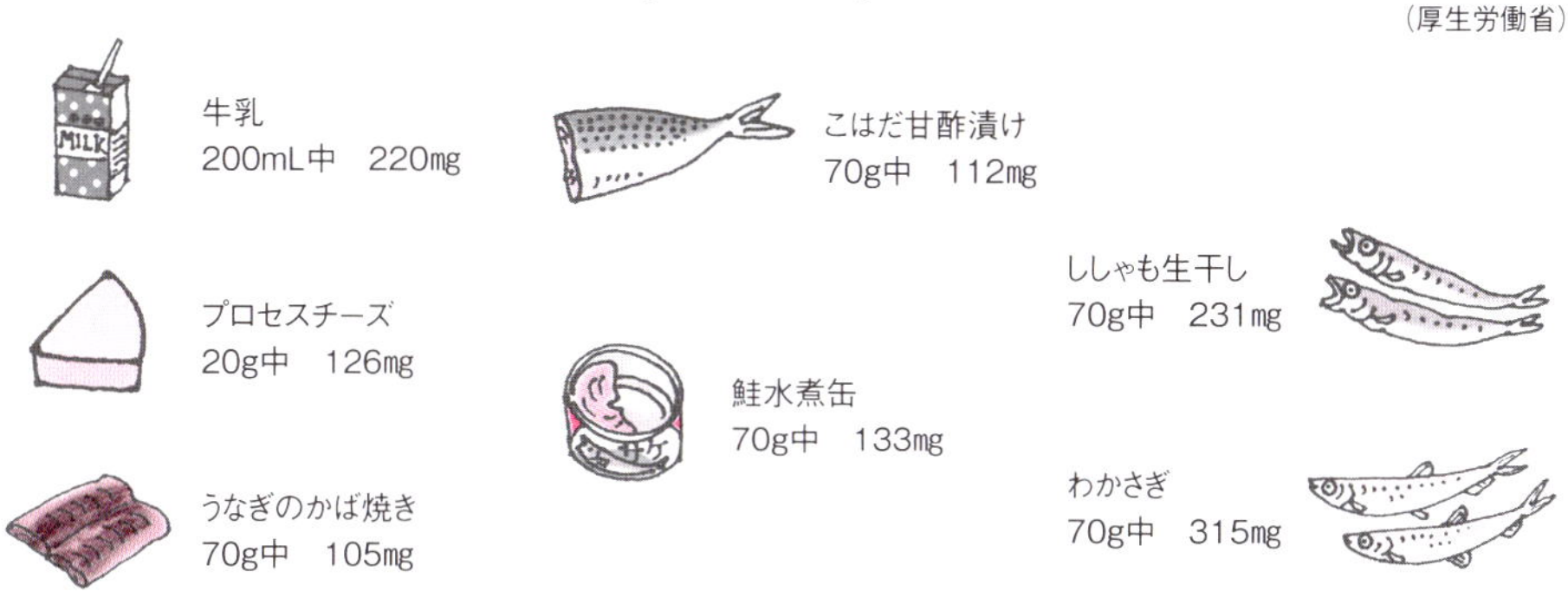

図⑤　ヘム鉄の多い食品

☆各70g分の鉄の含有量

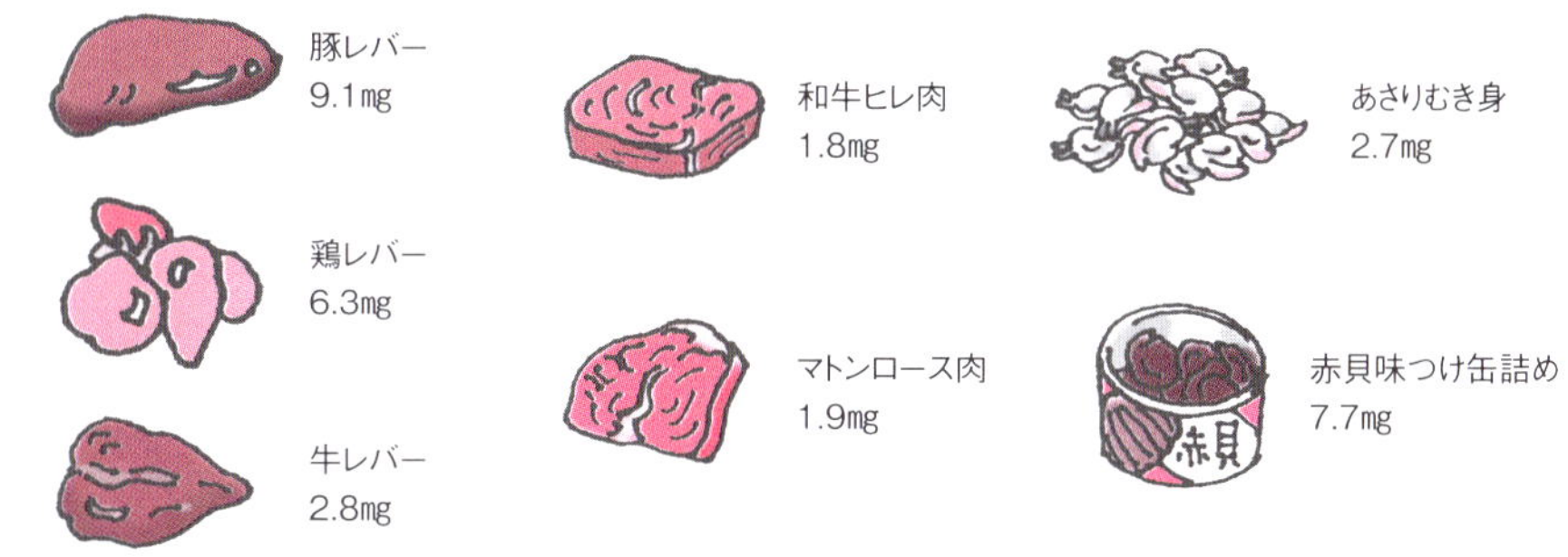

の線維化が進んでしまいます。

C型肝炎で、血液中の鉄の量を示す血清フェリチン値が高い場合は、鉄の摂取量を一日7mg以下に控えます。

食品中の鉄には、肉や魚に含まれる〈ヘム鉄〉と、大豆製品や野菜、海藻に含まれる〈非ヘム鉄〉とがあります。ヘム鉄は吸収されやすいので、とくに含有量の多いレバーや貝類、牛赤身肉は控えたほうがよいでしょう。レバーは低脂肪高たんぱく質で、ビタミンや亜鉛も豊富です。ただし、鉄の含有量がとくに多いので、C型肝炎に限らず、慢性肝炎、肝硬変では控えましょう。

一方、非ヘム鉄は吸収率が低いので、大豆製品や野菜、海藻などは普通にとっても鉄が過剰になる心配はありません。鉄は不足すると貧血や抵抗力の低下を招き、回復力を損なう心配がありますが、主菜をしっかりとり、バランスのよい食事をしていれば不足する心配はありません。

副菜の選び方
——色の濃い野菜でカロテン&ビタミン、ミネラルを確保

副菜は153ページに紹介した「4つの食品群」の第3群の食品を中心とします。野菜が苦手なら、栄養価の高い緑黄色野菜を優先しましょう。

緑黄色野菜は、肝臓を炎症から守る抗酸化ビタミンの宝庫

「健康のために野菜をとろう」というさまざまな呼びかけがありますが、その基本は「一日に野菜類を350g、果物を200g食べよう」です。さらに、野菜のうち120g以上は緑黄色野菜をとるよう推奨されています。

緑黄色野菜とは、100gあたりカロテンを600μg以上含む野菜です。カロテンはβ-カロテン、リコピンなど、抗酸化作用を持つ栄養素の総称で、体内でビタミンAに変わります。

カロテンは、肝炎や過剰な脂質、鉄などによって体内に生じる酸化を防ぎ、肝炎の亢進や肝臓の線維化を抑えるために働きます。

緑黄色野菜はビタミンC、ビタミンEも豊富です。ビタミンCも強い抗酸化力を持っています。ビタミンEは、酸化作用によって自らが酸化されるカロテンやビタミンCの酸化を防ぎ、抗酸化作用をバックアップします。

緑黄色野菜がこのような抗酸化システムを持っているのは、太陽の紫外線から細胞を守るため。血管の健康を守るために役立つn-3系脂肪酸の酸化を防ぐためにも、青背の魚には、ぜひ緑黄色野菜をたっぷり添えましょう。

n-3系の植物油、アマニ油やえごま油をサラダに使うときも、トマトやブロッコリーなど、抗酸化ビタミン豊富な緑黄色野菜を加えましょう。

緑黄色野菜はミネラルやビタミンB群も豊富

緑黄色野菜には、ビタミンB群の葉酸やビタミンB_6も豊富に含まれます。

葉酸は、他のビタミンB群と同じく、アミノ酸の代謝にかかわるとともに、赤血球の成熟に欠かせない栄養素。肝臓の機能を回復するために欠かせない栄養素のひとつです。

緑黄色野菜はカリウムやカルシウム、鉄などのミネラルも期待できます。

肝炎がある人は鉄を控える必要がありますが、緑黄色野菜に含まれる鉄は、吸収率の低い非ヘム鉄が豊富です。鉄の過剰摂取を防ぎつつ適量をとるのに役立ちます。

図⑥　一日120gの緑黄色野菜の栄養価

以下に、身近な緑黄色野菜の1食分の目安量と栄養価を紹介しました。一日に120g以上とった場合に、どんな組み合わせにするとより効率的に栄養がとれるか、考えてみましょう。

カロテンのみの摂取基準は表示されていないので、ビタミンAとして機能するレチノール活性当量で示しました。ビタミンEはα-トコフェノール含有量で示しています。

☆一日にとりたい量（50~64歳の場合）

ビタミンA（レチノール活性当量）　男性：900μg　女性：700μg

ビタミンC　男性・女性：100mg

ビタミンE（α-トコフェノール）　男性：7.0mg　女性：6.0mg

「日本人の食事摂取基準（2020年版）」（厚生労働省）

トマト　1/4個（50ｇ）
ビタミンA　23μg
ビタミンC　7.5mg
ビタミンE　0.5mg

モロヘイヤ　40ｇ
ビタミンA　336μg
ビタミンC　26mg
ビタミンE　2.6mg

ビタミンB_6
カルシウム
葉酸

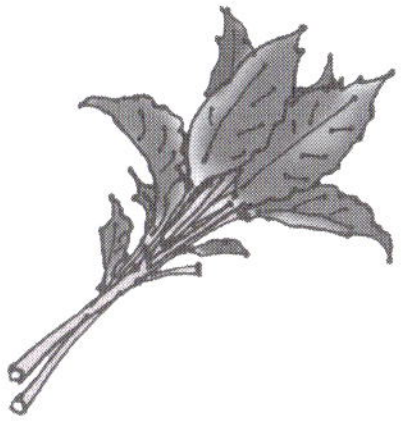

にんじん　3cm（30ｇ）
ビタミンA　216μg
ビタミンC　1.8mg
ビタミンE　0.1mg

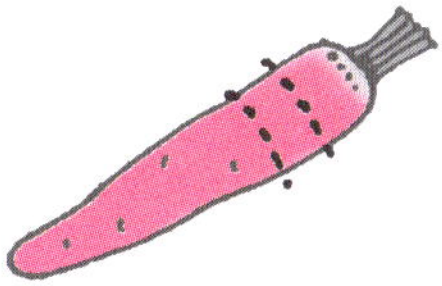

ブロッコリー　2房（30ｇ）
ビタミンA　22μg
ビタミンC　42mg
ビタミンE　0.9mg

葉酸

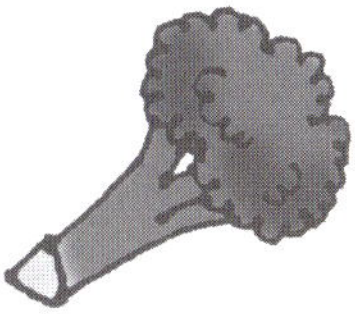

ほうれん草　3~4本（40ｇ）
ビタミンA　140μg
ビタミンC　14mg
ビタミンE　0.8mg

カリウム
鉄
葉酸

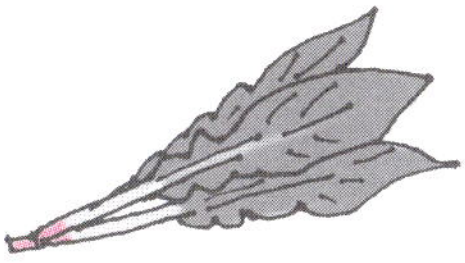

西洋かぼちゃ　2切れ（30ｇ）
ビタミンA　99μg
ビタミンC　13mg
ビタミンE　1.5mg

葉酸

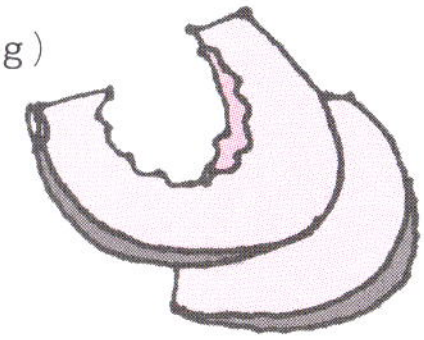

小松菜　3～4本（40ｇ）
ビタミンA　104μg
ビタミンC　16mg
ビタミンE　0.4mg

カリウム
鉄
カルシウム

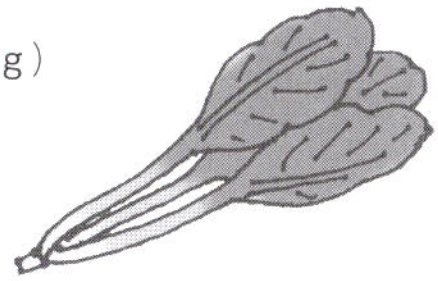

パプリカ（赤）　1/4個（30ｇ）
ビタミンA　26μg
ビタミンC　51mg
ビタミンE　1.3mg

ビタミンB_6
葉酸

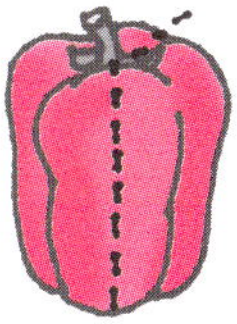

副菜の選び方
——淡色野菜に期待したいのは、食物繊維、ビタミンC、カリウム、食べすぎ予防役

淡色野菜はくせが少ないので、無理なくたくさん食べられるのが大きなメリット。ビタミンCやカリウム、食物繊維の供給源として、食べすぎ防止にも役立ちます。

サラダ野菜、豆類、いもは、ビタミンC、カリウム、食物繊維の供給源

淡色野菜に期待したいおもな栄養素はビタミンC、カリウム、食物繊維です。

ビタミンCは強力な抗酸化ビタミンです。カリウムは筋肉の働きを調整し、体内に過剰になったナトリウムの排泄を促して、血圧の安定に役立ちます。

淡色野菜はアクやくせが少なく、生食できるものが少なくありません。ビタミンCやカリウムは、加熱すると壊れたり水に溶け出たりして、調理後に大きく減ってしまうことがあります。

その点、生で食べられる野菜は損失量が少なくてすみます。

食物繊維は便秘を防ぎます。とくに肝機能が低下してきたら、便秘は肝性脳症の一因となるアンモニアの発生を招くため（170ページ参照）、食物繊維を十分にとる必要があります。

食物繊維がとくに多いのは、豆類、いも類、根菜です。これらはビタミンCやカリウムも多く、加熱しても損失しにくいメリットもあります。

なお、淡色野菜にも、抗酸化作用のあるフラボノイドが含まれています。フラボノイドは無色の色素や苦味、アク成分。玉ねぎ、セロリ、なす、ごぼう、れんこんなど、アク抜きを控えるとフラボノイドの損失を減らせます。

100g食べてもあめ1個分！ 食べすぎ防止の最強食材も

淡色野菜にはうれしいほど低エネルギーの野菜もあります。大根、白菜、もやしなどは水分が多いため、100g食べても20kcal以下。あめ玉1個程度のエネルギー量しかないのです。

海藻やきのこもそうした低エネルギー食材のひとつ。どちらも食物繊維も多く、海藻は鉄やカリウム、きのこはビタミンB_1・B_2も豊富です。

なお、海藻は水溶性食物繊維が多く、コレステロールの吸収を抑えて脂質異常症の改善に役立ちます。とくに、脂肪肝によるNAFLDの予防・改善に積極的に使いたい食材です。

図⑦　淡色野菜の栄養の特徴

淡色野菜をそれぞれの栄養的な特徴によって分類しました。食卓に、これら3つのグループがそろうよう組み合わせると、栄養のバランスがとれます。

ビタミンCも食物繊維も満点の優等生（可食部分50g中の栄養価）

カリフラワー
食物繊維　1.5g
ビタミンC　41mg

キャベツ
食物繊維　0.9g
ビタミンC　21mg

芽キャベツ
食物繊維　2.8g
ビタミンC　80mg

にがうり（ゴーヤ）
食物繊維　1.3g
ビタミンC　41mg

水菜
食物繊維　1.5g
ビタミンC　28mg

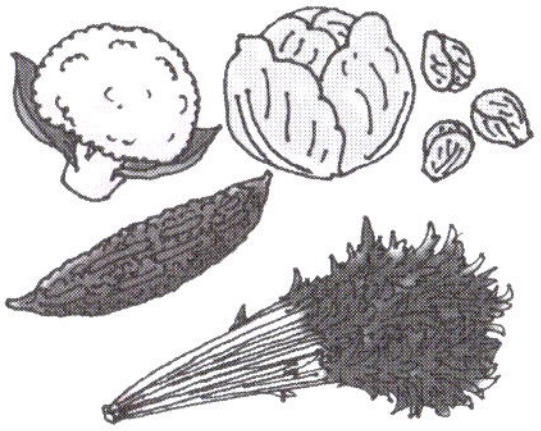

豆類、いも、根菜はカリウムの供給にも最適（可食部分50g中の栄養価）

枝豆
63kcal
食物繊維　2.5g
ビタミンB_1　0.2mg
カリウム　295mg

グリンピース
38kcal
食物繊維　3.4g
ビタミンB_1　0.2mg
カリウム　170mg

そら豆
51kcal
食物繊維　1.3g
ビタミンB_1　0.2mg
カリウム　220mg

ごぼう
29kcal
食物繊維　2.9g
カリウム　160mg

れんこん
33kcal
食物繊維　1.0g
ビタミンC　24mg
カリウム　220mg

じゃがいも
26kcal
食物繊維　4.9g
ビタミンC　14mg
カリウム　210mg

さつまいも
64kcal
食物繊維　1.4g
ビタミンC　13mg
カリウム　190mg

ながいも
32kcal
食物繊維　0.5g
カリウム　215mg

さといも
27kcal
食物繊維　1.2g
カリウム　320mg

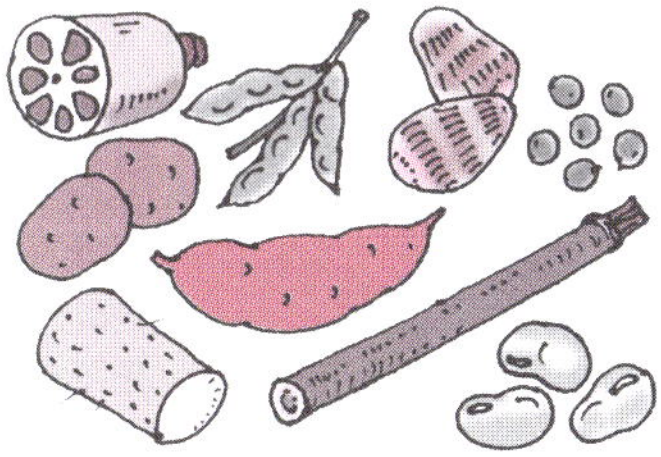

栄養価は低いが、低エネルギー！　100g食べても20kcal以下

ふき　11kcal	**大根**　15kcal	**白菜**　13kcal
もやし　17kcal	**うど**　19kcal	**セロリ**　12kcal
とうがん　15kcal	**きゅうり**　13kcal	**レタス**　11kcal

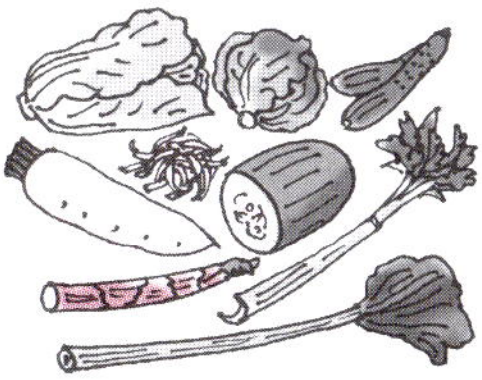

主食の選び方
——食物繊維とビタミンB_1の多い胚芽、雑穀、そばがおすすめ

主食となる穀物は、糖質のなかで最も肝臓にやさしい多糖類が主役です。さらに肝臓の負担を減らしてくれる主食を選ぶポイントは食物繊維とビタミンB_1の含有量です。

糖質制限ダイエットは肝臓の負担を増やし、回復力を奪う

肝臓の負担を軽くするには、脂肪肝を招く糖質を減らせばよいと考える人がいるかもしれません。でも、逆効果になることを知っておきましょう。

肝臓は糖質の代謝を行い、一部をグリコーゲンとして貯蔵しています。食事を抜くなどして血糖値が下がると、肝臓のグリコーゲンが分解されて糖として供給され、血糖値を一定に保つよう調整しているのです。

しかし、肝臓が蓄えているグリコーゲンは数時間から半日の絶食でなくなります。糖質制限ダイエットなどで肝臓のグリコーゲンが枯渇すると、肝臓はアミノ酸をエネルギー代謝に利用します。すると肝臓に余分な負担がかかるうえ、肝細胞の修復に必要な、たんぱく質が足りなくなってしまいます。

食物繊維の多い穀物は肝臓にやさしい

糖質は、糖の分子が1つの単糖類、単糖類が2つつながった二糖類、単糖類が10個以上つながった多糖類の3つに分類されます。糖の数が多いほど消化吸収に時間がかかり、血糖値の上昇速度もゆるやかになります。

単糖類や二糖類は摂取後、すみやかに血糖値が上がるので、血糖値を下げるためにインスリンが大量に分泌されますが、そのとき肝臓は、余分な糖を脂肪に合成して貯えます。砂糖たっぷりのお菓子や飲み物をとっていると、この状況が続き、高中性脂肪血症や脂肪肝になってしまいます。

主食になる穀物は多糖類です。多糖類は単糖に分解されてから吸収されるので、血糖値の上昇に時間がかかり、上がり方もゆるやかで、減り方もゆるやか、つまり、満腹感が持続します。甘いお菓子はインスリンを大量に分泌させるため、血糖値が急上昇したのち、急降下するので、すぐに空腹になってまた欲しくなり、悪循環を招きます。

甘いものの誘惑を断つには、主食を3食、きちんととることです。さらに効果を上げるには、主食に食物繊維の多い穀物を選ぶことです。

ごはんなら精白度の低い玄米や七分づき米、胚芽米、パンなら全粒粉やライ麦入り、めんならうどんよりそばがおすすめです。これらは糖質の代謝を促すビタミンB_1、抗酸化作用のあるビタミンE、血圧の安定に欠かせないカリウムも豊富。肥満や糖尿病、脂質異常症などの改善にも最適です。

甘みがほしいときは、抗酸化ビタミン満点の果物を

甘いものがほしいときは果物をとりましょう。果物の甘みである果糖は単糖類ですが、バナナやりんごは食物繊維が豊富、いちごやかんきつ類は抗酸化作用を持つビタミンCなど、糖以外の栄養成分が多く含まれています。

果物も食べすぎると高中性脂肪血症を招きますが、1日150gまでは許容範囲です。糖度の低い果物を選び、血糖値の上がりにくい食後に食べると血糖値の上昇が抑えられます。

図⑧　主食の栄養比較

ごはん　200g分

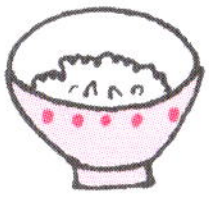

精白米ごはん
- 312kcal
- 食物繊維　3.0g
- ビタミンB_1　0.04mg
- ビタミンE　+
- カリウム　58mg

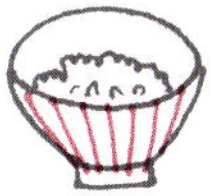

玄米ごはん
- 304kcal
- 食物繊維　2.8g
- ビタミンB_1　0.32mg
- ビタミンE　1.0mg
- カリウム　190mg

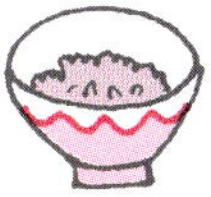

胚芽精米ごはん
- 318kcal
- 食物繊維　1.6g
- ビタミンB_1　0.16mg
- ビタミンE　0.8mg
- カリウム　102mg

パン　100g分

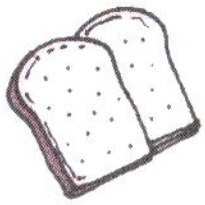

精白小麦食パン
- 248kcal
- 食物繊維　4.2g
- ビタミンB_1　0.07mg
- ビタミンE　0.4mg
- カリウム　86mg

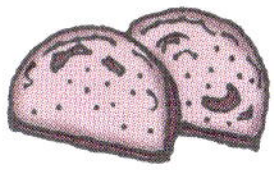

ライ麦パン（ライ麦粉50%）
- 252kcal
- 食物繊維　5.6g
- ビタミンB_1　0.16mg
- ビタミンE　0.3mg
- カリウム190mg

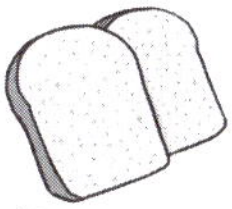

全粒粉パン
- 251kcal
- 食物繊維　4.5g
- ビタミンB_1　0.17mg
- ビタミンE　0.8mg
- カリウム　140mg

ゆでめん　200g分

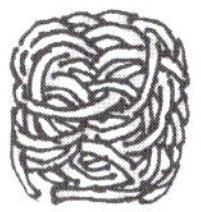

うどん
- 190kcal
- 食物繊維　2.6g
- ビタミンB_1　0.04mg
- ビタミンE　0.2mg
- カリウム　18mg

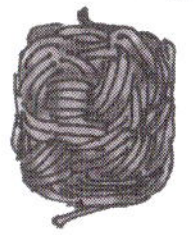

そば（そば粉35%）
- 226kcal
- 食物繊維　3.0g
- ビタミンB_1　0.16mg
- ビタミンE　0.2mg
- カリウム　26mg

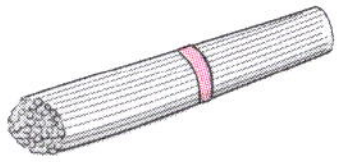

パスタ
- 300kcal
- 食物繊維　6.0g
- ビタミンB_1　0.38mg
- ビタミンE　0.6mg
- カリウム　24mg

塩分を控える食事の工夫

減塩は、肝硬変によって生じる腹水の治療の基本ですが、減塩食を味けなく感じて食欲が落ち、栄養が不足したのでは困ります。症状が出る前から、薄塩でもおいしく味わう工夫をして、早めに味覚を改善しましょう。

減塩食のスタートは塩分量を自覚することから

令和元年度（２０１９年度）の国民健康・栄養調査によると、日本人の塩分摂取量の平均は男性が一日10・９g、女性は一日９・３gです。男女とも一日11gを超えていた10年前から徐々に改善したものの、ここ数年は横ばい状態です。年齢別にみると60歳代が最も多く、男性は一日11・５g、女性は同10・０g。これに対して、厚生労働省がかかげる目標値は、男性一日７・５g未満、女性は同６・５g未満。世界保健機構（ＷＨＯ）の目標値はさらに厳しく、一日５g未満です。

肝臓病をかかえるあなたは、もちろん目標値を厳守しましょう。腹水が出てきたら男性も一日７g未満を目指します。それでも症状が改善しなければ一日５g未満に減らす必要があります。

まず、自分が毎日どのくらいの塩分をとっているか、３日間以上、できれば１週間続けてチェックしましょう。調味料は計って使い、加工食品は塩分表示を確認し、一日分の総量を計算してみましょう。

外食もできれば、塩分表示のある店を選び、よく食べるメニューの塩分がどのくらいかを確認しましょう。

総量規制より単品規制が確実。1つずつ減塩策を工夫しよう

自分の食事の塩分を計算してみると、何を食べたときに、塩分を多くとっているかが見えてきます。めん類や汁物、干物やハム、ソーセージ、あるいは漬物やつくだ煮、レトルト食品や市販のおそうざいなどの加工食品かもしれません。それらを他の料理に変えるなど、工夫しましょう。

家庭料理の味付けが濃い場合は、「引き立て役」（１６９ページ参照）を加えて塩分を控える工夫をしましょう。

減塩調味料を活用するのもひとつの方法です。ただ、減塩調味料はナトリウムのかわりにカリウムを使っているので、利尿剤を使っている場合には高カリウム血症を起こすことがあります。利尿剤を処方した医師に相談してください。

図⑨　薄塩をおいしくする「引き立て役」

酸味	香り	香ばしさ
酢、柑橘類（レモン、かぼす、シークワーサーなど）、ヨーグルト	のり、ゆず、ハーブ、スパイス、香味野菜、香辛料、オリーブ油	ごま、ナッツ、ごま油、焼く、いためる、揚げる
うまみ	**辛味**	**苦味**
こんぶ、かつお節、煮干し、きのこ、トマト、玉ねぎ、豆類	唐辛子、カレー粉、わさび、粉からし、マスタード、こしょう、しょうが	ゴーヤ、ピーマン、ししとうがらし

COLUMN

脂肪肝の予防に〝地中海食〟!?

心血管系疾患の予防によいとされてきた地中海食が、近年、NAFLDの食事療法として注目されています。複数の比較試験で、脂肪肝の改善や線維化を抑える効果が報告されたのです。

地中海食の特徴は、野菜、果物、豆類などの植物性食品と魚を多食し、オリーブ油を多用することです。

魚はn－3系脂肪酸、オリーブ油はオレイン酸と、血清コレステロールを下げる不飽和脂肪酸が豊富です。オリーブ油以外の植物油にも不飽和脂肪酸が含まれ、やはり血清コレステロール低下作用があります。でも、オレイン酸はそれだけでなく、肝臓内で脂肪代謝の中心的役割を果たし、飽和脂肪酸の合成を抑制すると考えられています。

しかも、オリーブ油には、抗酸化作用を持つビタミンEやポリフェノールが豊富。ビタミンたっぷりの植物性食品とともに食べれば、活性酸素の生成を抑制する効果も満点。肝炎の予防効果が期待できます。

NASH患者は飽和脂肪酸の摂取が多く、不飽和脂肪酸の摂取が少ないと指摘されています。ただし、不飽和脂肪酸もとりすぎればエネルギー過剰になります。一日の適量は大さじ2弱。加熱調理にはいつもの植物油やオリーブ油、生食用にはn－3系のえごま油やあまに油と、使い分けましょう。

表③　不飽和脂肪酸の分類と多く含まれている食品

一価不飽和脂肪酸

オレイン酸………オリーブ油、ハイオレイックひまわり油、なたね油など

多価不飽和脂肪酸

n-6系：リノール酸……サフラワー油、コーン油、大豆油、ごま油など
n-3系：EPA（エイコサペンタエン酸）、DHA（ドコサヘキサエン酸）……青背魚、α-リノレン酸……えごま油、あまに油

肝性脳症を防ぐ食事

肝硬変が進行して起こる一番危険な合併症が肝性脳症です。たんぱく質食品の選び方を工夫するとともに、便秘にならないよう注意しましょう。夜食をすすめられる場合もあります。

便秘を避けることが第一。たんぱく質制限が必要になることも

肝性脳症の原因は126ページでも紹介したように、血液中にアンモニアが増加するためです。アンモニアは、食事からとったたんぱく質が腸内細菌によって分解されて発生します。通常は肝臓で処理されますが、肝機能が低下してくると処理能力が低下して、血液中にたまってしまうのです。

アンモニアは、腸内で便が滞っているとより多く発生するので、まず、便秘を防ぐ努力をしましょう。規則正しい食事と睡眠、運動を心がけ、食物繊維の多い野菜や根菜、穀物を積極的にとりましょう。

また、アンモニアの発生源となるたんぱく質を過剰にとらないよう注意します。たんぱく質食品は必須アミノ酸の多い良質たんぱく質を優先してとりますが（154ページ参照）、肝性脳症になると、必須アミノ酸のうち芳香族アミノ酸が増加して分岐鎖アミノ酸が減ることがわかっています。そのため、芳香族アミノ酸が肝性脳症の発生にかかわっているという説もあります。

そこでたんぱく質食品は、芳香族アミノ酸が少なく、分岐鎖アミノ酸の多い食品を選びたいのですが、実際にはむずかしいもの。通常は、分岐鎖アミノ酸を補うBCAA製剤を服用し、必要に応じてたんぱく質の摂取量を制限します。

肝機能の低下により、夜食療法が必要な場合も

肝機能が低下して肝臓内のグリコーゲンが減ると、血糖のコントロール力が低下して、食後は高血糖になり、空腹時は低血糖になりやすくなります。とくに就寝中は空腹時間が長いために、起床時に低血糖になって起きられなかったり、エネルギー不足から筋肉がやせてきたり、むくみやこむら返りなどが起きることがあります。

そこで、食事は一日4～5回に小分けにして食べます。肝機能の低下が激しく血糖値の上下動が大きい場合などは、最後の1食を就寝前にとるよう、

図⑩　夜食に向く食品

1食分200kcalになるよう、組み合わせて利用してください。（　）内の重量は皮などを除いた正味です。

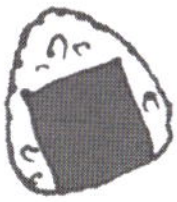

おにぎり　1個（100g）
156kcal　塩分0.5g
食物繊維　0.3g

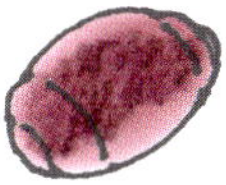

バターロール　1個（30g）
93kcal　塩分0.4g
食物繊維　0.6g

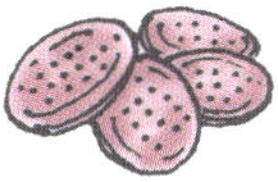

ハードビスケット　4枚（30g）
127kcal　塩分0.2g
食物繊維　0.7g

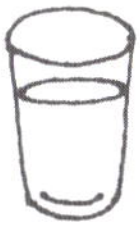

牛乳　コップ1杯（150g）
92kcal　塩分0.2g

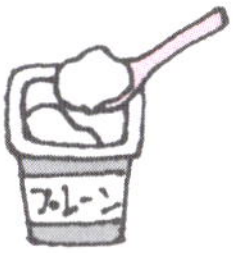

プレーンヨーグルト
1/2カップ（80g）
45kcal　塩分0.1g

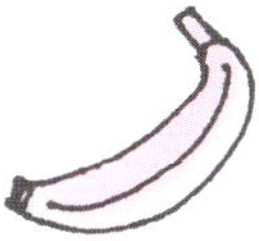

バナナ　1本（120g）
112kcal　塩分0g
食物繊維　1.3g

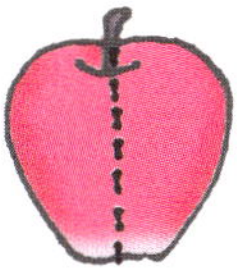

りんご　1/2個（120g）
64kcal　塩分0g
食物繊維　1.7g

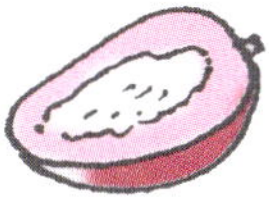

マンゴー　1/2個（200g）
136kcal　塩分0g
食物繊維　2.6g

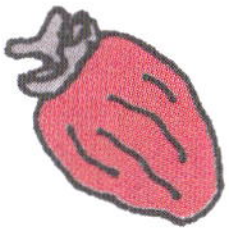

干し柿　1個（70g）
191kcal　塩分0g
食物繊維　9.8g

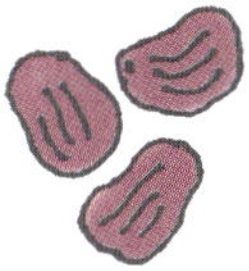

干しプラム　3個（20g）
42kcal　塩分0g
食物繊維　1.4g

P157図①～P171図⑩の資料：「日本食品標準成分表2020年版（八訂）（文部科学省）」

医師からすすめられることがあります。これを〈夜食療法（ＬＥＳ）〉といいます。

夜食は、一日にとる食事の総エネルギー量の範囲内で２００ｋｃａｌ程度の軽食とします。消化のよい糖質食品を中心にしたいので、夕食の主食をとりおくのが一番、手軽です。

注意したいのは、塩分をとりすぎないことです。就寝前のうどんや雑炊などもおすすめですが、汁は残すなどして一日の塩分の目標値、7gを超えないよう注意しましょう。

夜食に向く食品や軽食を図⑩に紹介しましたが、余分な塩分をとらずにすみ、手軽に食べられるという点では、おやつを夜食にまわしてもよいでしょう。バナナや干しプラムなど果物にヨーグルトを添えて食べれば、便秘予防にもなり、一挙両得です。

肝臓に負担のかからない食事の工夫

栄養のバランスに注意して食事をとっているつもりなのに、思いがけないところで肝臓に負担を与えていることがあります。食品添加物です。少量ずつでも、チリも積もれば……にならないよう、工夫しましょう。

食品添加物は、機能が低下している肝臓に〝追い打ち〟となる

現代の食生活は食品添加物なくして成り立たない……と言ってよいほど、多くの食品に食品添加物が使われています。もちろん、人体に影響が出ないよう、厚生労働省が使用基準と規制値を細かく定めています。

でも、1つの食品だけなら規制値の範囲内でも、2つ、3つと、複数の食品が重なったらどうでしょうか？　また、規制値は健康な人を基準に定められています。免疫機能が低い幼児や高齢者、病気の人は、規制値以下の量で影響を受ける可能性があります。

まして、食品添加物の解毒作用を行っている肝臓の機能が低下している場合は、健康人より少ない量でもダメージを受ける可能性があります。

食品添加物によるダメージが現れるまで長い時間がかかりますし、多くの種類の食品添加物をとっていれば、原因を特定することはほぼ不可能です。ただ、確実なのは、食品添加物を含む食品を長期にわたって食べ続けていると、肝臓に大きな負担がかかることです。

食品添加物のなかでも、規制値以下の量にとどめたとしても、できるだけ避けたい毒性が指摘されている品目と、それら食品添加物が使われている食品を173ページの図⑪に示しました。

加工食品を素材食品にかえれば肝臓は大助かり

図⑪からわかるように、とくに危険とされる食品添加物が複数使われているのはハム・ソーセージ、魚肉加工品、練り製品、つくだ煮などの加工食品です。これらは塩分も多く、減塩するためには控えたい食品です。

減塩のためにも、干物や練り製品などの魚の加工品は鮮魚に、ハム・ソーセージは生鮮肉に替えましょう。食品添加物の摂取量を大幅に減らせます。

なお、保存料・発色剤無添加のハム・ソーセージ、酸化防止剤・保存料無添加の冷凍の干物や魚介練り製品もあります。

加工食品を買うときは食品表示を必ず見て食品添加物をチェックし、できるだけ添加物の少ないものを選ぶようにしましょう。

農産物の残留農薬も肝臓に負担をかける

農薬ももちろん、肝臓に負担をかけます。米や野菜、果物など農産物は農薬使用量の少ないものを選びましょう。

残留農薬は、青菜などであれば、下ゆでをして湯を捨てることで、少しは減らすことができます。

生食するレタスやトマト、きゅうりなどは、とくに農薬の少ないものを厳選するよう注意しましょう。

また、畑での生育期間が長い野菜は農薬の吸収量が多くなります。とくに土の中で育つにんじんやごぼうなどの根菜は土壌中の成分が直接影響するので、吟味して選びましょう。

図⑪　危険性の高い食品添加物と使用許可されている食品

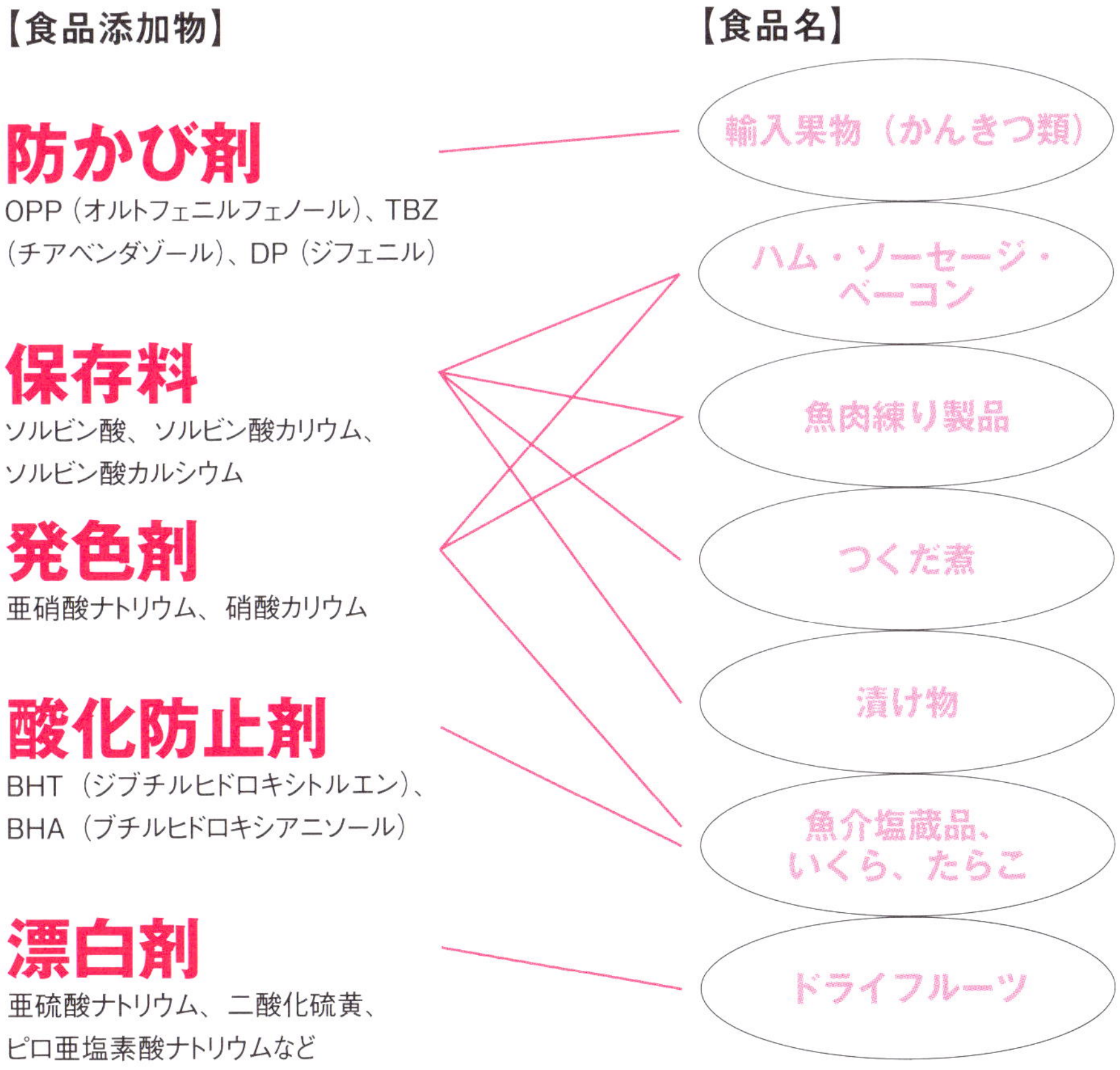

外食・中食アドバイス

外食は高塩分・高脂肪になりがちで、野菜は少なめ。不足は補えても、過剰にとった塩分や脂肪の調整はむずかしいもの。調整しやすいメニューを選ぶようにしましょう。

主菜、副菜、主食がそろうセットメニューがベター

外食も、栄養のバランスよく食べるには、肉や魚を使った主菜、野菜中心の副菜、ごはんやパンなどの主食がそろうセットメニューがおすすめです。ただし、外食は総じてボリューム過多。家庭料理に比べて高脂肪・高エネルギー、和食は塩分も多めです。

対策は、図⑫に示したように、過剰な分を残すこと。たんぱく質を確保するために主菜は残さずとり、味の濃い煮物、漬物、汁物、ドレッシングやバターは残すようにしましょう。

残すことに抵抗を覚える人は、単品を選べる店へ。あるいは、外食を残さず食べ、前後の食事は油脂と塩分を極力控え、野菜と海藻をメインに食べて調節しましょう。

一皿料理はたんぱく質確保を優先してチョイス

めん類、どんぶり物、ハンバーガーなどの一皿料理も、主菜に当たるたんぱく質食品が充実しているものを選びましょう。副菜に当たる野菜はほぼ期待できないので、他の食事で補います。

めん類、どんぶり物は、主食の量が多く、その分だけ塩分も多いので、小盛りが選択できない場合は残します。

おすすめは握りずし、とろろそばですが、塩分調整が必須です。塩分少なめでエネルギー量も比較的低く、たんぱく質もとれるのは魚介類を使ったグラタン、パスタ、中華そばなどです。

外食後も食休みをしましょう

食後、体を横にして休むと肝臓の負担軽減になるといわれます。食後は消化のために血液は胃腸に集中します。そこで横になることで、肝臓への血流をできるだけ戻し、マイナス分をカバーできるからです。

肝臓への血流は、横になったときを100%とすると、立つと70%、歩くと50%に減るといわれています。

外食後は横になることはむずかしいものの、食後、できれば20分以上、体を休めましょう。座って足を少し高くしておくと、血流を多少なりとも増やすことができます。

図⑫　おなじみのメニューの食べ方アドバイス

ハンバーグ弁当

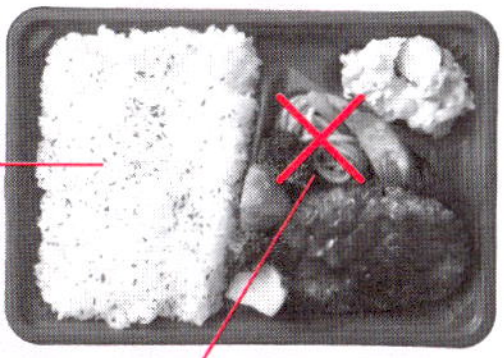

ごはんは1/3残す

高脂肪高塩分のソーセージとスパゲッティを残す

幕の内弁当

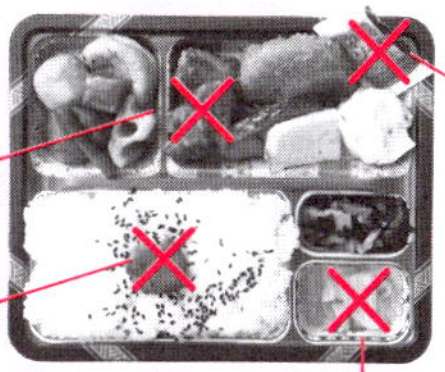

ごはんは1/3残す

塩分の多いがんもどきの煮物、梅干し、漬物、中濃ソースを残す

牛丼

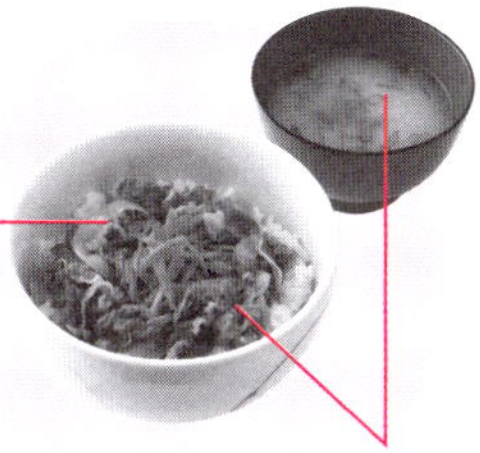

ごはんは1/3残す

塩分の多い紅しょうがとみそ汁を残す。「つゆだく」はタブー

なすとベーコンのトマトソース・スパゲッティ

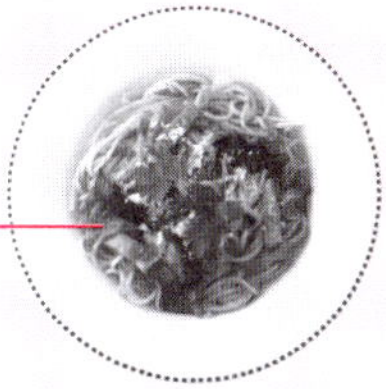

揚げなすとベーコンの高脂肪低たんぱく質メニュー。魚介のトマトソースがおすすめ

ハンバーガーセット

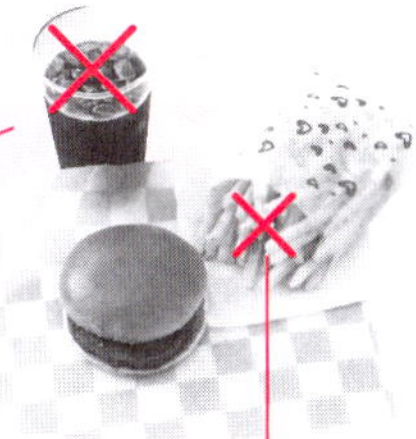

コーラはカフェオレに変更

フライドポテトはタブー。あればサラダバーに変更しよう

ラーメン

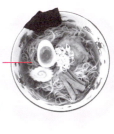

スープはできるだけ残す。高脂肪高塩分のシャーチューは1枚までに。トッピングを選べるならもやしやキャベツを追加して

天ざるそば

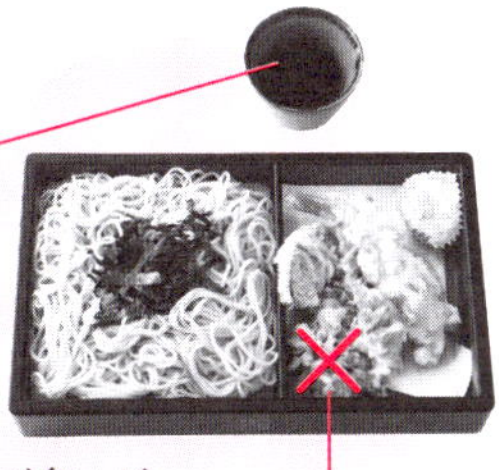

めんつゆは1/3残す

えび天はたんぱく質が多いが、かき揚げは高脂肪低たんぱく質なのでタブー。油をたくさん吸うなすの天ぷらは残す

ギョーザ定食

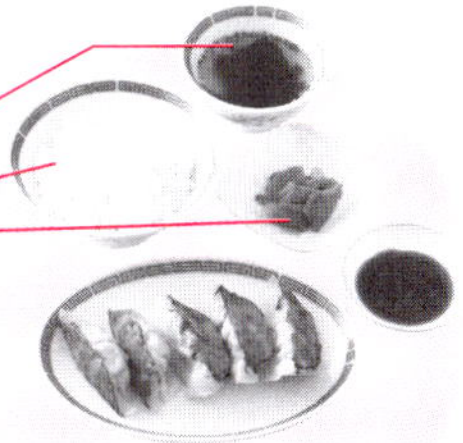

ごはんは半分、スープ、ザーサイも残す

ギョーザは高脂肪低たんぱく質。シューマイ、できれば魚介のシューマイがおすすめ

アルコールとじょうずに付き合うために

アルコール性肝障害になったらもちろん禁酒しますが、脂肪肝や慢性肝炎で肝機能が一定以上であれば、少量の飲酒が許可される場合もあります。適量にコントロールするポイントを紹介しましょう。

少量のアルコールでも肝障害は悪化する

アルコールの解毒は肝臓にとって大きな負担です。したがって、アルコール性肝障害ではなくても、肝機能が少しでも低下したら、お酒は飲まないほうが安心です。

実は2010年代初期に、1日20〜30gの少量のアルコールは、むしろNAFLD患者の肝障害を軽減する、という報告が複数、発表されました。

しかしその後の研究により、軽度の飲酒はNAFLDを改善することはなく、肝障害を悪化させ、少量から中等度の飲酒はNAFLDの病態を悪化させるという報告が相次いでいます。

日本では、脂肪肝患者1万人近くを5年余り経過観察した研究で、1日40g以上のアルコールは肝がん発症のリスクになることが明らかにされています。

女性は男性の半分の量でさまざまなリスクが上がる

2024年2月、厚生労働省から飲酒に関する新しいガイドラインが発表されました。国による初の指標の主旨は、1日あたり男性は40g以上、女性は20g以上のアルコール量という〝少量飲酒〟でも生活習慣病のリスクが高まるという警告です。

肝障害に関しては、日本肝臓病学会による見解と近いのですが、国のガイドラインでは、肝がんの発症リスクを高めるアルコール量を、男性は1日60gなのに対して、女性は1日20gとしています。

これは女性の飲酒によるリスクを調べた多くの研究報告を受けた見解です。女性は男性にくらべて体液が少なく、アルコール分解酵素が少なく、女性ホルモンの働きによってアルコールの影響を受けやすいことから、男性にくらべて短期間で肝硬変になることが報告されています。

肝障害がある人は必ず医師の指示に従って

すでに肝臓に障害が起きている場合はもちろん、飲酒が許可されたとしても、国の指標やガイドラインより少ない量になります。一般に、脂肪肝や慢性肝炎の非活動期で、肝機能検査でAST値とALT値が100以下であれば、週に1回、アルコール量20gの飲酒ができます。実際のお酒ではどのくらいの量か、図⑬に示したので、改めて確認してください。

もちろん、この量を守っても肝機能が低下した場合は、減量するか禁酒するか、医師の指示に従います。

図⑬アルコール量20gの飲酒量

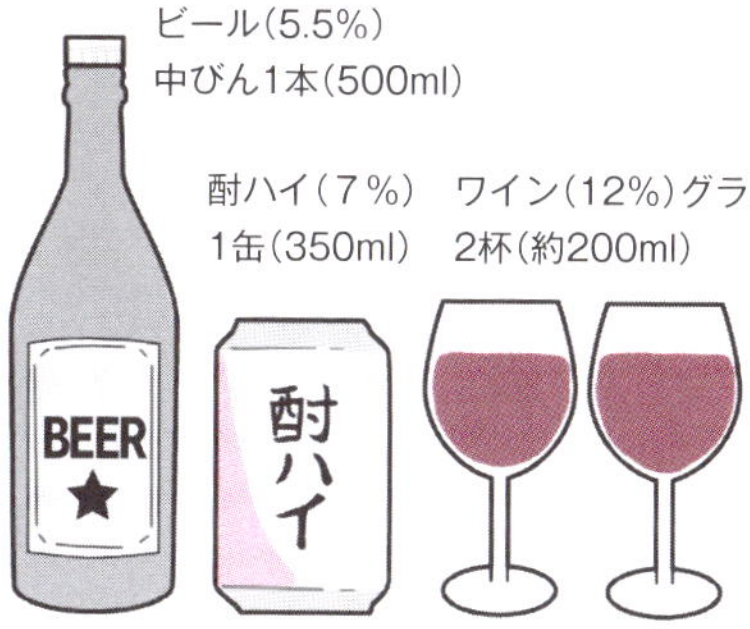

※(　)内はアルコール度数。飲酒量に含まれるアルコール量の算出法は77ページ参照。

医師から適量を指示されたら、家族や友人など、周囲の人に伝えましょう。自分でコントロールする自信がなければ、飲み過ごしそうなときは注意してくれるよう頼んでおくと安心です。

バランスのよい食事をしながらゆっくり飲もう

適量のお酒であっても、すきっ腹にいきなり飲んだのでは、胃を傷めるうえ、胃腸での吸収が早くなるので、肝臓への負担も大きくなります。

まず、食べ物を胃に入れてから、少しずつゆっくりと飲みましょう。とくに、たんぱく質や適度な脂質を含む食品は胃腸の粘膜を覆って保護してくれるうえ、アルコールの吸収スピードをゆるやかにしてくれます。

ただし、過剰な脂質と糖質は、肝臓の負担を増やします。いわゆるおつまみは、揚げ物や塩味の濃い料理に偏りがちです。用意するべきは、おつまみではなく、栄養バランスのよい塩分控えめの食事です。脂肪控えめで良質たんぱく質がとれる主菜に、抗酸化ビタミンが豊富な緑黄色野菜たっぷりの副菜を添えましょう。

飲みながら水や無糖炭酸水を飲むのも、アルコールの分解と吸収をゆるやかにする効果があります。

飲む前の果物が肝臓を助けてくれる？

飲む前に果物を食べると、アルコールの代謝が促進されるという説があります。動物実験ですが、柿を食べてからアルコールを飲むと、アルコールの分解が早く、吸収が抑制されると報告されています。これは、柿に豊富に含まれるビタミンC、抗酸化作用を持つβ-カロテンとタンニンの効果だとされています。

赤色種のぶどうも色素や渋味成分には抗酸化作用が高いポリフェノールが

豊富。かんきつ類やいちごはビタミンCの宝庫です。また、オレンジに含まれるイノシトールというビタミン様物質が、肝臓による脂肪の代謝を促し、脂肪肝の予防効果が期待できるとして注目されています。

いちじく、りんご、なし、バナナなどは、ビタミン類は乏しいかわりに、血圧の安定に役立つカリウムや、コレステロール低下作用を持つ食物繊維も豊富です。

ただ、果物のとりすぎは果糖による血糖値の上昇からNAFLDを悪化させるとの報告も。とりすぎは禁物です。目安は一日150g。みかんなら2個、りんごは半個です。

果物は苦手という人におすすめはアボカドです。カリウム、食物繊維、ビタミンEも豊富。脂肪が多く高エネルギーなので、一日半個が限度です。でも、脂肪の大半はオリーブ油と同じ一価不飽和脂肪酸のオレイン酸です。

表④「保健機能食品」の分類

		認証方式	対象成分	可能な機能性表示
保健機能食品	特定保健用食品	**個別許可** ●食品ごとに有効性や安全性について国の審査を受け、表示については消費者庁長官の許可が必要	体の中で成分がどのように働いているか、という仕組みが明らかになっている成分	健康の維持・増進に役立つ、または適する旨を表示できる。疾病リスク低減を表示できる栄養成分もある（現時点ではカルシウム、葉酸）
	機能性表示食品	**自己認証** ●事業者が販売前に、安全性や機能性の根拠に関する情報を国へ届け出る	体の中で成分がどのように働いているか、という仕組みが明らかになっている成分（栄養成分を除く）	健康の維持・増進に役立つ、または適する旨を表示できる。ただし、疾病リスクの低減は表示できない
	栄養機能食品	**自己認証** ●国への届け出は不要	体の健全な成長・発達、維持に必要な栄養成分として、ビタミン13種類、ミネラル6種類、脂肪酸1種類	栄養成分の含有量が、国の定める規格基準を満たしている場合、国の定める定型文で栄養成分の表示ができる

(注1)特定保健用食品には、「条件付き」の製品もある。これは、有効性の科学的根拠が審査基準に届かないものの。一定の有効性が確認される食品を、限定的な科学的根拠であることを条件として許可されたもの。

(注2)　健康補助食品、栄養補助食品、栄養調整食品などの名称で販売されている製品は、一般食品であり、機能性の表示はできません。

資料:消費者庁ウェブサイト　http://www.caa.go.jp/foods/index4.html

COLUMN

健康食品も市販薬も控えよう

健康食品には規制のないものも

ドラッグストアなどにはさまざまな「健康食品」が並んでいます。しかし、正しい意味で「健康食品」といえるのは、178ページ表④に示した3種類だけ。それらは正式には「保健機能食品」と呼ばれ、健康維持・増進の機能を表示することができます。

その他のさまざまな名称の「健康食品」は、制度上は一般食品であり、健康維持・増進の機能を表示できません。

「保健機能食品」のなかで、有効性と安全性について国が責任を持って承認しているのは「特定保健用食品」、いわゆる「トクホ」だけです。

一方、「機能性表示食品」は、安全性も有効性も、事業者が責任を負っています。販売前に、安全性と科学的根拠に基づいた機能性の根拠などの情報を国（消費者庁）へ提出しますが、国はその内容を審査していません。

セイヨウオトギリソウは要注意

重要なことは、保健機能食品であっても、いわゆる健康食品であっても、特定の成分を一般の食品より多く含むため、肝臓に余分な負担を与える可能性があることです。

たとえ特定保健用食品であっても、健康被害が発生しても医薬品のように国による救済制度は設けられていません。

とくにC型肝炎ウイルスの薬物療法を受けている人は、健康食品は厳禁です。多くの製品に入っているセイヨウオトギリソウ（セントジョーンズワート）は抗ウイルス薬の作用を妨げます。

その他の肝障害でも、肝臓の負担を増やさないために、健康食品は避けましょう。どうしても使いたい場合は必ず、医師に相談してください。

市販薬も自己判断で飲まない

風邪薬、鎮痛薬、胃腸薬など、家庭の常備薬もできるだけ控えましょう。

医薬品は健康食品と異なり、安全性と有効性について国（厚生労働省）が審査し、厳格な品質管理基準が定められています。有効性が高い分だけ、分解・解毒を担う肝臓が被る負担は健康食品以上です。漢方薬も例外ではありません。とくに肝臓の負担が大きいのは水虫などの抗菌剤、解熱鎮痛薬です。

治療中はもちろん、慢性肝炎の非活動期、脂肪肝の人も、病院から処方された薬以外は控えましょう。常備薬が必要な場合は医師に相談しましょう。

肝臓病とじょうずに付き合う日常生活

肝臓をいたわるためには、十分な睡眠が必要です。安眠の誘導役は日中の適度な運動と睡眠前の入浴ですが、どちらにも肝臓の負担を増やさないために注意が必要です。運動のポイントは182ページで紹介します。

規則正しい時間帯に7~8時間睡眠を

肝臓は四六時中フルに活動していますが、私たちが睡眠している間は、エネルギーを消費しない分だけ、代謝機能が抑えられるので、肝臓の負担が減ります。また、睡眠中は、体を横たえることで肝臓への血流が増し、脳下垂体から分泌される成長ホルモンの助けを得て肝細胞の再生が活発になります。

このように、肝臓のエネルギー代謝を抑えて、肝細胞の再生に集中してもらうには、良質の睡眠を十分にとることがたいせつです。

睡眠の長さは、6~7時間が目安ですが、個人差があります。短くても、熟睡できて、朝、すっきりと目覚めることができればよいのです。

良質の眠りを得るコツは早めの夕食、入浴、消灯

良質の睡眠を得るには、寝る時間と起きる時間をできるだけ一定にして規則正しい睡眠のリズムを作ること。睡眠ホルモンのメラトニンは、陽が落ちて暗くなるとともに分泌量が増えはじめ、深夜にピークに達して明け方に向けて急激に減少します。このリズムとともに就寝・起床するのが理想です。

睡眠前の準備もたいせつです。夕食は就寝の最低3時間以上前までにすませ、就寝1~2時間前に入浴して、体温が下がるころにベッドに入るようにします。

寝室では目に入る光を減らすこと。テレビ、スマホなど液晶ディスプレイの光もメラトニンの分泌を抑制して安眠の大きな妨げになります。

肝臓に負担をかけないじょうずな入浴法

入浴は疲労回復、血行促進、ストレス軽減などに役立ちますが、入浴方法を誤ると、肝臓に負担をかけることがあるので注意しましょう。

入浴して体が温まると、血液が体の表面に集まって、一時的に内臓の血流量が減ります。そのために肝臓の働きが低下する心配があります。とくに熱い湯に長くつかるのはタブーです。

サウナ、岩盤浴はもちろん危険ですし、温泉も肝臓の状態によっては避けたほうがよい場合があるので、医師に相談してください。

肝臓に負担をかけない入浴のポイントは38~40度のぬるめの湯につかり、10分以内で浴槽から出ることです。

一番のおすすめは半身浴です。浴室を温かくしておき、水を一杯飲んでからぬるめの湯に心臓の下まで5分つかり、出て体を洗い、また5分半身浴をし、出て洗髪をし、最後に5~10分半身浴をします。

なお、食後すぐ、運動後すぐの入浴は肝臓への血流をさらに少なくするので、絶対に避けてください。

仕事との両立は職場の協力を得ながら調整して

慢性肝炎の治療では、経口薬による治療なら、通院の必要がないので、仕事との両立は十分に可能です。治療期間は10年近くになりますが、定期検診は数カ月に一度なので、有給休暇などを利用すればだいじょうぶです。

問題は治療の副作用が出る可能性があることです。仕事の忙しい時期が重なると、大きなストレスになり、副作用がいっそうきつくなったり、肝臓に負担が大きくかかって治療効果が上がらないこともあり得ます。

そんなときに、業務を軽くしてもらう配慮が受けられるよう、あらかじめ職場と相談しておきましょう。

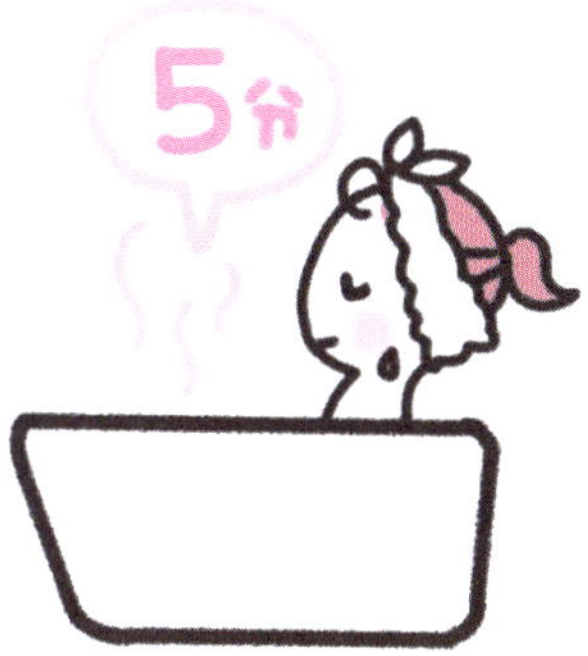

入浴は38～40度のぬるめの湯にし、
10分以内で浴槽から出る

あるいは、育児や介護と自身の不調が重なることもあるでしょう。身近な家族や友人などの協力を得られない場合は、まず、市区町村の行政窓口に相談しましょう。

子育てであれば、地域子育て支援拠点、ファミリーサポートセンターなどにいる利用者支援専門員が、一時預かりや保育ママ、訪問保育などの情報を提供してくれます。

介護であれば、地域包括支援センターに相談しましょう。ケアマネジャーと相談しながら訪問介護、介護施設のデイサービスやショートステイを利用するなど、介護の状態に応じた対策を検討し、介護事業者の情報を集めましょう。

非代償性肝硬変による腹水や肝性脳症などの合併症が生じた場合は入院が必要となります。そんなときのためにも、早めにサポート体制を整えておきましょう。

肝臓病に適した運動習慣

肝臓病では、安静にしているより、適度な運動をするほうが、肝臓の回復によいとされています。自分に適した適度な運動を積極的に行いますが、肝硬変では注意が必要です。

筋肉量の不足は肝機能の低下を促進する

かつて肝臓病は安静第一とされていました。しかしその後の研究から、過度な安静は肥満を招いて脂肪肝につながるうえ、全身の筋肉量が減って、むしろ肝臓の負担が増すということがわかってきました。

筋肉は体たんぱく質の貯蔵庫です。運動時のおもなエネルギー源は、肝臓から補給される糖（グリコーゲン）ですが、肝機能が低下してグリコーゲンが不足してくると、体たんぱく質を分解してエネルギー源に使います。そうなると筋肉が減少してしまい、筋力とともに身体機能が低下するサルコペニアを招く危険が生じます。サルコペニアのリスクは加齢、疾患、活動不足、栄養不良です。近年は、比較的若い年代に、肥満を伴うサルコペニアが増加しており、2型糖尿病、メタボリックシンドロームでの有病率が高いと報告されています。

つまり、ＮＡＦＬＤ（78ページ）やＭＡＦＬＤ（83ページ）は、まさにサルコペニア肥満の温床だといえます。

サルコペニアは骨密度の減少から転倒・骨折を招きやすく、そうなると活動量が低下してさらにリスクが高まります。サルコペニア肥満では、脂質異常症や耐糖能異常が加速し、肝機能の低下に追い打ちをかけることになります。

脂肪肝、慢性肝炎では積極的に、肝硬変でも適度な運動は必要

サルコペニアの予防と治療は、バランスのとれた食事と適度な運動です。食事についてはこの章の前半でくわしく紹介しました。とくにたんぱく質が不足しないよう注意しましょう。

運動は、とくに脂肪肝の人は、肝機能の低下を防ぐために積極的にやりましょう。慢性肝炎、ＮＡＦＬＤ、あるいはＭＡＦＬＤと診断された人も、肝臓の負担を増す脂質異常症や耐糖能異常、糖尿病を予防・あるいは進行させないために、運動が欠かせません。

肝硬変でも運動は必要です。肝機能が一定以下になると、たんぱく質の代

謝に伴うアンモニア処理、糖質の代謝などの肝臓の仕事を、筋肉が代行することが明らかになっています。

ただ、肝硬変ですでに筋肉が減少している場合は、無防備に運動をすると肝臓に負担をかけて肝硬変を進行させる危険があります。肝硬変の患者さんは、まず医師に相談をして、自身の肝臓や筋肉量に合う運動を選ぶようにしましょう。

まずはウオーキングなどの有酸素運動から

適度な運動とは、無理なく続けられ、肝機能の低下を招かない運動です。

おすすめは有酸素運動です。呼吸とともにとり込む酸素を使って、体内の糖や脂肪をゆっくりとエネルギー消費する運動です。

運動経験のない人でもできるのはウオーキングです。息を切らさずに続けられる速さで歩けば、筋肉に乳酸がたまらないので疲労が蓄積することなく、肝臓へ負担をかけることなく無理なく続けられます。

一日15分くらいから始めて、慣れてきたら徐々に時間を伸ばし、歩く速度も早めていきましょう。

運動の強度と時間の目安としては、厚生労働省がまとめた「健康づくりのための身体活動基準２０１３」が参考になります。それによると、18歳以上64歳まででは、ウォーキング程度の身体活動を毎日1時間、さらに、息がはずみ汗をかく程度の運動を毎週1時間が目安です。65歳以上は、運動強度にかかわらず、一日40分以上、体を動かすよう推奨されています。

ちなみに、肥満を合併したＮＡＦＬＤを対象とした研究報告では、週に３～４回、一日30～60分の有酸素運動を4～12週続けたところ、肝臓の脂肪化が改善したといいます。

中等度以上の強度の有酸素運動を週に２５０分以上、継続したグループは肝細胞の脂肪化が効果的に改善するという報告もあり、運動強度は中等度以上がより効果的だと指摘されています。

中等度以上というと、ゆっくりめのジョギング、水泳、ソフトボール、バドミントンなどです。できる範囲で少しずつ強度を上げていきましょう。

自分のペースで楽しめる全身運動としての水泳

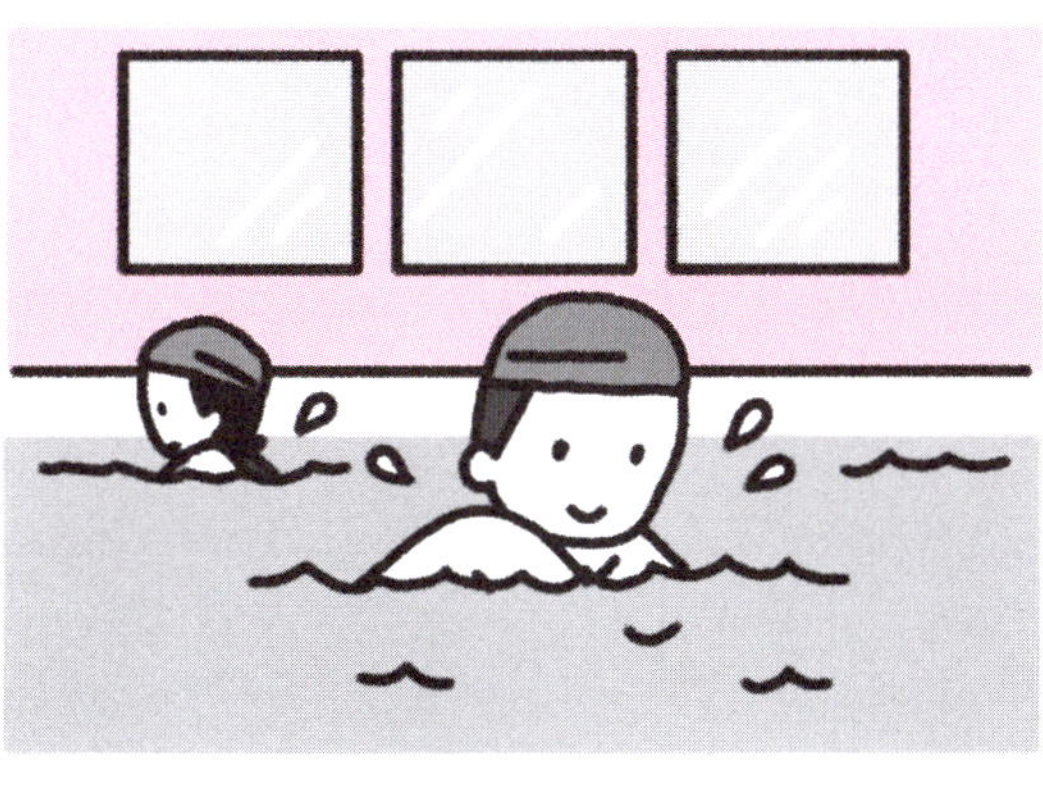

筋肉を増やすレジスタンス運動を加えよう

運動の効果を上げるためにもうひとつおすすめしたいのは、レジスタンス運動、いわゆる筋トレです。

有酸素運動だけで筋肉を増やすには、マラソンや登山など強度の高い運動を継続する必要があります。でも、レジスタンス運動なら、それより体に負担をかけずに筋肉量を増やせるのです。

ＮＡＦＬＤ患者を対象とした研究でも、レジスタンス運動は、有酸素運動より少ないエネルギー消費量で、肝臓の脂肪化を改善できたと報告されています。

レジスタンス運動はがんの予防・進行予防にも効果があります。筋肉から分泌されるホルモンに、がん予防効果があるという説もあります。がん患者を対象とした調査では、週1回以上の筋トレを行っている人は、行っていない人にくらべて生存期間が延長し、すべての死因による死亡リスクが33％減少したと報告されています。

まず、自重筋トレで全身の筋力アップを

筋トレなんてムリ、と思うかもしれません。でも、家のなかで自分の体重を利用してできるシンプルなメニューで十分なのです。

１８５ページに紹介したのは、上半身、体幹、下半身を鍛えられる基本的なメニューです。この3種目をそれぞれ1セット行います。1セットが楽にできるようになったら2セット繰り返しましょう。最終目標は3セットできたらゴールです。

さらに余裕があれば、ダンベルなどの重りを加えて行うメニューに挑戦しても。その場合は、できればスポーツクラブなどで、専門トレーナーに相談して正しいやり方を学ぶと安心です。

やりすぎは逆効果楽しく続けることが一番

運動は必要ですが、やりすぎは逆効果です。

がん患者を対象とした日本の研究では、筋トレは週30分が最も効果的。週１３０分を超えるとむしろマイナスになると指摘しています。

また、レジスタンス運動は、週1回、集中してやるより、間をあけて週に2～3回やるほうが筋力アップに効果的です。有酸素運動を行う前に、一日10～15分、間を2日あけて行いましょう。

また、どんな運動も楽しくないと長続きしません。有酸素運動も、音楽に乗って楽しく動けるダンス系、勝負の楽しさが味わえる球技など、好きな運動を見つけてみましょう。レジスタンス運動も好きな音楽を聴きながらやると快適です。

自分の体重で無理なくできるレジスタンス運動

3種目をそろえて行うと全身の筋力アップができます。それぞれ1セットが基本ですが、最初は半分でも。重要なことは、正しい姿勢で行うことです。まちがった姿勢で行うと、効果がないばかりか、腰や膝などに余分な負担がかかり、痛みが出ることもあります。最初はできれば家族などに姿勢を確認してもらいながら行いましょう。

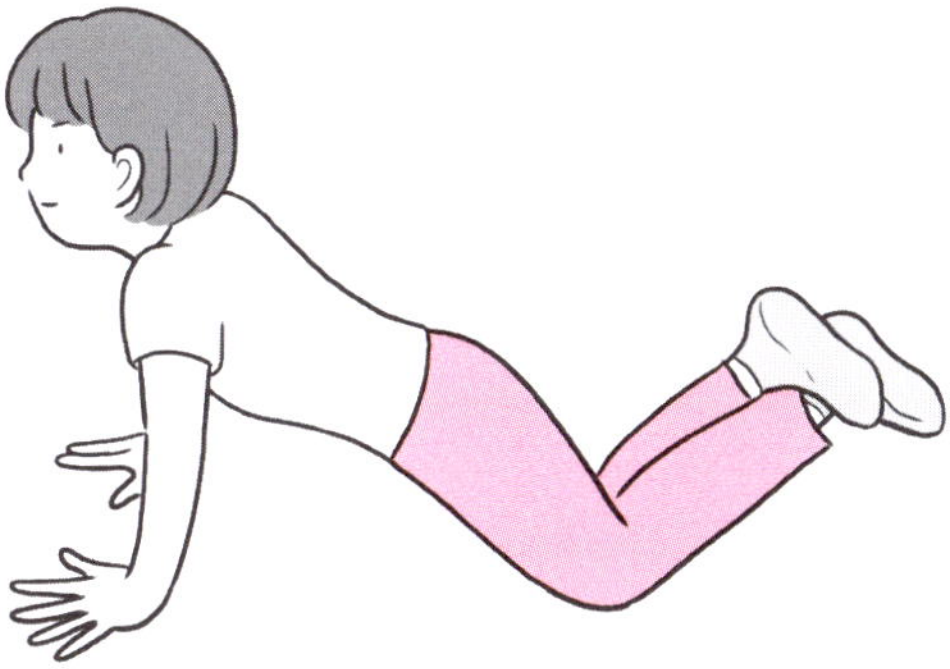

腕立て伏せ

上腕と体幹を鍛えます。肩幅より少し広めに両手をつき、膝を床につけ、足先は浮かせます。頭から膝まで一直線に保ちながら、ひじを曲げて上体をおろします。ひじを伸ばして元の姿勢に戻ります。以上を10回繰り返して1セット。
☆つらいときは、足先を床につける
☆☆頑張りたいときは、膝を伸ばし足先を床につけて行う

椅子スクワット

太ももと臀部の筋肉を鍛えます。椅子に浅く腰掛けられる位置に、脚を肩幅に開いて立ち、両腕は頭の後ろで組みます。視線を前に向け、おしりを後ろに突き出しながら、息を吐きながらゆっくりと座り、すぐに息を吸いながらゆっくりと立ち上がります。以上を10回繰り返して1セット。膝がつま先より前に出ないよう注意します。
☆つらいときは、両腕を前で組むか、前に伸ばしてもよい
☆☆頑張りたいときは椅子をなくして、膝が直角になるまで腰を深くおろす

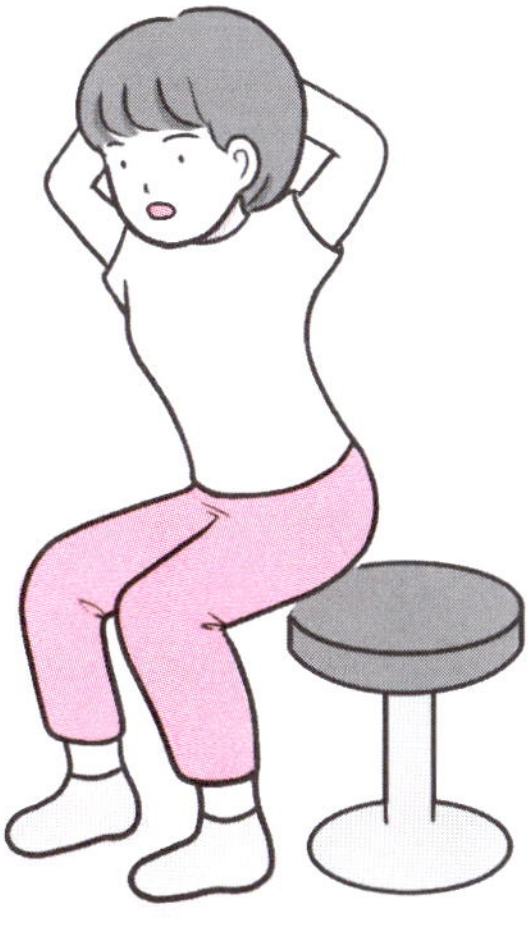

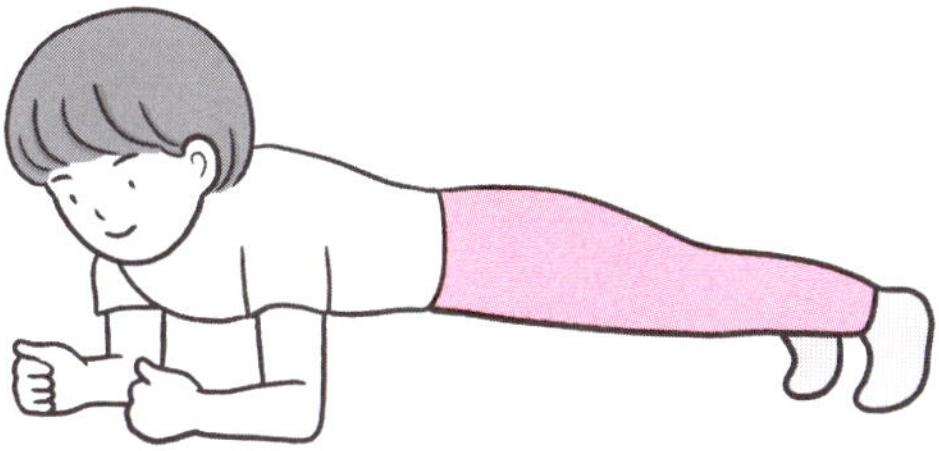

フロントブリッジ

体幹を集中的に鍛えます。四つ這いになって肩の下にひじがくる位置に腕を置き、膝を伸ばして足先で支え、頭からかかとまでまっすぐに保ちます。そのまま1分静止して1セット。好きな音楽の1曲分を目指すとモチベーションが高まります。
☆つらいときは、脚幅を広くする
☆☆頑張りたいときは、片脚、片手を床から持ち上げて静止する

肝臓病の予防と治療のための情報源

肝臓病の治療法や治療薬は、日々進歩しています。肝臓病は長く付き合わなくてはならない病気です。かかりつけの医師と二人三脚で治療を続けていくことになりますが、自らもさまざまな情報を集め、肝臓病への理解をさらに深めることは、とてもたいせつなことです。

一般社団法人日本肝臓学会

肝臓学に関する研究の進歩や発展、知識の普及のために、研究の発表や連絡、知識の交換などを行うための団体です。

ホームページでは専門家のための学会や研究会などの通知だけでなく、市民向けの情報や公開講座のお知らせも行っています。

https://www.jsh.or.jp/medical

肝臓専門医

一般社団法人日本肝臓学会が定めたカリキュラムに沿って研修を受け、肝臓専門医認定試験に合格した医師です。

日本肝臓学会のホームページには、都道府県ごとに日本肝臓学会肝臓専門医の一覧が公開されています。

不安なことや不明なことがある場合、かかりつけの医師に紹介状を書いてもらうか、診療記録などのコピーを持参して直接受診し、相談してもよいでしょう。

●日本肝臓学会肝臓専門医一覧

https://www.jsh.or.jp/medical/specialists/specialists_list.html

肝臓友の会

肝臓病を正しく理解し、患者さん自身やご家族が肝臓病と正面から向き合って、適切な治療に取り組めるよう、ホームページでの情報発信や情報交流、講演会や勉強会・相談会の開催、会報の発行などを行う、肝臓病の患者さんが中心の団体です。

全国すべての地域にあるわけではありませんが、患者さんやご家族同士の交流会などもあり、患者さんにとっては心強い味方となるでしょう。

日本肝臓病患者団体協議会

全国の肝臓病患者会で構成されており、患者さんとそのご家族への情報提供を行っています。

https://nikkankyou.net

公益財団法人ウイルス肝炎研究財団

国民の健康と福祉の向上に寄与するために、肝炎ウイルスによる肝炎や肝硬変、肝がんなどの研究の推進や、診断・予防法の普及などを行うと同時に、国内外の関連学術団体との連絡・協調の促進を図ることを目的として設立された団体です。

研究に対する援助や、公開報告会、パネルディスカッション、市民公開講座の開催なども行っています。

また、ホームページ上でさまざまな情報を提供するとともに、手紙やe-mailでの相談も受け付けています。

https://www.vhfj.or.jp

国立研究開発法人国立国際医療研究センター肝炎情報センター

肝炎診療についての情報提供、肝疾患診療連携拠点病院間の情報共有支援、肝疾患診療連携拠点病院などの医療従事者向けの研修会の開催などを役割として設置されています。

ホームページには、さまざまな肝臓病に関しての新しい情報の提供や、患者さん向けの肝炎についての情報が公開されているほか、各都道府県にある連携拠点病院・専門医療機関がわかるようになっています。

http://www.ncgm.go.jp

厚生労働省健康局がん疾病対策課肝炎の対策推進室

https://www.mhlw.go.jp/stf/seisakunitsuite/bunya/ke

参考資料

- 『肝機能を自分でらくらく改善する本』
  監修：武蔵野赤十字病院院長　泉並木　主婦の友社
- 『肝炎のすべてがわかる本』
  監修：武蔵野赤十字病院院長　泉並木　講談社
- 『別冊ＮＨＫきょうの健康　Ｃ型肝炎・Ｂ型肝炎・脂肪肝・肝硬変・肝がん』
  監修：武蔵野赤十字病院 副院長　泉並木　ＮＨＫ出版
- 『肝臓がん・胆道がん・膵臓がん治療に向き合う食事』
  監修：公益財団法人がん研究会有明病院消化器外科 比企直樹　女子栄養大学出版部
- 『八訂食品成分表２０２１』
  監修：女子栄養大学学長　香川明夫　女子栄養大学出版部
- 『健康栄養学』
  編：小田裕昭・加藤久典・関　泰一郎　共立出版
- 一般社団法人日本肝臓病学会　肝炎診療ガイドライン作成委員会編
  【B型肝炎治療ガイドライン第３版・簡易版】【B型肝炎治療ガイドライン第4版・簡易版　(2022年6月)】
  【C型肝炎治療ガイドライン（第8・２版・簡易版）2023年６月】【C型肝炎治療ガイドライン（第8.3版）2024年5月】
- 一般社団法人日本肝臓学会編
  【肝癌診療ガイドライン2021版】【肝がん白書　令和4年度】【肝臓リハビリテーション指針】
- 一般財団法人日本消化器病学会・一般社団法人日本肝臓学会編集
  【肝硬変ガイドライン2020（改訂第3版）】【患者さんとご家族のための肝硬変ガイド２０２３】
  【NAFLD/NASH診療ガイドライン2020（改訂版第2版）】
- 一般社団法人日本移植学会　【ファクトブック2021】
- 厚生労働省　「日本人の食事基準（2020版）」
  【令和2年（2020）患者調査の概要】【令和元年国民健康・栄養調査報告】
  【健康に配慮した飲酒に関するガイドライン】（令和6年2月19日公表）
- 文部科学省【日本食品標準成分表2020年版（八訂）】
- 消費者庁
  【消費者の皆様へ「機能性表示食品」って何？】
- 「犬山シンポジウム非B非C肝癌調査２０２１」
  建石良介、小池和彦
- 国立感染症研究所　感染症情報センター
  疾患別情報【ウイルス性肝炎】
- 国立研究開発法人国立国際医療研究センター肝炎情報センター
- 【日常生活の場でウイルス肝炎の伝播を防止するためのガイドライン(一般の方向け)】
  厚生労働省集団生活の場における肝炎ウイルス感染予防ガイドラインの作成のための研究班
- 【我が国における非Ｂ非Ｃ肝硬変の実態調査２０１１】
  監修：高後裕　響文社
- 【自己免疫性肝炎（ＡＩＨ）ガイドブック】　厚生労働省難治性疾患克服研究事業「難治性の肝・胆道疾患に関する調査研究」班

※『　』内は書籍、【　】はインターネット上の情報です。

さ行

索　　引

あ行

か行

ま行

や行

ら行

わ行

た行

な行

は行

◆著者紹介◆　　泉　並木（いずみ　なみき）

1953年、兵庫県生まれ。東京医科歯科大学医学部卒業後、同大学付属病院勤務を経て武蔵野赤十字病院へ。現在、同病院の名誉院長を務める。東京医科歯科大学医学部臨床教授、近畿大学医学部客員教授も兼任。90年、アルコール性肝障害における免疫機序解明の研究で医学博士号取得。最新の遺伝子診断を取り入れた肝臓病治療は、大きな成果を上げており、肝臓病に対する新しい治療に常に前向きに取り組んでいる。著書に『健康診断で肝臓の数値が気になるとき読む本』（幻冬舎）、『増補新版　専門医が答える肝臓病何でもＱ＆Ａ』（協同出版）、『ガイドライン／ガイダンス慢性肝炎－こう診る・こう考える』（日本医事新報社）など多数。

脂肪肝《しぼうかん》と肝臓《かんぞう》の病気《びょうき》

2024年9月30日　第1刷発行

著　者——泉《いずみ》　並木《なみき》

発行者——大宮敏靖

発行所——株式会社主婦の友社

〒141-0021 東京都品川区
上大崎3-1-1 目黒セントラルスクエア
電話：03-5280-7537（内容・不良品等のお問い合わせ）
049-259-1236（販売）

印刷所——大日本印刷株式会社

©Namiki Izumi 2024 Printed in Japan

ISBN978-4-07-459402-3

■本のご注文は、お近くの書店または
主婦の友社コールセンター（電話 0120-916-892）まで。
お問い合わせ受付 月～金（祝日を除く）10:00~16:00
＊個人のお客さまからのよくある質問のご案内 https://shufunotomo.co.jp/faq/
Ⓡ（日本複製権センター委託出版物）
本書を無断で複写複製（電子化含む）することは、
著作権法上の例外を除き、禁じられています。本書をコピーされる場合は、
事前に公益社団法人日本複製権センター（JRRC）の許諾を受けてください。
また本書を代行業者等の第三者に依頼してスキャンやデジタル化することは、
たとえ個人や家庭内での利用であっても一切認められておりません。
JRRC〈https://jrrc.or.jp　e メール：jrrc_info@jrrc.or.jp　電話：03-6809-1281〉